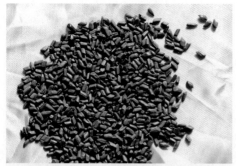

图 1　决明子

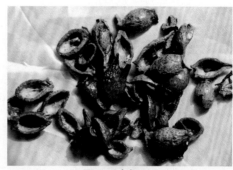

图 2　金樱子

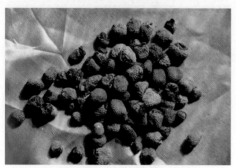

图 3　覆盆子

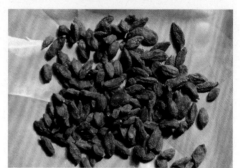

图 4　枸杞子

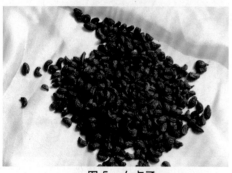

图 5　女贞子

图 6　苍耳子

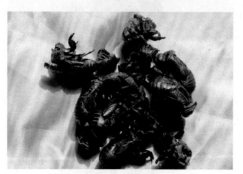

图 7　蝉蜕

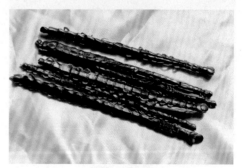

图 8　蜈蚣

—— 1 ——

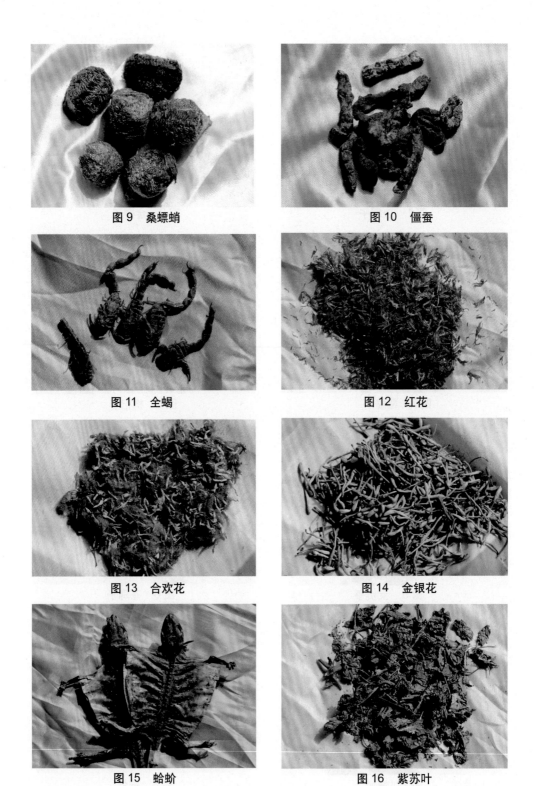

图 9　桑螵蛸

图 10　僵蚕

图 11　全蝎

图 12　红花

图 13　合欢花

图 14　金银花

图 15　蛤蚧

图 16　紫苏叶

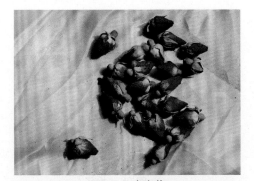

图 17　玫瑰花

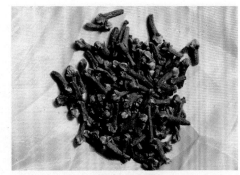

图 18　丁香

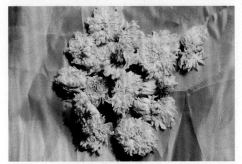

图 19　菊花

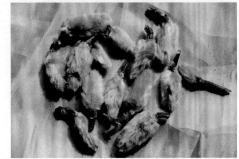

图 20　辛夷

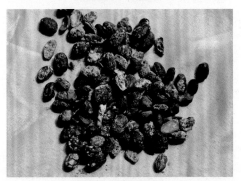

图 21　淡豆豉

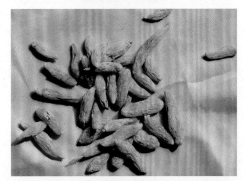

图 22　麦冬

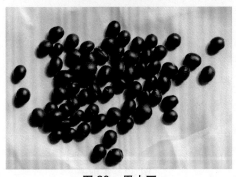

图 23　黑大豆

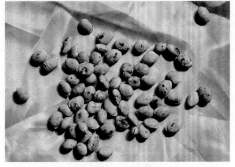

图 24　白扁豆

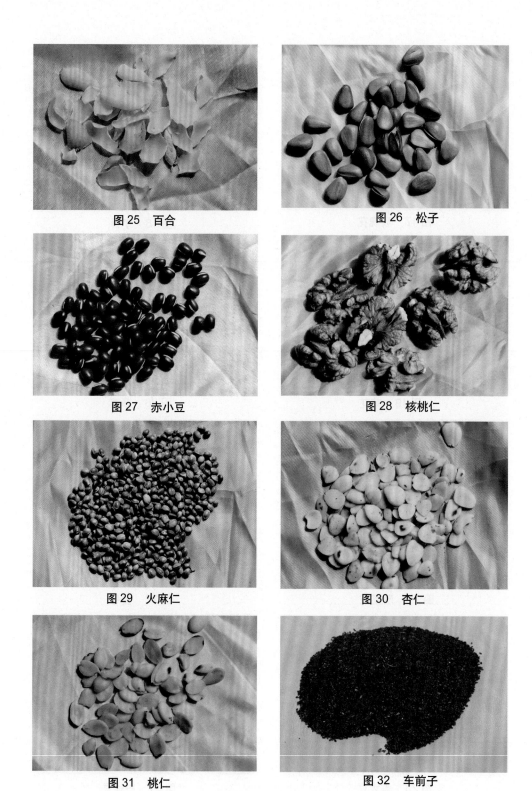

图 25　百合

图 26　松子

图 27　赤小豆

图 28　核桃仁

图 29　火麻仁

图 30　杏仁

图 31　桃仁

图 32　车前子

本书由大连市人民政府资助出版

The published book is sponsored by the Dalian Municipal Government

原所贤　暴连英

著

中医文化论稿

——历代养生诗解读

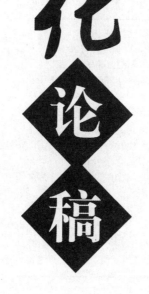

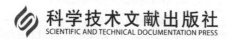

科学技术文献出版社

SCIENTIFIC AND TECHNICAL DOCUMENTATION PRESS

图书在版编目（CIP）数据

中医文化论稿：历代养生诗解读／原所贤，暴连英著. —北京：科学技术
文献出版社，2012.7

ISBN 978-7-5023-7330-6

Ⅰ.①中… Ⅱ.①原… ②暴… Ⅲ.①养生(中医)–基本知识 ②古典诗歌–
诗歌欣赏–中国 Ⅳ.① R212 ② I207.22

中国版本图书馆 CIP 数据核字（2012）第 098515 号

中医文化论稿——历代养生诗解读

策划编辑：张炙萍　　责任编辑：张炙萍　　责任校对：赵文珍　　责任出版：王杰馨

出　版　者	科学技术文献出版社
地　　　址	北京市复兴路15号　邮编　100038
编　务　部	(010) 58882938，58882087（传真）
发　行　部	(010) 58882868，58882866（传真）
邮　购　部	(010) 58882873
官方网址	http://www.stdp.com.cn
淘宝旗舰店	http://stbook.taobao.com
发　行　者	科学技术文献出版社发行　全国各地新华书店经销
印　刷　者	北京金其乐彩色印刷有限公司
版　　　次	2012年7月第1版　2012年7月第1次印刷
开　　　本	710×1000　1/16开
字　　　数	197千
印　　　张	12.5
书　　　号	ISBN 978-7-5023-7330-6
定　　　价	28.00元

东晋著名医学家、炼丹家、道教理论家葛洪在《抱朴子内篇·黄白》中，引用《龟甲文》的话说："我命在我不在天，还丹成金亿万年。"认为善养生者，"先除六害，然后可以延驻于百年。何者是邪，一曰薄名利，二曰禁声色，三曰廉财货，四曰损滋味，五曰除佞妄，六曰去沮嫉。六者不除，休养之道徒设尔"。南北朝梁代道教思想家、医药学家、炼丹家陶弘景的《养性延命录》也载："仙经云：'我命在我不在天'。但愚人不能知此道为生命之要。所以致百病风邪者，皆由恣意极情，不知自惜，故虚损生也。譬如枯朽之木遇风即折，将崩之岸值水先颓。"如果说，葛洪的养生观中，还蕴含着道家炼丹术延年益寿的童稚天真，陶弘景则明确认为风邪外侵和恣意极情的内伤所致的虚损，是芸芸众生养性延命的大患。这两位中国养生史上的大家，站在古老文化的殿堂上，仰观天象，俯视生命，用诗一样的语言，倡导通过自我心身的修炼，来改善健康的质量，从而返璞归元，尽享天年而达到生命的永恒，倡导的是一种闪烁着人性光芒的养生理念。

中国是诗的国度，诗风即人品。清代著名诗论家叶燮在《赤霞楼诗集序》中说："昔人评王维之画，曰'画中有诗'；又评王维之诗，曰'诗中有画'。由是言之，则画与诗初无二道……故画者，天地无声之诗；诗者，天地无色之画。"诗歌是作者情愫的表达和人生感悟的缩写：衣食住行的真实记录，喜怒哀乐的性情抒发；生老病死的无常感慨，贫富苦乐的直觉议论。读者在平仄对仗的韵律空间里、审美意蕴的共鸣中，感受到作者精神品格的洋溢和人文关怀的深厚；在无色之画的语言符号里，窥见古代哲人大家们的文化心理和生存智慧。养生文化中形性共养、心身双修的箴言，对士大夫等社会精英的人格塑造和心态的平衡，不啻于一剂补泻兼施的良药。儒家修身齐家平天下的价值取向，道家恬淡无为的生活态度，佛家驱除贪欲嗔怒和愚痴的戒律，使养生成为诗人骚客们传承而自我慰藉的精神素材，践行而其乐无穷的生活艺术。对养生的点滴感悟，溶进了他们笔下的字里行间。

从《诗经》中的药用植物，到《全唐诗》中的疾病描述，历代诗人的诗作中，都不难检阅到与中医药文化相关的篇章。在中国古代，传统养生学是国学的重要组成部分，儒释道三学都论述了形性共养、心身双修的理论和方法。士大夫阶层拥有获取健康信息的国学基础，他们的健康素养要高于其他社会阶层，这从他们的医药养生诗中就可寻觅到端倪，是值得我们复习的独特诗体文献。

唐代诗人张籍在《答开州韦使君寄车前子》中说："开州午月车前子，作药人皆道有神。惭愧使君怜我眼，三千余里寄闲人。"张籍是唐代中期的著名诗人，世称"张水部"、"张司业"，因患目疾，几乎失明。诗人孟郊《寄张籍》的诗说："寺后穷瞎张太祝，纵尔有眼谁尔珍？"被贬开州任刺史的同僚诗友韦处厚，将当地治疗眼疾的道地药材车前子寄他后，张籍写了这首诗答谢，给我们留下了一则情深意笃的诗苑药话。

由于苦读用眼和照明条件的落后，古代士大夫阶层患各种眼科疾患较为普遍。除张籍外，诗豪刘禹锡说自己"两目今先暗，中年似老翁"；诗圣杜甫感叹"春水船如天上坐，老年花似雾中看"。诗佛王维说"果堪止泪无，欲从望乡目"，寄希望于百合的食疗；诗翁白居易"案上漫铺龙树论，盒中虚捻决明丸"，翻阅眼科医书，炮制中成药，成为他居家养病不可或缺的内容。解读这些诗作，我们可知晓有关唐代疾病学、中药学、方剂学、养生学、食疗学的史料，可补医学史的阙如。

南宋四大名臣之一李光的《庄简集·贬世盲》说："世人服暖药，皆云壮元阳；元阳本无亏，药石徒损伤。人生百岁期，南北随炎凉。君看田野间，父老多康强。茅檐弄儿孙，春陇驱牛羊。何曾识丹剂？但喜秋黍香。"早在800百多年前，这位曾当面痛斥秦桧屈辱称臣的卖国罪行而被贬谪的诤臣，直面当时士大夫中风行的服食丹药的病态养生术，写下了这首发人深省的养生保健诗篇。当现代人被曾经风行的鸡血疗法、气功疗法、绿豆疗法弄得魂不守舍时，无不感叹李光的诗，简直就是一帖益智安神的清凉剂。

与李光的《贬世盲》堪称姊妹篇的，是唐代文学家白居易的《思隽诗》："闲日一思旧，旧游如目前。再思今何在，零落归下泉。退之服硫黄，一病讫不痊。微之炼秋石，未老身溘然。杜子得丹诀，终日断腥膻。崔君夸药力，经冬不衣棉。或疾或暴夭，悉不过中年。"白乐天叙述说，闲日静坐时思念旧日的诗朋文友，他们的身影就如在眼前一样。可再一想，这些当年觥筹交错的俊友们都哪里去了呢？可惜都像草木一般零落到地下黄泉去了。就说韩愈吧，服用硫黄患了"风疾"，一直到死都没有痊愈。好友元稹，经常赠诗唱和，可他却暴猝于武昌军节度使任所，其死因是因为炼服秋石，导致他未老却溘然而逝。杜牧得到服丹秘诀后，终日忌食腥膻之物。崔云亭则为夸耀服食暖药的效力，经冬不穿棉衣。尽管他们迷恋丹药，却不是生病就是暴猝，都没有寿过中年。这是多么令人痛惜的医案，诗坛精英们希冀健康长寿却事与愿违，成为滥用温补之剂的牺牲品，是今人养生延年的前车之鉴。

南宋诗人杨万里《谢岳大用提举郎中寄茶果药物三首·新松实》诗说："三韩万里半天松，方丈蓬莱东复东。珠玉链成千岁实，冰霜吹落九秋风。酒边腷膊牙车响，座上须臾漆槅空。新果新尝正新暑，绣衣使者念山翁。"这是他收到岳飞之孙、岳云的长子岳甫寄来的铸茶、松子和紫团参后，写的三首致谢诗中的一首。岳甫这位忠臣之后，在掌管茶盐之利，主钞引之法，据实绩考核、赏罚茶官的理政之余，并没有忘记和自己的祖父岳飞一样，怀有精忠报国之志的曾提举广东常平茶盐的大诗人杨万里。于是，给嗜茶的这位先辈寄去了铸茶、松子和紫团参等土特产，以表达自己的敬意。松子，又称海松子，即常见的松子仁，是松科植物红松的种子。宋代翰林医官使刘翰等编撰的《开宝本草》中称："海松子，生新罗。如小栗三角，其中仁香美，东人食之当果，与中土松子不同。"松子仁性味甘温，归肝、肺、大肠经，有滋阴养肺、润肠通便、补血祛风的功能，用于治疗风痹头眩、燥热咳嗽、吐血便秘等症。唐代文学家张九龄《答陆澧》说："松叶堪为酒，春来酿几多。不辞山路远，踏雪也相过。"说的是用松叶酿酒的祛病除湿的功效。唐代诗人白居易在《枕上作》诗中说："腹空先进松花酒，膝冷重装桂布裘。若问乐天忧病否？乐天知命了无忧。"诗中说自己被风疾侵凌，气血凝滞筋脉僵痛，要喝用松花酿的酒，有养血祛风的作用。松花即松树的花粉，春末夏初时采集，又称"松黄"。唐代药学家苏敬等的《新修本草》中载："松花即松黄，拂取正似蒲黄，久服令轻身，疗病胜似皮、叶及脂也。"宋代药家寇宗奭在《本草衍义》中说："其花上黄粉名松黄，山上人及时拂取，作汤点之甚佳，但不堪停久，故鲜用寄远……松黄一如蒲黄，但其味差淡，治产后壮热、头痛、颊素、口干唇焦、多烦躁渴、昏闷不爽。"除了药用外，历代中医食疗的方书中，都有用松花粉做汤、制馅、蒸饼、酿酒的记载。南宋学者林洪的烹饪著作《山家清供》中就载有"松黄饼"的制作方法：将松花粉与米粉水调后，制成如古龙涎饼状，称其"不唯香味清甘，亦能壮颜益志"。松树的一身皆是食疗入药、酿酒烹茶的佳品，除了松子可作干果食用外，松叶、松节、松脂、松花、松果壳、松树皮等都载于历代本草书。这些关于松子、松黄、松叶的名家诗作，读来是不是口有余香，心生温馨？

养生保健不仅是个体生命精气神的修炼，使自己远离疾病的苦痛，还是道德行为等社会文化层面慎独的系统工程。健康长寿，遏制现代生活文明病的滋生蔓延，仅仅凭借医药学的资源必定要捉襟见肘，还必须依靠文化的力量。三国时的政治家、文学家曹操在《步出夏门行·龟虽寿》中吟咏说："盈缩之期，不但在天；养怡之福，可得永年。"与葛洪、陶弘景等养生学家的观点相同，魏武帝也认为个体生命的寿夭长短，的确不只是由上天所决定的，而取决于个体的养怡之道。古代先哲们认为，只要法于术数，和于阴阳，摄养得道，就可以益寿延年。生命的长度得益于健康生活方式的持之以恒。你的物质生活、精神生活、人际生活等生活方式，都与养生文化有着千丝万缕的关系。养生既不是高不可测的虚玄理论，也不是人云亦云的刻意盲从，而是健康素养的自我历练——健康信念的确立、养生知识的掌握和科学生活方式的践行。

宋代文学家王安石在《读史》中说："糟粕所传非粹美，丹青难写是精神。"在古人养生诗词的解读中，汲取传统文化的营养，来提升我们民族的健康素质和生活质量。

原所贤 暴连英
2012年2月

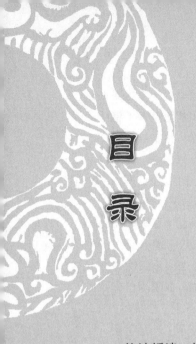

目录

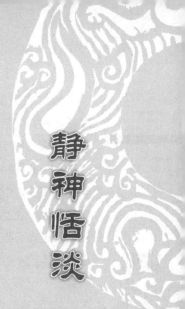

静神恬淡　怡养形神

晚年唯好静，万事不关心。

自顾无长策，空知返旧林。

松风吹解带，山月照弹琴。

君问穷通理，渔歌入浦深。

——唐·王维《酬张少府》

宋代大文学家苏轼在《东坡题跋·书摩诘〈蓝关烟雨图〉》中说："味摩诘之诗，诗中有画；观摩诘之画，画中有诗。"王维（公元701—761年），是唐代著名的山水田园诗人，佛家思想特别是禅宗对他的影响很深，他的名"维"与字"摩诘"合起来"维摩诘"，就是早期佛教著名居士、在家菩萨维摩诘的名字。他的《维摩诘所说经》，是大乘佛教的重要经典。王维中年丧妻，加上政治上的不得意，便从官场走进园林，借大自然的山光水色解脱和自娱，过起了半官半隐的闲逸生活。他在长安附近的蓝田辋川（今陕西省蓝田县）买了唐初诗人宋之问荒芜的庄园，苦心经营成文杏馆、辛夷坞、华子冈等二十个景点，和他的好友诗人裴迪等人，"浮舟往来，弹琴赋诗，啸咏终日"。他的诗歌中，浸润着道学佛理的恬淡空灵的韵味，洋溢着宁谧安详的禅意，并把诗情画意融于笔端，给我们留下一首首恬静优美的诗歌："白水明田外，碧峰出山后"中色调的对比和方位的错落；"行到水穷处，坐看云起时"中的行坐与动静的态势；"明月松间照，清泉石上流"所描述的月松并泉石的辉映，都表达了被称为"诗佛"的一代山水田园诗人王维，沉浸于大自然中的恬淡心境和由此派生出的虚无禅意。

在这首《酬张少府》的赠友诗中，王维着意表达了自己"好静"的志趣。说人到晚年，唯好清静无为，对什么事情都有些漠不关心了。乍一品读，似乎是作者颓废的生活态度的流露。但仔细揣摩这两句诗，晚年"唯好静"的"诗佛"，透露了他对张九龄被罢相贬官后，奸相李林甫排挤打击忠贞诤直之士的政治现实的失望。只好用返回旧时园林的归隐，来追求精神的解脱和苦闷的释放。他对张少府说："松风吹解带，山月照弹琴"，迎着松林吹来的清风解带敞怀，在山间明月的伴照下独坐弹琴歌咏，这是一种多么悠然畅快的隐逸生活？"君问穷通理，渔歌入浦深"，您要问有关穷通的道理吗？《楚辞·渔父》中那位鼓枻而去的渔父，就是我们的榜样呀，你也和我一块儿归隐去吧！据刘昫等的《旧唐书》载：王维晚年，"斋中无所有，唯茶铛、药臼、经案、绳床而已。退朝之后，焚香独坐，以禅诵为事"。他的诗作中，也常见"愿奉无为化，斋心学自然"的诗句，从中可窥见这位山水诗人兼容并蓄儒释道三家，天人合一的审美情趣和禅宗道理。读王维的山水田园诗，在文字符号营造的诗情画意中，可品味心身双修的养生意境，体会动静互涵的人生乐趣，是中国传统文化养生的阅读疗法的诗体文献。

中医养生学浸润于中国传统文化的源流沃土中，儒家"仁义礼智信"五常的人格培养的伦理道德规范，道家"效法自然，清静无为"的摄生理念，佛家"禅定"的修炼方法等，使中医养生学在人类文化的合流中兼收并蓄，形成流派纷呈的中国传统养生的学术体系，包括运动、食疗、药补、房室、阅读、书法、园艺等各方面的内容。其中静神养生的方法，是通过道德品行的修养，净化自己的精神世界，以达观的心态看待世界和自己，保持平和乐观、开朗豁达的心境，以求得心身健康、延年益寿，是中国传统养生学的重要内容之一。

静神养生的本土理念，始倡于老庄，至秦汉时便自成学派。老子在《道德经》中认为"静为躁君"，主张"致虚极，守静笃"。庄子继承老子的学说，在《庄子·天道》中提出"虚静恬淡，寂寞无为"的养生观点。中医典籍《黄帝内经·素问·上古天真论》中"恬淡虚无，真气从之，精神内守，病安从来"的学术论说，阐述的就是情志养生的重要方法——静神养生。唐代百岁医家孙思邈也在《备急千金要方·道林养生》中提倡"少思、少念"以静神，减少"多思、多念"而扰神的养生之道。

从外来文化的角度看，佛学所追求的终极目标是"彻悟成佛"，其中包含静神养生的观念和方法，如参禅、绝欲、易筋、吃斋、戒律等。汉唐时的中医养生家们将其纳入国学的学术范畴中，丰富了中医养生学的内容。如佛家的参禅，汉语译为"静虑"，就是静中思虑的意思，一般叫做禅定。习练者在修习禅定的过程中，要调身、调气、息心静坐以修禅，成为以静坐为特点的健身功法。在中国历史上，一大批像王维这样被仕途弄得心灰意冷的士大夫们，热衷于释家佛教的出世哲学，成为禅宗的忠实信徒。晋代那位不为五斗米折腰的陶潜，采菊东篱下，"心远地自偏"；屡遭贬谪的唐代白居易乐天知命，"只用金刚三昧心"；以隐居终老的与王维齐名的山水诗人孟浩然，"禅房闭虚静，野客云作心"，都流露出宁静中的缕缕禅意！佛教禅宗的创始者达摩的《易筋经》，成为中医养生学中与五禽戏并存的健身术之一。唐代医家孙思邈《备急千金要方》中记载的"天竺国按摩法"，也是当时印度传入的佛教徒们修炼时的一种放松心身的按摩法。明代医家万密斋在《养生四要》中，提出了"一曰寡欲，二曰慎动，三曰守时，四曰却疾"的养生观，认为"心常清静则神安，神安则精神皆安，以此养生则寿"。这都是中医静神养生说融会贯通儒道释诸家学说，在历代医家和学者实践基础上的不断继承和创新。

中医病因学认为，七情内伤的情志因素会影响人体脏腑、经络、气血的功能，从而导致阴阳失衡而变生各种疾病。一个人要保持自己五脏六腑功能的协调，希冀健康长寿，就要保持乐观情绪和坦荡的心境。不良的情志状态，如过喜伤心、暴怒伤肝、大恐伤肾、忧思伤脾、悲郁伤肺等，都可以使人体的正气虚弱，脏腑气血的功能失调，出现瘀血、痰浊、热毒、湿邪等病理产物，阻滞经络气血的运行，影响人体的健康状态，导致各种疾病的发生。因此，静神养生在养生保健的治未病中有着重要的意义。静神养生主要包括神志和情志养生两个方面的内容。

　　清代养生学家曹庭栋在《养生随笔·燕居》认为"养静为摄生首务"，这不单是对老年养生的倡议，也是对静神养生理念的阐述。这位生活在康乾年间的86岁寿星，是位名噪一时的文学家、琴学家和书画家。他指出"心不可无所用，非必如槁木、为死灰，方为养生之道"。主张和情志、养心神、慎起居、适寒暖、节饮食的综合养生，特别赋予了中医静神养生以新的内涵。

　　一个人的精神、意识及思维活动，中医学称为"神志"，是生命的主宰。《黄帝内经·素问·灵兰秘典论》中有："心者，君主之官也，神明出焉。"心所藏之神明是由脏腑的精气产生的，又统领人体脏腑经络气血的功能活动。古代中医有"五脏神"之说，把特定的情志产生归属于特定的脏腑，即心藏神、肺藏魄、肝藏魂、脾藏意、肾藏志。也就是说，五脏的不同功能直接决定着人的情志活动，情志活动也反映了各脏腑的功能状况，先哲们藉此构建了朴素的"形神合一"，即古代心身医学的体系。三国时魏末著名的文学家、思想家、音乐家嵇康在《养生论》中说："形恃神以立，神须形以成"，养生之道就在于"修性以保神，安心以全身"。意思是说，要修养品性以保其心神，安其心神以保全身形，这是古代养生学家的心身医学说。这位以打铁为生的学者，主张养神要"爱憎不栖于情，忧喜不留于意，泊然无感"，而"清虚静泰，少私寡欲，知名位之伤德，故忽而不营，非欲而强禁也"，论述了静神养生的理念和方法。明代医家张景岳在《类经·针刺类》中说："形者神之体，神者形之用；无神则形不可活，无形则神无以生。"用最简洁的语言，概括了形神即心身间的互为关系。

　　中医的神志养生法，是指通过调节自己的情志，注重道德和品行的修养，克制欲望，清理杂念，保持平和心境的自我调节的养生方法。

1. 少私寡欲克"五难"

　　老子在《道德经》中提出"少私寡欲"的养生理念，《黄帝内经》主张的

"志闲而少欲"，都是古代哲人们开出的医治世人被形形色色欲望困扰的一剂情治的良方。一个人的私心和嗜欲过多，必然损其心神，影响脏腑经络气血的功能，扰乱人体气机的升降，或气滞血瘀脏腑或痰浊内阻经络，变生出各种情志因素引发的心身疾病。西汉思想家、文学家刘安在《淮南子·精神训》中，论述神志养生时说："耳目精明玄达而无诱慕，意志虚静恬愉而省嗜欲"，才能"五脏定宁充盈而不泄，精神内守形骸而不外越。"嵇康在《答难养生论》中指出："养生有五难：名利不灭，此一难也；喜怒不除，此二难也；声色不去，此三难也；滋味不绝，此四难也；神虑转发，此五难也。"就是告诫世人，要延年益寿，就必须克服追逐名利、狂欢暴怒、贪恋声色、嗜食肥甘、情志不稳等有害健康的不良行为。一个恬淡处世、豁达开朗的人，才不会被花花世界所诱惑而神乱思极，心身皆疲惫不堪，才会"精神内守，病安从来"。

2. 减压疏泄消"四气"

孟子在《孟子·公孙丑上篇》中说："我善养吾浩然之气。"浩然之气，是一个人秉持的内在的道德和精神状态，是日常生活的修养积累所得。中医认为，气是构成人体最基本的精微物质，以升降出入的方式不断周行于脏腑经络，被称作"气机"。气机失调，与情志的失畅关系极大。由于七情内伤，会导致气滞、气郁、气逆、气陷、气脱、气闭等多种病理状态，表现出形形色色的证候。一个不善于养神的人，往往会被闲气、怨气、闷气、怒气所困扰。闲气耗神，怨气生郁，闷气伤脾，怒气损肝。减压疏泄消"四气"，就是要在生活当中，随遇而安，大度宽容。《管子·内业》中说："凡人之生也，必以其欢，忧则失纪，怒则失端，忧悲喜怒，道乃无处，爱欲静之，遇乱正之。"乐而忘忧，和可去滞，都有益于心身健康。

3. 怡养心身要"三戒"

孔子在《论语·季氏》中论及不同年龄段的养生原则时说："君子有三戒：少之时，血气未定，戒之在色；及其壮也，血气方刚，戒之在斗；及其老也，血气既衰，戒之在得。"年少的时候，血气还不成熟，要戒除对女色的迷恋；等到身体成熟了，血气方刚，要戒除与人争斗；等到老年时，血气已经衰弱了，要戒除贪得无厌的心理。在不同的生理年龄要注重不同的养生方法，古代的哲人们为我们开具了一张修身养性的摄生处方。不论是花季少年、健壮青年，还是耄耋老者，养生是我们一生不断努力的课题。性道德操行的修养，宽容心境的营造，贪婪无度的摒弃，体现在一点一滴的生活细节中。戒

静神恬淡 怡养形神

色戒斗戒得，都是古人所说的清虚静态、少私寡欲的养心神的具体论述。

　　唐代诗人白居易的《闲咏》诗说："早年诗思苦，晚年道情深。夜学禅多坐，秋牵诗暂吟。"和诗佛王维相同，受佛教禅宗人生哲学的影响，诗翁白居易的晚年，也与佛教结下了不解之缘，坐禅成为他养生的一个重要方法："我闻浮屠教，中有解脱门。置身为止水，视身为浮云。"在中国历史上，被视为道家方术、佛门禅功的静坐养生法，被学者骚客们视为静神养生的功法而备受推崇。明代医家万密斋在《养生四要》中说："人之学养生，曰打坐、曰调息，正是主静功夫。"在中国历史上，儒家学者主张修身齐家治国平天下，静坐修身是格物致知的方式之一。他们身体力行，留下了诸多的静坐—虚心—明理的修身治学传道的个案。

　　书院是中国封建社会特有的一种教育组织和学术研究机构，从唐代兴起直至清末，对中国古代教育的发展、学术的传承和人才的培养，都产生过重要的影响。朱熹在《朱子语类》中说："穷理以虚心静虑为本"，成为书院修身学道、治学养生的基本功。中国古代四大书院之一的嵩阳书院，在历史上以理学著称于世，是儒家学说的传播圣地。北宋儒教洛派理学大师程颢、程颐在此授徒讲学，使书院声名遐迩，备受推崇。北宋学者谢良佐创立了上蔡学派，他在《上蔡语录》中记述自己的老师程颢说："明道先生终日坐，如泥塑人，然接人浑是一团和气。" 北宋著名文学家、"苏门四学士"之一的晁补之，在《鸡肋集》中盛赞文学家、书法家，江西诗派开山之祖黄庭坚"于治气养心能为人所不为，故用于读书为文字，致思高远，亦似其为人"。一个人的学术成就，与其治气养心的修炼功夫竟有直接的关系！

　　北宋开宝九年，潭州太守朱洞在僧人办学的基础上，正式创立了岳麓书院。"唯楚有才，于斯为盛"，仅在清代，书院便培养出17 000余名学生，其中如陶澍、魏源、曾国藩、左宗棠、郭嵩焘等，都是其中的杰出代表！明代文学家、政治家高攀龙因一道《今日第一要务疏》，被贬为揭阳典史，后居家不仕近30年。他在漆湖之畔建造了一座"可楼"，作为自己读书静坐的处所，学术思想日渐成熟，成为当时的儒者宗师。高攀龙与学者顾宪成等人发起、重建东林书院，传播儒家文化，而静坐成为书院的生活方式和治学方法。高攀龙作有《静坐吟》、《静坐说》、《静坐说后》传世。他认为，静坐以平常为要诀，而平常即清静自然。"学者不过借静坐中认此无动无静之体云尔"。他在诗中写道："此事须从静里求，不求徒静只悠悠。既竭吾才方卓立，莫教日月过时休。"明代思想家袁了凡的《了凡四训》融禅学与理学于一书，劝人积善改过，强调从治心入手的自我修养，提倡记功过格。他在著名的《静坐要诀·序》中说："静坐之诀原出于禅门，吾儒无有也。自程子见人静坐，即叹其善学。朱子又欲以静坐补小学收放心一段工夫，而儒者始知所从事矣。" 从文化史的角度观点来看，虚静养神不仅是古代哲人追求内在生命力自我提升的一种手段，而且也是道释和宋明理学观照外物、修身养性的主要方法。深受道释影响的宋明理学家们对"虚心静坐"更是推崇备至。理学大师程颐"见人静坐，便叹其善学"。朱熹也向他的学生提倡"半日静坐，半日读书"。明代理学家对"虚静养神"身体力行，高攀龙的《静坐说》、袁了凡的《静坐要诀》、陈白沙"为学须从静坐中养出个端倪"的教诲，都阐述了静神与治学的互为关系。

　　清代著名学者梁章钜在《退庵随笔》中说："学道养生本是一串事。但学道者，虽养生亦为学道；养生者，虽学道亦为养生耳。"从养生文化的视角审视，静神恬淡，怡养形神，正是我们可践行的大众养生的简便易行实效的方法，持之以恒，有益健康长寿。北宋末年的王重阳，是中国道教全真道的始创人，被尊为道教的北五祖之一。他揉合儒家和道释的思想，主张三教合一。认为"儒门释户道相通，三教从来一祖风"。提倡"人心常许依清静，便是修行真捷径"。他写了一首著名的养生诀——《坐忘铭》流传千古："常默元气不伤，少思慧烛内光。不怒百神和畅，不恼心地清凉。不求无谄无媚，不执可圆可方。不贪便是富贵，不敬何惧君王。"正如清代学者徐乃秋在《风月谈余录》中的诗所说："心静云从衣上住，窗虚月在酒中行。"这是一幅多么生动的天人合一的静中涵动的情景？耐人寻味！

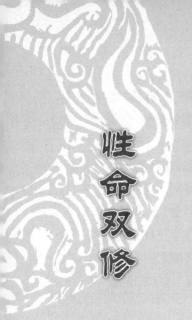

性命双修

形神共养

半醉酒，独自宿。

软枕头，暖盖足。

能息心，自瞑目。

——唐·孙思邈《备急千金要方》

孙思邈（约公元581—682年）是隋唐时著名的医学家和养生学家，被后世尊称为"药王"。宋代文学家欧阳修等撰的《旧唐书·孙思邈传》中，称其"通百家说，善言老子庄周"。孙思邈融会儒释道三家之学理，倾力诠释道家性命双修养生理论和方法，并身体力行，探究生命的奥秘与健康的自我管理，使中医养生学成为涵盖现代医药学、心理学、性科学、营养学、伦理学、文化学、环境学、气候学、内稳说等学科的内容宏富、体制博大的学科体系。中医养生学体现出中华文化博大精深的特质，成为可操作性强的大众生活艺术，被国人传承和实践数千年，是中华民族繁衍和生活品质的保障。

孙思邈曾隐居于道教名山太白山行医著述，隋文帝征为国子博士，称疾不起。晚年在终南山修身养性，唐太宗授以爵位，唐高宗拜谏议大夫，均固辞不受。宋徽宗崇宁二年（公元1103年）被追封为"妙应真人"。他认为"人命至重，有贵千金，一方济之，德逾于此"，遂将自己的两部医学著作命名为《备急千金要方》和《千金翼方》，成为中国医学史上的经典文献。

孙思邈发挥中医治未病的学术思想，认为人若善于摄生，当可免于疾病之苦。除了"良医导之以药石，救之以针剂"外，更重要的是个体的自我修养，包括德行、情志、饮食、房室、起居、运动等方面。他睿智地将疾病分为"未病"、"欲病"、"已病"三个层次。《备急千金要方·论诊候第四》中说："古人善为医者，上医医未病之病，中医医欲病之病，下医医已病之病。若不加心用意，于事混淆，即病者难以救矣。"意思是说，高明的医生善于在人们身体健康时，通过养生保持阴阳的平衡，预防疾病的发生；中等水平的医生则在疾病将要发生时才注重养生，避免疾病的萌发；而水平较低的医生诊治已经发生的疾病，康复起来就会很困难。

孙思邈的《备急千金要方》三十卷，分232门，是我国现存最早的一部医学类书，从基础理论到临床各科，中医的理、法、方、药俱全。全书载方5300余首，对后世医学特别是方剂学的发展，起着综述和向导的作用。《千金翼方》三十卷，是孙思邈晚年撰写的作品，系《备急千金要方》的姊妹编。全书分189门，载方2900余首，内容涉及本草、妇人、伤寒、小儿、养性、补益、中风、杂病、疮痈、色脉以及针灸等各个方面。书中收载800余种药物，有200余种详细介绍了药物的采集和炮制等相关知识。

《备急千金要方》在食疗、养生、颐老方面的理论建树和技能规范，使道家内丹养生学在唐代发展至成熟。关于孙思邈的寿逾，专家有102岁到141岁之争。但百余岁的高龄，是他在养德、静神、动形、固精、调气、食养、药饵等诸方面的养生所成，也是这位长寿学者理论建构和悉心践行的最佳范例。孙思邈在《备急千金要方·养性序第一》中说："夫性者，欲所习以成性，性自为善，不习无不利也。性既自善，内外百病皆悉不生，祸乱灾害亦无由作，此养性之大经也。善养性者，则治未病之病，是其义也。故养性，不但饵药餐霞，其在兼于百行。百行周备，虽绝药饵，足以遐年。德行不充，纵服玉液金丹，未能延寿。"强调了德行养生为养生之第一要义，除了饵药餐霞外，更需要兼于百行的综合养生方式。

"半醉酒，独自宿。软枕头，暖盖足。能息心，自瞑目。"这是孙思邈《备急千金要方》中关于睡眠养生的歌诀。人的一生约有1/3的时间是在睡眠中度过的，是个体生存的另一种方式。睡眠养生就是根据四时与人体阴阳五脏生化的规律，采用合理的睡眠方法和保健措施，以保证自己的睡眠质量，养精蓄锐，达到恢复疲劳、康复疾病和强身益寿的目的。半醉酒，是说少量的饮酒有益于睡眠，即古人所说的微醺。独自宿，除了指单独的睡眠不被打扰，可保证睡眠的质量外，还有性养生的内涵。南宋学者曾慥的《类说》中载：枢密使包恢年八十八岁，仍体魄康健，精神矍铄。当有人向他讨教养生之术时，包恢透露了自己的秘方，是吃了"独睡丸"的缘故。

软枕头，暖盖足，说的是睡眠的用具之一枕头要松软，同时更要注意足部的保暖。清代养生学家曹庭栋的《老老恒言·枕》认为，枕头"高下尺寸，令侧卧恰与肩平，即仰卧亦觉安舒"。枕头的长度对提高睡眠质量也是十分重要的，应该以稍长为宜。《老老恒言·枕》中说："老年独寝，亦需长枕。则反侧不置一处，头为阳，恶热。即冬月辗转枕上，亦不嫌冷。如枕短卧得热气，便生烦躁。"孙思邈所说的软枕头，指的是用中药通草或花蕊制成的药枕，其性味芬芳，软硬适中，有安神健脑、镇静催眠的功效。可根据自己的体质选择不同的辛香清轻之品，如菊花、玫瑰花、薄荷、佩兰、草决明、绿豆等制成。《备急千金要方·道林养性》说："冬夜勿覆其头得长寿"，又说要"暖盖足"，都是睡眠养生的细微处。清代乾隆进士、学者阮葵生在《茶余客话》中，总结自己的睡眠经验时说："冬卧向北，必温足冻脑。"强调的是睡眠时的体位，足要暖而头部要凉，可谓经验之谈。

能息心，自瞑目，说的是睡眠前要注意情志的调摄。中医脏腑学说认为，心主神明而藏神，心神是睡眠与醒寤的主宰。神静则易寐，神动则常寤；心安志舒者则易熟寐，情志过极时则难寐。明代医家张景岳在《景岳全书·不寐》中指出："盖寐本乎阴，神其主也。神安则寐，神不安则不寐。"导致不寐易醒的原因很多，七情内伤所致的主要因恼怒、惊恐、思虑三种因素，其病机与心、脾、肝、胆有关。一个人在这三种情绪状态下，怎么可能休养生息，神安气定而安然入梦？从脏腑辨证的角度来看，虚者多由气血不足，实者常因痰火困扰而难以入睡。朱熹的弟子蔡季通有《睡诀》说："睡侧而屈，觉伸而正。早晚以时，先睡心，后睡眼"，说的就是睡眠时的姿势和安神睡心而有益于睡眠的体会。睡子午觉是古人睡眠养生法之一，即每天于子时和午时入睡，以达到颐养天年的目的。中医子午流注学说认为，子午之时，正是人体阴阳交接之时，体内的气血阴阳处于不平衡的状态，应该静卧养气，有益于气血的平复。否则脏腑不和，阴阳失交，易因少寐而导致疾病的发生。现代医学也认为，长期的睡眠不足，会影响人体的免疫功能，导致过敏性疾病、肿瘤等的发生。

在陕西耀县城东1.5公里处，有5座山峦组成的山脉，因是孙思邈隐居之处，民间尊奉为"药王山"。为纪念这位医学大家，后人在此修庙建殿、塑像立碑，药王山成为著名的医宗圣地。在药王庙大殿东侧的碑亭里，矗立着五座明代刻制的大石碑。其中《千金宝要》碑铭，是宋代元丰年间进士郭思辑选孙思邈《备急千金要方》中的医论、医方及自己使用的有效验方，汇编成书，计六卷，载方900余首。《海上方》为孙思邈搜集民间单方、验方，编成的七言方歌121首，共125方。其中的《枕上记》和《养生铭》，则是孙思邈的养生歌诀，为后人所传抄。元代养生学家李鹏飞的《三元参赞延寿书》中所载的《孙真人铭》，就是世传的版本之一。

清代康熙年间名医尤乘在《寿世青编》中，也载有《孙真人养生铭》和《孙真人卫生歌》等养生歌诀。尤乘，字生洲，号无求子，江苏吴县人。早年习儒，弱冠时曾拜明末著名医家李中梓为师学医，曾任太医院御前侍值，后回归乡里，在虎丘悬壶行医。除著有《寿世青编》外，还有《勿药须知》、《脏腑性鉴》、《喉科秘书》、《食治秘方》等著作传世，是明清中医易水学派的代表医家。

《孙真人养生铭》云："怒甚偏伤气，思多太损神。神疲心易役，气弱病来侵。勿使悲欢极，当令饮食均。再三防夜醉，第一戒晨嗔。亥寝鸣天鼓，寅兴漱玉津。妖邪难侵犯，精气自全身。若要无诸病，常当节五辛。安神宜悦乐，惜气保和纯。寿夭休论命，修行在本人。倘能遵此理，平地可朝真。"

中医养生学将情志养生列为第一要义。七情内伤，则脏腑的气机逆乱，气血失调而导致疾病发生。宋代医家陈言在《三因极一病证方论·三因篇》中说："七情，人之常性，动之则先从脏腑郁发，外形于肢体。"

肝在志为怒,人们常说暴怒伤肝,能使气血上逆,阳气升泄太过。《黄帝内经·素问·举痛论》中说:"怒则气逆,甚则呕血、飧泄,故气上矣。"如果肾阴不足,水不涵木,或心火独亢,子盗母气,出现肝肾阴虚和心肝火旺的症状,也会出现易怒的证候,这些都可影响人体气机的升降出入。

损神,是指思虑过度容易损伤人的精神。中医脏腑学说认为,脾在志为思。思,即思考、思虑,是人的精神意识活动的一种状态。思,虽然是脾之志,但与心所主的神明有关,故古代医家有"思出于心,而脾应之"的阐述。思虑过度或所思不遂,会影响气机的运行,导致气结或气滞,脾的运化功能失司,出现脘腹胀闷、食少纳呆等症状。同时,思虑过度可化火伤阴,使心血暗耗,故会出现头晕健忘、失眠多梦等心神方面的症状。

中医认为心为"君主之官",是神之居、血之舍、脉之宗。过度的精神损伤,使心气虚衰,五脏六腑的功能失调,正气不足,这就是疾病侵袭的内在因素。因此,养生要注重中庸之道,不论是情志还是饮食,大悲大喜,过饥过饱,都是一种过犹不及的非中和的生命状态,不益于健康长寿。

醉酒是中医养生的大忌。中医药理认为,酒的性味温热,味甘苦辛,具有升阳散寒通血脉的作用。而夜晚是人体阳气收敛的时令,夜醉会扰乱人体气机的生理节律。《黄帝内经·素问·上古天真论》中说:"以酒为浆,以妄为常,醉以入房,以欲竭其精,以耗散其真",认为这是"半百而衰"的性方面的原因。夜间醉酒后入房与半醉酒有益于睡眠不同,夜间醉酒后入房,纵于房事必过度耗损人体的肾精,造成精气亏乏。故善养生者要谨防夜醉,早晨保持平静愉悦的精神状态,才能保证肝气的顺利生发。

嗔,指的是发怒、生气,或责怪和埋怨之意。东汉文字学家许慎《说文解字》中释为:"嗔,盛气也。"戒晨嗔,指的是早晨要保持平和的心境。中医子午流注学说认为,早晨寅时是十二经脉运行的起始,肺朝百脉,是将丑时肝所贮藏的新鲜血液输送于百脉,宣发全身的时辰。卯时在天地之象代表天门开,是阳气升发之时。从时辰养生的角度来说,早晨气血开始运行之时,一定要使自己的情志愉悦欢畅,力戒嗔怒。

亥时古代称人定,又名定昏等。此时夜色已深,人们要安歇睡眠了,中医认为是三焦通百脉的时辰。睡前鸣天鼓,是一种自我按摩导引的养生方法,即以两手掩耳抱头,用除大拇指外的其余八指叩击后脑勺。中医学认为,肾开窍于耳,肾气足则听觉灵敏;耳通于脑,脑为髓之海,髓海赖肾的精气化生和濡养,肾虚则髓海不足,易致头晕、耳鸣。宋徽宗时圣济殿御医整理汇编而成的《圣济总录·一百九十九》载:"天鼓者,耳中声也。举两手心紧掩耳门，以指击其脑户。常欲其声壮盛，相续不散。一日三探，有益下丹田。"而睡前鸣天鼓，轻拍玉枕、风池、脑户等穴位，有益于入睡安眠。

漱玉津，古人又称作"赤龙搅海"。寅时是十二经脉运行的起始之时，为肺所当令。古人把唾液称为"金浆玉液"，唾液为肾之液。肾在五行属水，肺则属金。根据五行相生的原则，金生水，为母子之脏，而肾又是五脏六腑之根。所以寅时漱玉津的"赤龙搅海"，是补肾以养五脏的养生效法。肺主呼气，肾主纳气，中医认为肾为气之根。纳气失常，则肺呼多吸少，动则气喘。漱玉津既补肺气而摄津，津又能载气，有益于五脏气血津液的化生。赤龙搅海时将口微微合上，用舌头在口腔内绕上下腭转动。左转12圈后吞口水，然后再反方向做一次，吞咽津液时用意念将口水咽到下丹田。

唾液的93%是由腮腺、颌下腺、舌下腺3对大唾液分泌并经各自导管流入口腔的；尚有数以百计的小腺体，制造出其余7%的黏稠度较高的液体，两者汇集后称混合唾液。唾液中的水分占99.4%，固体物质占0.6%。其中的有机物有黏蛋白、白蛋白、球蛋白、淀粉酶、溶菌酶等；无机物有钠、钾、磷、钙、镁等常量和微量元素。现代医学的研究发现，腮腺能分泌一种激素——腮腺激素，可调节机体的钙离子代谢和促进骨骼与牙齿的发育，调和荷尔蒙的分泌，并有抗癌和解毒作用。腮腺激素能强化肌肉、血管、结缔组织的活力，尤其是能强化血管的弹性，保持皮肤的弹性，故古人亦有漱津涂面的养生方法。近些年，医学界利用唾液作为检测人体某种疾病的手段，如诊断早期胃癌、艾滋病、干燥综合征等，验证了古人对咽唾液养生的科学内涵。只有通过这些养生方法，才能颐养人体的精气，不被妖邪即外感或内伤所侵袭，从而度天年延寿命。

五辛指的是五种辛味的蔬菜，也称五荤。佛教戒律中，僧侣不许吃五辛即葱、薤、韭、蒜、兴蕖（洋葱）等。清代文学家赵翼的《素食歌》云："古人斋食但忌荤，所谓荤者乃五辛。后人误以指腥血，葱薤羊豕遂不分。"明代医家李时珍在《本草纲目》中说："元旦、立春，以葱、蒜、韭、蓼蒿、芥辛嫩之叶杂和食之，取迎新之意，谓之五辛盘。"从节日养生的角度来看，在春节和立春日食五辛，是民俗学中的养生文化。但平日的食疗养生，要注意节制这些辛辣食物的食用。特别是阴虚、气虚、湿热、痰湿体质者，更要慎食。而患咽炎、食管炎、胃炎和胃溃疡的患者，应该尽量少吃这类辛辣食物，以免加重病症。

安神养心的最好方法，就是保持恬淡乐观的心境，珍惜自己的气血津液，才能保持生命处于中和纯真的状态。"我命在我不在天"，古代医

性命双修　形神共养

家早就认为，个体的健康长寿，不仅仅是禀赋的先天原因，更重要的是后天的颐养。修行，是佛教和道教的信仰者们的修炼过程，也指培养锻炼自己的品行道德。养生学的人生智慧，使我们在践行中体会生命的意义，在快乐中享受生活的时日。心身康乐，天人相应，从而达到个体的自然寿命，以颐养天年。

解读《孙真人养生铭》，使我们在字里行间，感受到一位期颐老者的谆谆教诲。如果谨遵养生之理，从精神起居、衣食住行等生活细节做起，普通的人也可以通过平易的方法，"以自然之道，养自然之生"，在健康自省和生命的管理中，达到生活和生命的最佳状态。

《孙真人卫生歌》曰："天地之间人为贵，头象天穹足象地。父母遗体宜保之，箕裘五福寿为最。卫生切要知三戒，大怒大欲并大醉。三者若还有一焉，须防损失真元气。欲求长生先戒性，火不出焉神自定。木还去火不成灰，人能戒性方延命。贪欲无穷妄劫精，用心不已失元神。劳形散尽中和气，更仗何能保此身。心若太费费则竭，形若太劳劳则怯。神若太伤伤则虚，气若太损损则绝。世人欲知卫生道，喜乐有常嗔怒少。心诚意正思虑除，顺理修身去烦恼。春嘘明目夏呵心，秋呬冬吹肺肾宁。四季常呼脾化食，三焦嘻出热烦除。发宜常梳气宜炼，齿宜频叩津宜咽。子欲不死修昆仑，双手指摩常在面。春月少酸宜食甘，冬月宜苦不宜咸。夏月增辛不宜苦，秋月可省但加酸。冬月少咸甘略戒，自然五脏保平安。若能全减身康健，滋味嗜偏多病难。春寒莫放锦衣薄，夏月汗多须换着。秋冬衣冷渐加添，莫待病生才服药。唯有夏月难调理，伏阴在内忌凉水。瓜桃生冷宜少食，免至秋来成疟痢。心旺肾衰色宜避，养精固肾当节制。常令肾实不空虚，日食欲知忌油腻。太饱伤神饥伤胃，太渴伤血多伤气。饥餐渴饮莫太过，免至膨脖损心肺。醉后强饮饱强食，去此二者不生疾。人资饮食以养生，去其甚者自安逸。食后徐行百步多，手摩脘腹食消磨。夜半灵根灌清水，丹田浊气切须呵。饮酒可以陶情性，拒饮过多防百病。肺为华盖倘受伤，咳嗽劳神能伤命。慎勿将盐去点茶，分明引贼入人家。下焦虚冷令人瘦，伤肾伤脾防病加。坐卧防风来脑后，脑内入风人不寿。更兼醉饱卧风中，风入五内成灾咎。雁有序兮犬有义，黑鲤朝北知臣礼。人无礼义反食之，天地神明终不喜。养体须当节五辛，五辛不节反伤身。莫教引动虚阳发，精竭容枯疾病侵。不问在家并在外，若遇迅雷风雨至。急须端肃敬天威，静室收心宜谨戒。恩爱牵缠不自由，利名萦绊几时休。放宽些子自家福，免至中年早白头。顶头立地非容易，饱食暖衣宁不愧。

思量无以报洪恩，晨夕焚香频忏悔。身安寿永福如何，胸次平夷积善多。惜身惜命兼惜气，请君熟记卫生歌。"

　　孙思邈的这首养生歌诀，涵盖了中医养生学丰富多彩的内容，涉及到情志饮食、四季起居、房室节欲、运动按摩、疾病康复等诸多方面。更重要的是，将养生上升到礼仪伦理等文化的高层次，至今仍有着不可低估的现实意义。除此之外，《孙真人枕上记》和《孙真人十二多》等养生歌诀等，都是传诵千年的性命双修、形神共养的蕴含传统文化特质的健康座右铭。

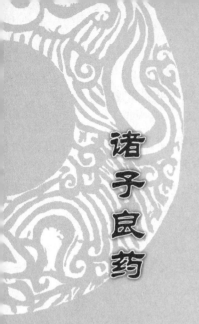

诸子良药

祛病延年

开州午月车前子，

作药人皆道有神。

惭愧使君怜病眼，

三千余里寄闲人。

——唐·张籍《答开州韦使君寄车前子》

张籍（约公元767—约830年），唐代中期的著名诗人。字文昌，祖籍吴郡（今江苏苏州），后移居和州（今安徽和县）。唐德宗贞元十五年（公元799年）登进士第，历任太常寺太祝、国子助教、国子博士、水部员外郎、主客郎中、国子司业等职，世称"张水部"、"张司业"。曾从学于韩愈，世称"韩门弟子"。张籍的乐府诗与王建齐名，并称"张王乐府"，与唐代诗坛名家白居易、元稹、孟郊、贾岛、刘禹锡、韦处厚等均有唱和。当时的文坛领袖韩愈就称赞他："龙文百斛鼎，笔力可独扛。"著名的诗篇有《塞下曲》、《征妇怨》、《采莲曲》、《江南曲》等。

张籍在太常寺太祝任上10年，因患目疾，几乎失明。诗人孟郊就写有一首《寄张籍》的诗说："寺后穷瞎张太祝，纵尔有眼谁尔珍？天子咫尺不得见，不如闭眼且养真！"诗中的"穷"是指他贫寒的生活窘况，"瞎"指的是他患有严重的眼疾。当然，孟郊的诗也有为张籍抱打不平的意思。太常寺属于大理寺、光禄寺、太仆寺、鸿胪寺五寺之一，掌宗庙礼仪，太祝有六人。在一个小小的正九品职位上跪读祝文十载，对于一位才华横溢的诗人来说，不啻于是精神的折磨。

贫病交加的生活始终困扰着张籍，尽管他后来任国子司业即监内副长官，也没有多大的改善。他在《书怀》诗中叙述道："老大登朝如梦里，贫穷作活似村中。未能即便休官去，惭愧南山采药翁。"在《寄梅处士》中，张籍说自己"市客惯曾赊贱药，家童惊见着新衣"。而身居长安这样繁华的国都，经济上真是捉襟见肘。在《赠任道人》诗中，他还有"长安多病无生计，药铺医人乱索钱"的感叹，昂贵的医药费成为诗人生活的极大负担。

这首《答开州韦使君寄车前子》的诗，是张籍写给自己的同僚好友的。开州，即今天四川的开县。韦使君即韦处厚，字德载，京兆（今陕西西安）人，本名韦淳，因避唐宪宗李纯的讳，改名处厚，年少时以孝顺继母出名。父母去世后，他筑庐守丧，后游历长安，博通经史。元和初年进士及第，先后担任秘书省校书郎、咸阳县尉、右拾遗、左补阙、礼部考功员外郎等职，并兼史职，参与编修国史。

宰相韦贯之十分看重韦处厚的才学和人品，两人交情甚深。后因韦贯之得罪了皇帝的宠臣张宿，被诬以朋党而罢相出京。韦处厚受株连，也于唐元和十一年（公元818年）由考功员外郎出任开州刺史。三年后调回京师，升任户部郎中、知制诰、翰林院侍讲学士、中书舍人。文宗李昂即位时，提拔他为兵部侍郎，不久授予"中书侍郎同平章事"，行使宰相的职权。

张籍在诗中说，开州五月产的车前子，人们都说是最道地的药材，用它

诸子良药 祛病延年

作药治疗眼病很有神效。真是有些惭愧呀，韦使君仍怜悯惦记着我患的眼病，从三千里外的开州寄来治眼疾的特产车前子，令我这个长安的闲人慨叹不已。使君，汉代用于称呼太守刺史，汉以后则用做对州郡长官的尊称。

唐代药学家苏颂主持编撰的药典《新修本草》中说，车前子"今出开州者为胜"。巴山蜀水得天独厚的地理环境和气候优势，使川药成为中药大家族中的佼佼者。西晋文学家左思在《蜀都赋》中，有"或丰绿葇，或蕃丹椒。麋芜布濩于中阿，风连莚蔓于兰皋。红葩紫饰，柯叶渐苞。敷蘂葳蕤，落英飘飖。神农是尝，卢跗是料。芳追气邪，味蠲疠痟"的名句。凡是中药名称前冠有"川"、"蜀"、"巴"字的，多指以四川为主产区的药材，如川连、川贝、蜀漆、蜀椒、巴豆、巴蛇等，称作道地药材，以优良的质地和确凿的疗效为世人所称道。张籍就有"凭医看蜀药，寄信觅吴鞋"的吟咏，说明川药疗效的声誉自唐代起就经久不衰。据近年全国中药资源的普查，四川省所产各种植物、动物、矿物、菌藻等类药材达4103种，占《中药大辞典》收载5760种的72%。其中动物药102种、植物药3963种、矿物药38种，总产藏量约在100亿吨以上，可谓是人杰地灵，药产丰富。

开州有座著名的盛山，山势巍峨耸立，峰峦叠翠葱茏，因山形酷似"盛"字而得名。韦处厚被贬开州刺史三载，闲来寄情于山水之中，写下了宿云亭、隐月岫、流杯池、琵琶台、盘石蹬、葫芦沼、绣衣石、梅溪、桃坞、瓶泉井、茶岭、竹崖等"盛山十二景诗"，张籍等诗人骚客与之唱和，其中就写了梅、桃、茶、竹、橘等药用植物。张籍的《和韦开州盛山十二首·绣衣石榻》中就有"山城无别味，药草兼鱼果"的吟唱。

汉代本草学专著《神农本草经》中，将车前子列为上品，称其性味甘寒，入肾、膀胱经，有利水、清热、明目、祛痰的作用。临床多用于小便不利、淋浊带下、暑湿泻痢、咳嗽多痰、目赤障翳等症。中医眼科学认为，车前子有清肝明目的作用。唐代医家甄权的《药性论》中记载说，车前子可除"肝风冲眼目、赤痛障翳"。古代医家认为，服用车前子可补虚去翳，与菊花、决明子、青葙子等配伍，多用来治疗目赤肿痛、迎风流泪、视力减退等症。唐代医家孙思邈的《备急千金要方》中的方剂"驻景丸"，就是用车前子与熟地、菟丝子等配伍为丸，治疗老年人因肝肾俱虚所致的眼昏生翳、视物不清等症，至今仍是老年眼科常用的保健良方。现代药理学的研究表明：车前子中含车前子碱、车前烯醇酸、胆碱脂肪酸等，特别是富含维生素A和维生素B_1，这对视力有着不可低估的保健康复作用。

古代医家有"诸子明目"说，认为子实种仁类药可上行入目治疗目疾；素有眼科"中药维生素"之誉。《神农本草经》载录的具有明目功效的58种植物类药物中，子实类药物竟有20余种。在《备急千金要方》中，孙思邈常用的治疗眼病药物约有百余种，子仁类药就占21种，代表方剂有补肝肾明目的"十子散方"。李时珍《本草纲目》中治昏盲明目的子类药共20味，历代用子类药冠称治疗多种眼病的丸散汤剂也很多，如青葙子丸、茺蔚子丸、决明子丸、车前子散、五味子丸、蔓荆子汤等，至今仍是中医眼科临床常用的方剂。

在中国古代，由于苦读用眼和照明条件的落后，士大夫阶层患各种眼科疾患较为普遍，应该说是疾病谱中的常见病。唐代诗人写过很多眼病诗，如诗豪刘禹锡说自己"两目今先暗，中年似老翁。看朱渐成碧，羞日不禁风"。诗圣杜甫也有记述自己患眼病的诗"春水船如天上坐，老年花似雾中看"。诗佛王维的生活境况比张籍要好得多，但也患了迎风流泪的眼疾，故留下用百合食疗后的"果堪止泪无，欲从望乡目"的感叹。诗翁白居易曰"案上漫铺龙树论，盒中虚捻决明丸。人间方药应无益，争得金篦试刮看"。诗中提到的《龙树论》，又称《龙树菩萨药方》，是隋唐时印度医学随佛教传入中国后，被译成中文的医书。决明丸是中医眼科的常用方剂，宋代太医院编撰的《圣济总录》中载录的决明丸的处方，用决明子、蕤仁、地肤子、白茯苓、黄芩、防风、麦门冬、泽泻、茺蔚子、杏仁、枸杞子、五味子、青葙子、官桂、细辛、车前子、菟丝子、熟地黄共配伍成方，共研为末，炼蜜为丸，如梧桐子大。用于治疗肝肾虚所致的两目黑暗，或见黑花飞蝇；及久患浮翳，遮覆瞳子等症。审视这个处方，其中用了8味子实类药，以增加明目功效。《圣济总录》中还有一个决明子丸的方剂，是用决明子、槐子、覆盆子、青葙子、地肤子、车前子6种子实类药组方，共奏养肝肾明目之功。

决明子又称草决明、还瞳子、马蹄决明、千里光等，是豆科一年生草本植物决明或小决明的干燥成熟种子，属豆科植物，花叶可以用作蔬食。宋代文学家黄庭坚有一首《种决明》的诗说："后皇富嘉种，决明注方术。耘锄一席地，时至观茂密。缥叶资芼羹，绌化马蹄实。霜丛风雨余，簌簌扬功毕。枕囊代曲肱，甘寝听芬苾。老眼愿力余，读书真成癖。"诗中称赞决明子是天地间的嘉种，在古代方术书上已有记载。黄庭坚种了一席之地的草决明，精心耘锄，时时到畦前观察长的是否茂盛。淡青色的叶子可摘来做成菜羹食用，鲜美无比；淡黄色的花落下后，就结成菱形光亮的马蹄实。秋冬经霜后采收成熟的果实晒干簸净，除去杂质。诗人用青绿色的决明子制成药枕，安眠助寝，欣然入梦。唐末日华子的《大明本草》中即载："作枕，治头风明目，胜于黑豆。"而且还有明目功效，满足诗人读书的癖好。宋代文学家苏辙也有

《种药苗二首·种决明》说："肉食不足，藜蒸藿羹。多求异蔬，以佐晨烹。秋种罂粟，春种决明。决明明目，功见本草。食其花叶，亦去热恼。有能益人，矧可以饱。"朱熹的学生陈文蔚的《赋决明》诗云："每荐盘飧自觉清，尝于雨后撷其英。未言服饵收奇效，翠叶黄花眼早明。"看来，在宋代，决明子可蔬可药，翠叶黄花既是盘中佳肴，青绿马蹄实又是床上药枕，怪不得文人学者们对它赞许不已，争相写诗咏诵这种平常的植物。

决明子性味苦，微寒，有清肝明目、利水通便的功效。主治目赤肿痛、羞明泪多、青盲雀目、头痛头晕、视物昏暗、小便不利、大便秘结等症。现代药理研究表明，决明子除含有糖类、蛋白质、脂肪外，还含甾体化合物、大黄酚、大黄素等，另有人体必需的常量和微量元素铁、锌、锰、铜、镍、钴、钼等。所含大黄素、大黄酸对人体有平喘、利胆、保肝、降压等功效。其中的大黄素葡萄糖苷、大黄素蒽酮、大黄素甲醚，具有降低血清胆固醇、清除血脂的作用。现代临床用决明子治疗高脂血症收效满意，可用决明子水煎或制成片剂服用。民间常用决明子炒黄代茶饮，有预防便秘、降血脂和减肥的保健功能。

在中国文学史上，杜甫的诗有"诗史"之誉。从医药学和文献学的角度说，杜甫叙述自己患风痹、消渴、疟疾、肺痨等疾病的诗句，给今人留下了一份难得的诗体"病历"。他有一首《驱竖子摘苍耳》的诗说："江上秋已分，林中瘴犹剧。畦丁告劳苦，无以供日夕。蓬莠独不焦，野蔬暗泉石。卷耳况疗风，童儿且时摘。侵星驱之去，烂熳任远适。放筐亭午际，洗剥相蒙幂。登床半生熟，下箸还小益。加点瓜薤间，依稀橘奴迹。"这首诗写于公元767年的夔州：秋分时节，树林中的瘴气还很厉害。种菜的畦丁说，天太旱了，早晚吃的蔬菜都没了，可山上的蓬莠和野蔬却长得很繁盛。于是，就让童仆们去采摘些苍耳，它既能当菜吃，还有疗风痹的作用呢。早晨星星还未落时就到很远的地方去采摘，归来放下筐子正好是正午。洗土剥毛后端上饭桌，半生半熟嫩脆可口，对身体是小有益处的食疗。《本草纲目》书上说，苍耳的叶和子是有小毒的。所以，食苍耳之法是在其中加进南瓜、薤白，经过加热炮制后，吃起来就和橘奴一样可口。

从疾病学的角度解读杜甫的这首诗，吃苍耳不仅为了吃山野菜饱腹，也是为了食疗祛除病痛。诗中的"瘴"，既指天气旱热，也指热带山林中湿热蒸郁致人疾病的瘴气，又称"瘴疠"，而杜甫此时正被风痹和疟疾所困扰。他的《寄薛三郎中》诗叙述自己的病情说："峡中一卧病，疟疠终冬春。春复加肺气，此病盖有因。"另外，蒸苍耳时加入南瓜、薤白，使这款食疗方又增加了健脾降糖治消渴即糖尿病的作用，从中也可窥见诗圣的医药学素养。薤白又称薤根、野蒜、小独蒜，有理气宽胸、通阳散结的功效，古人认为它性温而解毒，有治肺气喘急的作用。南瓜、薤白与苍耳共同炮制的这个食疗方，其作用已经远远超过苍耳本身了。杜甫也是经常吃薤白食疗的，他有一首《秋日阮隐居致薤三十束》的诗说："隐者柴门内，畦蔬绕舍秋。盈筐承露薤，不待致书求。束比青刍色，圆齐玉箸头。衰年关鬲冷，味暖并无忧。"

唐代医家孙思邈在《备急千金要方·食治》载："苍耳子，味苦甘温。叶味苦辛微寒涩，有小毒。主风头寒痛，风湿痹，四肢拘急挛痛，去恶肉死肌，膝痛溪毒，久服益气，耳目聪明，强志轻身。"宋代美食家林洪在《山家清供·进贤菜苍耳饭》中载："苍耳，枲耳也。江东名常枲，幽州名嚼耳，形如鼠耳。陆机疏云：叶青白色，似胡荽，白花细茎，蔓生。采嫩叶细灼，以姜、盐、苦酒拌为茹，可疗风。杜诗云：'卷耳况疗风，童儿且时摘。'……其子可掺米粉为糗，故古诗有'碧涧水淘苍耳饭'之句云。"看来，不论是进贤菜还是苍耳饭，古代的苍耳子不但药用，还是备受推崇的菜蔬和餐桌上的佳品。宋代大文学家苏轼在《苏轼文集·苍耳录》中说："药至药贱而为世要用，未有若苍耳者。他药虽贱，或地有不产，唯此药不问南北、夷夏、山泽、斥卤、泥土、沙石，但有地则产。其花叶根实皆可食，食之则如药。治病无毒，生熟丸散，无适不可。愈食愈善，乃使人骨髓满，肌如玉，长生药也。主疗风痹、瘫缓、瘰疬、疮痒，不可胜言。尤治瘿金疮。一名羊负来。《诗》谓之卷耳，《疏》谓之枲耳，俗谓之道人头。海南无药，唯此药生舍下，迁客之幸也。"苏东坡是宋代精于医药学的大学者，他的这篇医药杂记，写得言简意赅，将苍耳子的产地、特性、药用部位、主治功能、疾病种类、古今名称等，都交待得条缕清晰，堪称是一篇文字优美的医药科学小品。

苍耳子辛、苦，温，有小毒，归肺经，是菊科植物苍耳的带总苞的果实，具有散风除湿、通窍止痛等功效，苍耳叶或全草亦可药用，多用于鼻渊头痛、风寒头痛、风湿痹痛、风疹瘙痒、疥癣疮毒等症。苍耳子有小毒，过量服用中毒可损害肝肾功能，其毒性成分为苍耳子苷，含于脂肪蛋白中。苍耳子药用必须炒至焦黄，使其脂肪蛋白变性凝固在细胞中不易煎出而达到去毒的目的。古代用其食疗，多用蒸煮之法，可减少其毒性。

南宋诗人章甫的《紫苏》诗说："吾家大江南，生长惯卑湿。早衰坐辛勤，寒气得相袭。每愁春夏交，两脚难行立。贫穷医药少，未易办艺术。人言常食饮，蔬茹不可忽。紫苏品之中，功具神农述。为汤益广庭，调度宜同橘。

诸子良药 祛病延年

结子最甘香，要待秋霜实。作腐罂粟然，加点须姜蜜。由兹颇知殊，每就畦丁乞。飘流无定居，借屋少容膝。何当广种艺，岁晚愈吾疾。"

　　章甫，字冠之，自号易足居士，饶州鄱阳（今江西鄱阳）人。他早年曾应科举，后以诗词交游于士大夫间，与韩元吉、陆游、张孝祥等南宋文坛的诗人词家多有唱和。陆游在日记体笔记《入蜀记》中载有"同章冠之秀才甫登石镜亭，访黄鹤楼"记事，可略知他的游踪。在这首诗中，章甫说自己是江南人，长期生长在低洼潮湿的地方。由于辛勤劳作使身体早衰，因寒气的侵袭而生病。最愁人的是春夏之交的时候，两脚痿软得难以行立。可是我太贫穷了，没有求医药及买灵芝白术服食祛病的能力。人们常说在日常饮食中，不能忽视蔬菜的颐养功能。紫苏属于中品，神农早就叙述了它的主治功效了。做成汤是大众的佳肴，与橘皮同为调料。甘香的苏子要等到霜降后才能收获，制成豆腐和罂粟子一样可口，做粥加入姜和蜂蜜会更香甜。我知道紫苏的这些益处后，就常常向园丁们讨要它。可惜居无定所，只能借居他人的房屋栖身。什么时候能自己种很多的紫苏，来治愈晚年的疾病？

　　紫苏，古名荏，又名赤苏、红苏、香苏、黑苏等，是唇形科紫苏属下的一种一年生草本植物，具有特异的芳香，在我国有近2000年的种植历史。入药最早载于汉代《神农本草经》，称水苏或白苏；紫苏则载于南朝南齐南梁时期医学家陶弘景的《本草经集注》，苏叶、苏梗、苏子均可入药。目前植物学分类的文献已将紫苏、白苏合并为一种。认为白苏的叶全绿，花白色，香气较差；紫苏的叶两面紫色或下面紫色，花粉红至紫红色，香气较浓。

　　紫苏叶性味辛温，归肺、脾经，具有发表散寒、行气宽中、解鱼蟹毒的功效。常用于感冒风寒、头痛鼻塞、咳嗽胸闷等症；解鱼蟹中毒引起的恶心呕吐、腹痛腹泻呕吐等症。苏梗宽胸利膈、顺气安胎，多用于胸腹气滞、痞闷作胀及胎动不安等症。苏子性味辛温，归肺、大肠经，有止咳平喘、润肠通便的功效。常用于痰多咳喘、胸膈满闷、肠燥便秘等症。

　　章甫在诗中叙述了紫苏的食疗作用，鲜嫩的苏叶可当蔬菜吃，生吃做汤煎炸均可，茎叶还可腌渍成咸菜食用。紫苏的嫩叶每百克含水分85.7克，蛋白质3.8克，脂肪1.3克，碳水化合物6.4克，磷44毫克，铁2.3毫克，胡萝卜素9.09毫克，维生素B_1 0.02毫克，维生素B_2 0.35毫克，尼克酸1.3毫克，维生素C 47毫克，还有挥发油等物质，具有特异芳香，是鲜美的调味品。不论是做成豆腐还是烹汤，或是与生姜、蜂蜜熬成药粥，都是上品食材。

　　苏子入药以饱满均匀、灰棕色、不泛油者为佳品。中药炮制学有"逢子必炒，药香溢街"之说。逢子必炒，得其香气，炒至裂口，易于煎出有效成分，可提高药效。炒苏子是取净苏子置锅内用文火炒至气香、起爆声，取出摊晾，用时捣碎或轧扁，炒后可减少其滑肠之弊。蜜炙苏子是取净苏子，用炼蜜加少量开水稀释后拌匀，略闷后置锅内用文火炒至气香不粘手时，取出摊晾。蜜炙后的苏子可增强润肺降气作用，常用于咳嗽痰黏、气逆胸闷等症。

　　以苏子为君药的著名方剂有苏子降气汤，出自宋代太医局的《太平惠民和剂局方》，由紫苏子、半夏、当归、甘草、前胡、厚朴、肉桂、陈皮等配伍组方，共为细末。用生姜二片，大枣一个，紫苏叶五片，同煎去滓后冲服。有祛痰止咳、降逆平喘的功能，常用于治疗虚阳上浮，气不升降所致的上盛下虚、痰涎壅盛、喘嗽短气、胸膈痞闷、咽喉不利，或腰痛脚弱、肢体倦怠，或肢体浮肿等症。三子养亲汤出自明代医家韩懋的《韩氏医通》，由紫苏子、白芥子、莱菔子三味各洗净微炒捣碎，用生绢小袋盛之，煮作汤饮，代茶水啜用，不宜煎熬太过。主治痰壅气滞证，症见咳嗽喘逆、痰多胸痞、食少难消、舌苔白腻，脉滑。方中紫苏子行气，白芥子除痰，莱菔子消食，行气豁痰药，气行则火降而痰消矣。方中"三子"均为行气消痰之品，根据"以消为补"的原则，合而为用，各显其长，可使痰消气顺，喘嗽自平。本方用三种子实类药组方，以治老人喘嗽之疾，并寓"子以养亲"之意。原书云："三士人求治其亲，高年咳嗽，气逆痰痞，甚切。予不欲以病例，精思一汤，以为甘旨，名三子养亲汤，传梓四方。"

　　宋末学者丘葵有《金樱子》的诗说："采采金樱子，采之不盈筐。佻佻双角童，相携过前岗。采采金樱子，芒刺钩我衣。天寒衫袖薄，日暮将安归。"金樱子别名山石榴、蜂糖罐、糖橘子、黄茶瓶、藤勾子等。是蔷薇科植物金樱子的干燥成熟的果实。根皮提制栲胶，果实入药，有固精缩尿、涩肠止泻的作用，常用于遗精滑精、遗尿尿频、崩漏带下、久泻久痢等症。叶子有止血消肿功能，金樱叶、兰麻叶等量，晒干后研细末用瓶密贮存，用于外敷战伤出血，古方名"军中一捻散"。丘葵写采金樱子的孩童在秋风里结伴翻山越岭，不顾金樱藤的芒刺钩在衣服上。想想回家喝用金樱子制成的膏和熬成的粥，就不觉得辛苦了。

　　宋代苏东坡有一幅传世的书法作品《覆盆子帖》说："覆盆子甚烦采寄，感作之至。令子一相访，值出未见，当令人呼见之也。季常先生一书，并信物一小角，请送达。轼白。"看来，宋代的学者们对诸子良药真是情有独钟，从他们笔下的诗词书法等作品中，我们不难品味和感受到其中蕴含的中医药文化的药香余韵。

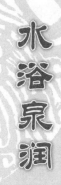

水浴泉润　怡悦心身

形适外无恙，心恬内无忧。

夜来新沐浴，肌发舒且柔。

宽裁夹乌帽，厚絮长白裘。

裘温裹我足，帽暖覆我头。

先进酒一杯，次举粥一瓯。

半酣半饱时，四体春悠悠。

——唐·白居易《新沐浴》

清代文学家、史学家赵翼（公元1727—1814年）在《瓯北诗话》中说："中唐诗以韩、孟、元、白为最。韩、孟尚奇警，务言人所不敢言；元、白尚坦易，务言人所共欲言。"白居易（公元772—846年）和元稹（公元779—831年），是唐代文学史上新乐府运动的倡导者，世称"元白"。他们的闲适诗重于写实和崇尚通俗，洋溢着老庄和佛禅的韵味，是士大夫们"知足保和，吟玩情性"的淡泊平和、悠闲自得情怀的写真，体现出中唐诗坛别出心裁的审美意趣和散淡的风格。

"病来道士教调气，老去山僧劝坐禅"。白居易的闲适诗，读来大都恬淡怡然，充满休闲生活的情趣："绿蚁新醅酒，红泥小火炉"的欲雪暮色中，飘浮的酒香里更有浓浓的友情；"灰宿温瓶火，香添暖被笼"的安然入睡，又享受着秋雨淅沥时的酣畅梦境。这首《新沐浴》的诗，就写了一个凛冽的冬夜，度假的诗翁用热水沐浴后，感到皮肤舒畅头发柔软；厚实的长白裘和宽大的夹乌帽，又使人从头到脚都暖洋洋的。特别是洗浴后饮上一杯美酒，啜一瓯热粥，更让诗翁在半酣半饱时，享受那种形适心恬的春悠悠的心身怡悦。

白居易还有一首写《香山寺石楼潭夜浴》的诗，读来更是妙趣横生："炎光昼方炽，暑气宵弥毒。摇扇风甚微，褰裳汗霡霂。起向月中行，来就潭上浴。平石为浴床，洼石为浴斛。绡巾薄露顶，草履轻乘足。清凉咏而归，归上石楼宿。"晚年皈佛的诗翁住在香山寺，一个炎热的夏夜，暑气蒸人，他摇扇驱暑，褰裳解衣，全身仍汗如雨下。暑热难耐，看来最好的消暑方法，是到寺旁的石楼潭清泉中去洗澡。水潭中平坦的石头是浴床，凹陷的洼石当浴斛，洗起来是多么的清凉畅快呀。然后头顶清凉的湿绡巾，脚穿轻软的草编鞋，带着浴后的惬意，在月光下哼着山歌小调回石楼上去睡觉，这是一幅多么令人神往的夏日野浴的水墨画！从这两首诗中，可品读到作者以不同方式洗浴后相同的超脱快慰的心境。

以现代人的眼光来看，沐浴是一种除垢洁身的卫生保健行为。古人说"沐"字，是指梳洗头发，"浴"字是指清洗身体。在中国古代，沐浴又代指休假，被称作"休沐"。《汉律》中就规定："吏员五日一休沐。"说的就是官吏们五天一次休息洗浴的规定，这是古代公务员的休假制度。西汉时文学家司马迁的《史记·万石列传》载："每五日洗沐，归谒亲。"东汉时历史学家班固的《汉书·霍光传》中也有："光时休沐出。"指的都是这一福利待遇。到了唐代，官吏的休假制度改为"旬休"或者"旬浣"，即每十天休息一天。文学家王勃在《滕王阁序》中说："十旬休假，胜友如云。"说的就是在假期里，除了洗浴洁身外，还是呼朋唤友、饮酒赋诗的休闲好日子。唐代文学家、衡州刺史吕温在《河中城南姚家浴后赠主人》的诗中说："新浴振轻衣，满堂寒月色。主人有美酒，况是曾相识。"在朋友的家里澡身濯发后，穿着轻便的衣服，在皎洁的月色下共饮美酒，心情自然是欢快舒畅无比。这是今人请朋友出汗洗温泉的古代版，足以说明唐代时的洗浴，不但是官们的特权生活，也成为款待宾朋的飨客方式。清代文学家、养生学家李渔在《闲情偶寄·沐浴》中说："自严冬避冷，不宜频浴外，凡遇春温秋爽，皆可借此为乐。而养生之家，则往往忌之，谓其损耗元神也。"他有一首写洗浴的诗说："兰汤三益后，颓然如醉眠。问我何所似？如与妇交欢。交欢竭精髓，沐浴泽容颜。起来披衣坐，自觉生羽翰。"作者记述自己洗完澡后，浑身产生了如醉酒后昏昏欲睡的疲乏感，这种感觉竟与"交欢"相似。李渔是位对中医性养生深有研究的学者，他直言洗浴可产生与性生活相似的愉悦心身的功能。但不同的是，过度的交欢损精伤髓，无益于养生，而洗浴却有润肌美容的作用，会产生如同鸟儿生了羽毛般的轻松感。特别是"觅枕游邯郸"的浴后睡眠，比起白居易所说的饮酒啜粥来，养生的功力更显著！这可谓深得洗浴之康体玉肤怡神之三昧。

古往今来，沐浴与中医药结缘，形成了丰富多彩的具有民族特色的沐浴养生文化。"浴兰汤兮沐芳，华采衣兮若英"，这是屈原《九歌之二·云中君》中的辞句，歌辞中说的是楚地的女巫主持祭神时沐浴兰汤的宗教仪式。《周礼·春官宗伯》载："女巫：掌岁时祓除、衅浴。"东汉经学家郑玄注释云："衅浴，谓以香熏草药沐浴。"这说明，古代的洗浴不单单是一种卫生习俗，还与宗教、祭祀、礼仪、社交等关系密切，故有"澡身浴德"的成语。在中国传统节日民俗中，农历五月五日端午节又称"浴兰节"。南宋文学家吴自牧的《梦粱录》中曰："五日重五节，又曰'浴兰令节'。"农历五月初五的端午节，国人除了吃粽子、赛龙舟外，还有佩香袋、插艾蒿、喝雄黄酒和洗兰汤的习俗。明代医药学家李时珍《本草纲目》中载："兰草，气味辛、平、甘、无毒……其气清香、生津止渴，润肌肉，治消渴胆瘅……治消渴生津饮，用兰叶，盖本于此。" 用我们现代人的话说，端午节就是古代的卫生日，中华民族的养生节。

由于洗浴文化的不断丰富，魏晋时的浴客们又发明一种新的洗涤去污剂——澡豆，应该是今天常用的香皂、洗浴露的雏型。澡豆是用黑豆粉与芳香类的中药制成，用来搓手、洗面、浴身，可使皮肤光滑，清香四溢。唐代孙思邈在《备急千金要方·面药篇》中说："用洗手面，十日色如雪，三十日如凝脂。"说的是除了洗去污浊外，这种面药还有润泽玉肤的功效。《备急千金要方》还载有"面脂方"，用丁香、零陵香、沉香、辛夷、栀子花、当归、麝香、藁本、藿香、白芷、甘松香、青木香等芳香药，与鹅脂、羊肾脂、羊髓、猪脂、猪胰等配伍，酒浸后于猪脂等脂肪中微火煎之。视白芷色黄后绞去滓，入麝香末后，搅之至凝。洗盥时用之，有泽面增白美容的功效。宋代酷好医学的官吏杨倓在《杨氏家藏方》中载录的"七香嫩容散"，方用黑牵牛、香白芷、零陵香、甘松、栝楼根、茶子、皂角末等共为细末，用以洗面。明代医家龚廷贤的《鲁府禁方》中，载有"洗面沤子"方，用茅香、藿香、零陵香、冰片共为细末，小袋盛之，加梨核、红枣各适量。用小瓷罐盛，滚黄酒浸之，旋添旋用，用于洗面，有玉肌润肌的功效。据说，宋代那位有名的"拗宰相"王安石就不太讲究卫生，很少洗澡。沈括在《梦溪笔谈》中说他面色黧黑，门人忧之，去咨询医生。医生说："此垢汗，非疾也"，开出用澡豆洗脸的方子。王安石大不悦地说："我是天生的脸黑，澡豆有什么用？"文学家欧阳修的《归田录》中还有"梅香窖臭"的记载，说的是窦元宾虽为宰相之后，但他总是长时间不沐浴，体臭熏人，身边的人就送给他一个"窖臭"的绰号。清代文学家曹雪芹的《红楼梦》第38回，写凤姐侍候贾母吃螃蟹，命小丫头们去取"菊花叶儿桂花蕊熏的绿豆面子来，预备洗手"，这是一种去腥洁手卫生用品的新剂型。

"洞房门上挂桑弧，香水盆中浴凤雏"。这是白居易写的庆贺自己外孙出生的洗儿诗。自宋代就流行产后三天为婴儿举行"落脐炙囟"的"洗三"仪式，诗中提到的 "香水"，表明洗儿用的是药浴。唐代医家孙思邈有"儿生三日，宜用桃根汤浴"的生育民俗的记载。洗浴可养生除病，古代有许多验案。明代《苏州府志》载：医家钱英世传小儿科，擢为太医院御医。宁阳侯的孙子出生9个月，惊悸哭啼而汗，服百方无效。钱英诊视后，令小儿坐于地，"使掬水为戏"，惊啼顿止。众人叹其医术高绝，胜于扁鹊。钱英解释说，正当春季，小儿又为纯阳之体，终日丰衣帷处，不离怀抱，又用补药，热郁难泄。使近水则火邪杀，得土气则木气平，故不药而愈。只是掬水为戏，就治愈了儿科疾病，清水洗浴亦是一帖良药。

中医的药浴疗法源远流长，根据中医理论辨证组方择药，经煮沸后制成汤液，对病人或康复者的全身或局部进行洗浴、熏蒸、按摩等，以达到防治疾病和养生康复、玉肤美容的目的。在洗浴的水中加入药物的煎汤或浸液，或直接用中药蒸汽沐浴全身或熏洗患病部位，其有效成分从体表腠理、

水浴泉润 怡悦心身

27

鼻窍、脐周、肛肠等进入体内，可起到疏通经络、活血化瘀、驱风散寒、清热解毒、祛湿止痒、清肺化痰、止痛散结等功效。清代医家吴谦等在《医宗金鉴·外科心法要诀·洗涤类方》中总结药浴法的功能说："洗有荡涤之功。涤洗则气血自然舒畅，其毒易于溃腐，而无壅滞也。凡肿在四肢者，渍渍之；在腰腹脊背者，淋之；在下部者，浴之；俱以布帛或棉蘸洗，稍温即易。轻者日洗一次，重者日夜洗二次，每日洗之，不可间断。凡洗时，冬月要猛火以逼寒气，夏月要明窗以避风凉。"

　　药浴是愈病祛疾的外治法之一，方简效显。清代外治法大家吴尚先在《理瀹骈文》中提出外治法可以"统治百病"的观点。他解释说："病先从皮毛入，药即可由此进"，书中总结了敷、洗、熨、熏、浸、盒、擦、坐、嗅、嚏、刮痧、火罐、推拿、按摩等各种治疗方法，收录外治方1500余首。据后晋刘昫的《旧唐书》载，隋唐时的医家许胤宗用药灵活变通，不拘一法。陈国的柳太后患病风不能言，口噤不能服药，名医治皆不愈。胤宗曰："口不可下药，宜以汤熏之。令药入腠理，周理即差。"遂以黄芪防风汤数十斛，置于床下。令药气如烟雾，入病人的腠理而奏效，当晚太后即能言。药浴还用于治疗急症，清代医家赵竹泉的《医门补要》中有医案说，一人小便六日不通，用桃枝、槐枝、柳枝、水葱煎滚开，倾木桶内，患者坐桶上，四周密护，熏蒸片刻，患者"窍开溺如注"而愈。

　　药浴可分为全身洗浴和局部洗浴，是借浴水的温热之力及所选中药本身的功效，达到治疗疾病的目的，分为头面浴、足浴、目浴、坐浴、脐浴等，可根据自己的病情和病变部位选择。

　　从养生保健的角度来看，药浴常用的方法是浸浴、熏蒸、烫敷三种。浸浴是将药物用纱布包好，加清水约10倍，浸泡20分钟，煎煮30分钟，将药液倒入浴水内，即可浸浴。一剂药可用2~3次，每次浸浴20分钟，每日1次。可全身浸浴也用局部泡洗。熏蒸是将药物置纱布袋中，放入较大的容器中煎煮，用煎煮时产生的热气熏蒸局部；或用蒸汽室作全身的药浴。常用的方法是当药液温度高、蒸汽多时，先熏蒸后淋洗；当温度降至能浸浴的40℃左右时，再行浸浴。烫敷是将药物分别放入两个纱布袋中，上笼屉或蒸锅内蒸透，乘热交替放在局部烫贴，可加上按摩，效果更好。每次20~30分钟，每日1~2次，2~3周为一疗程，多用于痹症的治疗与康复。

　　芳香类的中药大多含有挥发油，是药浴时使用的上佳浴材。早在宋代，就有了公共浴池，称作"香水行"，其中很可能就有药浴的项目。宋代词人贺铸《小重山·璧月堂》中写道，"薄晚具兰汤，雪肌英粉腻，更生香"的美人，夏天洗了药浴兰汤后，还要涂抹用芳香中药制成的"英粉"，相当于我们今天使用的"爽身粉"之类的化妆品，这是何等地讲究生活品位。芳香类中药中所含的挥发油，由多种成分组成，除含有脂肪族和芳香族的烃及含氧化物外，大多含萜类，具有较好的抗菌、抗炎、抗过敏、抗微生物、抗突变和抗癌、驱虫、酶抑制作用以及对中枢神经系统和呼吸系统的作用等。如解表药中的香薷、薄荷、防风、白芷等，化湿药中的苍术、厚朴、藿香、佩兰、砂仁、白豆蔻等；开窍药中的苏合香、安息香、石菖蒲、冰片等，理气类药中的陈皮、香附、木香、沉香、檀香、乌药等；温中祛寒的艾叶、丁香、肉桂、杜仲等，都芳香宜人，各具不同的功效。可在医生的指导下，根据自己的养生保健需求，选择其中的一种或数种配伍，进行居家保健药浴，简便易行。

"暗暗淡淡紫，融融冶冶黄。"这是唐代诗人李商隐的《菊花》诗。在中药大家族中，花类药性善升浮，轻扬宣透，性味大多平和，不论是入药配方，还是窨茶制馔，都为人们所喜爱，常用的有金银花、菊花、玫瑰花、凌霄花、槐花、鸡冠花、红花、木槿花、葛花、丁香花、辛夷花、蔷薇花等。古典名著《红楼梦》中不仅有治疗哮喘的"冷香丸"，是用春夏秋冬四种花卉制作，而且还有花药美容的记载。书中第44回，写宝玉劝平儿擦些脂粉，他将一个宣窑瓷盒揭开，里面盛着一排十根玉簪花棒，拈了一根递与平儿。又笑着向她道："这不是铅粉，这是紫茉莉花种，研碎了兑上香料制的。"第59回，写史湘云早晨起来后梳妆，说自己两腮发痒，恐怕是犯了"桃花癣"，便向宝钗要些"蔷薇硝"来擦。

明代医药学家李时珍的《本草纲目》载有80余种入药的花卉，现代《中药大辞典》中载162种花类药。花类中药的性味与其所含的化学成分有着相对应的关系。其主要化学成分，大致可归纳为苷类、生物碱成分、挥发油成分、氨基酸、有机酸成分和含糖类成分。近些年，鲜花浴和干花浴成为药浴中的新宠，越来越多地进入寻常百姓家，成为现代的居家"香水行"。百姓可以根据自己的体质和体征，选择适宜的花卉进行保健养生。对于风湿症、关节炎、皮肤病等疾病，花浴是药物熏蒸的芳香疗法；对于养生保健来说，花浴也是简便易行的自然疗法：春天可用新鲜的玫瑰花浴面，养颜美容；夏季用金银花浴身，祛暑防痱；秋天用菊花沐浴，清凉润燥；冬天用公丁香浴足，温中通经。失眠者可用合欢花擦浴，定志安神；皮肤瘙痒者用木槿花浴敷，解毒止痒。南宋词人吴文英的《澡兰香·淮安重午》说："盘丝系腕，巧篆垂簪，玉隐绀纱睡觉。银瓶露井，彩箑云窗，往事少年依约。为当时曾写榴裙，伤心红绡褪萼。黍梦光阴，渐老汀洲烟箬。莫唱江南古调，怨抑难招，楚江沉魄。熏风燕乳，暗雨槐黄，午镜澡兰帘幕。念秦楼，也拟人归，应剪菖蒲自酌。但怅望一缕新蟾，随人天角。"这是一首写端午节洗兰汤的词，读来令人眼前浮现出宋代端午节洗兰汤、缠五彩丝带、喝菖蒲酒的民俗文化的剪影。

　　春秋时左丘明的《国语·齐语》曰："比至，三衅三浴之，桓公亲逆之于郊，而与之坐而问焉。"衅：是用香料涂抹身体；浴，则是洗澡。在接待客人前多次沐浴并用香料涂抹身体，是我国古代对客人极为尊重的一种礼遇。从养生保健的角度来说，齐桓公的沐浴不仅仅是一种礼节，还是一种康体延年的自我保健！明代大旅行家徐霞客的《温泉》诗曰："一了相思愿，钱唤水多情；腾腾临浴日，蒸蒸热浪生。浑身爽如酥，祛病妙如神；不慕天池鸟，甘做温泉人。"诗中写了他洗温泉后浑身清爽如酥的感觉，可谓是描写温泉沐浴、养生祛病的经典诗章。

屑屑水帝魂，谢谢无余辉。

如何不肖子，尚奋疟鬼威。

乘秋作寒热，翁妪所骂讥。

求食呕泄间，不知臭秽非。

医师加百毒，熏灌无停机。

灸师施艾炷，酷若猎火围。

诅师毒口牙，舌作霹雳飞。

符师弄刀笔，丹墨交横挥。

——唐·韩愈《谴疟鬼》

唐代元和十四年（公元819年），著名政治家、思想家、文学家韩愈（公元768—824年），因写了《论佛骨表》，谏阻唐宪宗李纯迎接法门寺佛骨到长安供奉，触怒了皇帝，被令处死。幸得宰相裴度等人说情，先被贬至潮州，后改至袁州任刺史，这是韩愈第五次在官场受挫。他在《左迁至蓝关示侄孙湘》的诗中说："一封朝奏九重天，夕贬潮阳路八千。欲为圣明除弊事，肯将衰朽惜残年！云横秦岭家何在？雪拥蓝关马不前。知汝远来应有意，好收吾骨瘴江边。"由于旅途劳顿，加上气候炎热，居处潮湿，寓居郴州的韩愈患了疟疾。在这首《昌黎先生集·遣疟鬼》的诗中，他叙述了自己患病的症状和治疗经过，其中描写了医师用毒药、灸师给他施艾灸、咒禁师和符师各施其能对付"疟鬼"的治疗场景。古人认为疟疾为鬼神作祟所致，故称"疟鬼"。晋代文学家干宝的《搜神记》中载："昔颛顼氏三子，死而为疫鬼：一居江水，为疟鬼；一居若水，为魍魉鬼；一居人宫室，善惊人小儿，为小鬼。"从这首诗中，可了解唐代疟疾的流行、病因、发病季节和治疗方法的史况。在韩愈的笔下，医家的毒药熏灌、灸师的艾炷灸疗、诅师的咒语舌战、符师的捉鬼画符等，都写的生动有趣。

唐代医家孙思邈在《备急千金要方》中指出："凡人吴蜀地游官，体上常须三两处灸之，勿令疮暂瘥，则瘴疠温疟毒气不能著人也。"这足以说明，不论是疗疾还是防病，唐代时灸法已经十分风行了。连到吴蜀之地居官的士人，也要事先灸身留疮，形同今人的"免疫接种"注射疫苗。韩愈在给侄孙韩湘的诗中就说，"知汝远来应有意，好收吾骨瘴江边。"说明当时疟疾这种传染病是相当流行的，韩愈已经有了客死瘴江边的心理准备。据专家的考证，《备急千金要方》中的灸法多于针刺。另一医家王焘的《外台秘要》则推崇灸疗而不用针术说："针能手生人，不能起死人。若欲录之，恐伤性命。今不录针经，唯取灸法。"

疟疾是疟原虫寄生于人体所引起的一种传染病，经疟蚊叮咬或输入带疟原虫者的血液而感染。以寒战、高热、汗出并周期性发作为特征，多发于夏秋之间，其他季节也可散在发病。古代中医认为主要是由于感受疟邪及瘴毒疫疠之气所致，有一日一发称日疟、二日一发为间日疟、三日一发为三日疟之不同，如久疟不愈，在胁下形成积块，称为"疟母"。对于危害人类健康的疟疾，灸法是当时常用的有效治疗方法之一。晋代医家葛洪在《肘后方》中开药物治疗疟疾的先河，书中开列出30多首方剂，其中多次用到的中药常山，已被证实是一种抗疟特效药。葛洪还首次提出用青蒿治疟，成为我国现代研制青蒿素的线索，今人发明了高效、速效和低毒的抗疟新药——青蒿素，为疟疾的防治写下新的医史篇章。

灸法是指采用艾绒、艾条等灼烤、熏熨体表经络穴位的方法，是中医学中防治疾病、延年益寿的常用方法之一，有着历史悠久的文化内涵。早在《诗经·王风·采葛》中便有："彼采艾兮，一日不见，如三岁兮"的爱情吟咏。《孟子·离娄上》也说："今之欲王者，犹七年之病，求三年之艾也。"中医典籍《黄帝内经》中有"针所不为，灸之所宜"的灸法论述。据专家的考证，《左传·成公十年》中载，公元前518年，医缓为晋景公姬獳治病，说他的病"在肓之上，膏之下；攻之不可，达之不及，药不至焉"，其中的"攻"指的就是灸法。南朝梁时学者宗懔的《荆楚岁时记》中载有端午节的民俗："五月五日，鸡未鸣时，采艾……灸病甚验。"端午节"采艾蒿悬门户上，以攘毒气"，成为一种寓防病养生于其中的节日民俗。

艾为菊科多年生草本植物，又有医草、灸草、冰台、艾蒿等称谓，我国各地均有生长，宋时有北艾、海艾等名贵品种。自明代始，以湖北蕲州产者为佳，特称蕲艾，为四大蕲药之一。大医药学家李时珍的父亲李言闻是邑中名医，尝任太医院吏目，他著有《蕲艾传》，说蕲艾"产于山阳，采以端午，治病灸疾，功非小补"。艾蒿的茎、叶均可入药，中医药理认为，其味苦或微甘，性微温，入脾、肝、肾经，有温经止血、散寒逐湿、调经安胎、止咳消痰等功效。现代药理分析表明，艾叶中含乙酸乙酯、桉叶油素、樟脑、紫苏醛、乙酸龙脂、丁香酚、腺碱、胆碱、维生素A、维生素B、维生素C及淀粉酶等。蕲艾的精油含量是一般艾叶的2倍，还含有侧柏酮和异侧柏酮，其他品种的艾叶未见此成分。

艾叶是中医妇科的常用药，主治月经不调、腹中冷痛、胎漏下血、胎动不安、宫寒不孕等症，著名的方剂有汉代医家张仲景《金匮要略》中的"胶艾四物汤"和明代医家龚廷贤《寿世保元》中的"艾附暖宫丸"。中医内科还将艾叶视为温经止血药，可治疗吐血下痢、衄血下血等症，炒炭用止血之力更优，亦可用鲜品捣汁服。外用可治皮肤瘙痒、阴痒湿疹及疥癣痈疡等皮肤病。艾叶用于火灸，常制成艾绒、艾条、艾饼等，李时珍在《本草纲目》还记载，用艾蒿的茎秆浸麻油后，直接灸疮的方法。

我国医学史上第一部灸法专著，是三国时曹操之子魏东平王曹翕所撰的《曹氏灸方》七卷，惜已亡佚。《曹氏灸方》在明确治疗部位和病种方面，特别是对于穴名及灸量的记载，更是前人所没有的。《曹氏灸方》的部分内容，被保留在晋代医家葛洪的《肘后备急方》、陈延之的《小品方》、隋时医家杨上善的《黄帝内经太素》和唐代医家孙思邈的《备急千金要方》等医著中。晋代医家皇甫谧编写的《针灸甲乙经》，汇集《素问》、《针经》和《明堂孔穴针灸治要》三书中有关针灸学的内容分类合编而成，记载了349个穴位的灸治壮数和病症。晋隋时期的医家陈延之，提倡简便易行的灸法，他在所撰《小品方》中说"夫针术须师乃行，其灸则凡人便施。为师解经者，针灸随手而行；非师所解文者，但依图详文由可灸；野间无图不解文者，但逐病所在便灸之，皆良法"。认为灸法是可以自行操作的祛病养生的方法，与针刺相比，更易于在民间普及和自疗。在《曹氏灸方》的启发下，后世出现了葛洪、鲍姑、陈延之、僧深师等一批竭力倡导灸法的医家。并且，唐代王焘所提出的"弃针重灸"的观点，也是受到《曹氏灸方》的影响。

宋代是中医灸法名家辈出的黄金时代。著名的科学家、医学家沈括精于中医的艾灸术，幕官张平患咳嗽气喘，众医屡用方药不效。他用火灸法治疗，一灸即喘止，数灸而疾愈。唐高宗时的中侍郎崔知悌曾撰《骨蒸病灸方》传世，至宋代有几个版本，其中编载误差较多。沈括取诸版本参校订正后，重新收于《良方》中。他深有感触地说："依此活人，未尝不验，往往一灸而愈。予在宜城，久病虚羸，用此而愈。"在《梦溪笔谈·技艺》中，沈括论述灸法也需要辨证施治的医理时说："医用艾一灼谓之一壮者，以壮人为法。其言若干壮，壮人当依此数，老幼羸弱，量力减之。"南宋乾道乙丑进士、医家王执中鉴于当时重方药轻针灸的时弊，悉心收集民间针灸医家的验方，并根据自己的临证经验，著成《针灸资生经》七卷。书中汇集了民间各种灸治法，记载了灸劳法、灸痔法、灸肠风、灸发背、膏肓俞灸法、小儿胎疝灸等灸治之法，可谓宋以前中医灸法之大全。他还补入督俞、气海俞、风市等穴位，总结了以内科为主的各种病症193种，皆辨证施灸，因病取穴，被后世誉为针灸法临床处方的创始人。

自称为"第三扁鹊"的南宋医学家窦材在其所撰的《扁鹊心书》中说，"夫人之真元乃一身之主宰，真气壮则人强，真气弱则人病，真气脱则人亡，保命之法，艾灼第一。"书中收录了《黄帝灸法》、《扁鹊灸法》和《窦材灸法》共80余种疾病的灸法处方。他首创的服用"睡圣散"，即麻醉止痛后再施灸，用于癫狂或难忍艾火疼痛者，"服此即昏睡，不知痛，亦不伤人"。据元代脱脱的《宋史·太祖本纪》载："太宗病，帝往视之，亲为灼艾。"赵匡胤为自己患病的弟弟赵光义亲施艾灸，这足以说明当时这一疗法的普及程度。北京故宫博物院收藏的宋代著名政治家、文学家、史学家欧阳修的《灼艾帖》，是他写给国子监太学正，即自己的学生焦千之的问候帖。帖中有"曾灼艾, 不知体中如何? "的句子, 是询问他艾灸后身体状况的信札。

随着灸法的临床实践, 除直接火灸之外, 历代医家不断丰富灸法的方式。晋代医家、养生学家葛洪在《肘后备急方》中, 收录了艾灸处方94个。除常用的直接灸外, 他首创了隔物灸法, 包括隔盐灸、隔蒜灸、隔川椒灸等。唐代医家孙思邈在《备急千金要方》和《千金翼方》中, 载述了前代医著中的灸疗内容, 增加了多种隔物灸法, 如隔豆豉饼灸、隔泥饼灸、隔附片灸及隔商陆饼灸等。明代医家张景岳在所著《类经图翼》中, 专门辑录明以前几百个灸疗验方, 涉及内、外、妇、儿各科几十种病症。另在《景岳全书》论述各科70余类病症, 其中涉及灸方的达15类, 并详细论述了灸疗的治疗作用。明代针灸学家杨继洲的《针灸大成》论述灸疗取膏肓穴法、相天时、发灸疗及艾灸补泻等, 以及灸治急慢性疾病20余种。清代医家吴亦鼎的《神灸经纶》中指出, 灸疗 "其要在审穴, 审得其穴, 立可起死回生", 说明灸疗取穴的重要。《神灸经纶》全面总结了清以前有关灸疗的理论和实践, 并融入作者本人的临床经验。除了艾绒、艾条灸和隔物灸外, 为提高疗效, 医家又在艾绒内加入药物, 制成卷状, 用以灸疗。在海外回归的中医善本古籍中, 有明代嘉靖年间刊行的《神农皇帝真传针灸图》, 书中首次提到了掺入中药的艾条灸疗, 名为 "火雷针", 后又称之为 "雷火针", 这是艾条灸的完善和发展。明代李时珍的《本草纲目》记载其艾灸的药物组成是, 用 "艾绒一两, 沉香、乳香、茵陈、羌活、干姜、穿山甲各三钱, 麝香少许" 制成, 使传统的中医灸法进入更成熟的时期。

南宋医学家窦材在《扁鹊心书》中说: "人于无病时, 常灸关元、气海、命门、中脘, 虽未得长生, 亦可保命百余年寿矣。"灸法疗效确凿、简便易行, 是居家生活操作性强的养生方法。一支灸条在手, 在袅袅药香中, 体验火灼带来的自我保健的乐趣。现代医学的研究表明, 艾灸对人体的白细胞呈现良性的双向调节作用, 可提高特异性免疫和非特异性免疫功能, 促进机体的防御抗病能力。对于哮喘患者来说, 艾灸可改善虚寒型哮喘患者除肺活量外肺功能的各项指标。而灸足三里穴, 可显著提高脾虚患者胃电波幅, 并有降低血液黏稠度的作用。艾灸患者的大椎、曲池穴等, 可有不同程度的解热抗炎疗效。

1. 穴位灸
穴位灸是常用的艾灸方法, 除了直接熏灼外, 亦可根据自己的体征和疾

无病自灸　延年益寿

病，采用隔物灸，如隔盐灸、隔蒜灸、隔姜灸等。

（1）关元　又称丹田、次门。关元穴属任脉，是小肠的募穴，位于腹部正中线脐下3寸处，主治虚脱、哮喘、遗尿、遗精、阳痿、疝气、腹痛、腹泻、痛经、崩漏、月经不调等症。关元是人体的强壮穴，南宋医家王执中在《针灸资生经》中说："脏腑虚之，下元虚惫等疾病，宜灸丹田。"灸7~8壮或20~30分钟。体质虚弱者，如气虚自汗、易患感冒、尿频便溏者，可常灸之。

（2）中脘　别名太仓，属任脉，是胃的募穴，位于腹部正中线脐上4寸，主治呕吐、呃逆、腹痛、腹胀、泄泻、嗳气、吞酸等症。常用于脾虚胃弱的患者，出现饮食减少、大便溏薄、面色萎黄、短气乏力等症状。《针灸资生经》中说："脾胃病者，宜灸中脘。"今人常用于急慢性胃炎、十二指肠溃疡、胃下垂等疾病的灸疗。灸5~7壮或10~15分钟。

（3）足三里　属足阳明胃经，亦为本经的合穴，位于外膝眼下3寸，胫骨前嵴外侧一横指处，主治胃痛、呕吐、腹痛、泄泻、头痛、心悸、癫闭、淋浊、水肿、痹痛等症。足三里是人体的强壮要穴，唐代医家孙思邈的《备急千金要方》中有"若要安，三里常不干"的养生格言。常灸此穴有固肾益精、益气养血、健脾益胃、延年益寿的功效。灸3~5壮或10~30分钟。

（4）神阙　又称脐中、气舍，属任脉，位于脐窝正中，主治虚脱、四肢厥冷、腹痛、腹泻、痢疾、脱肛等症。灸此穴能升阳益气、温肾健脾。宋代医家窦材说，灸神阙穴，"百病顿除，益气延年"。明代许浚的《东医宝鉴》中，称脐灸有"养丹田，助两肾，添精补髓"之功。可艾灸或隔盐灸、隔蒜灸、隔姜灸等。灸5~10壮或20~30分钟。

（5）涌泉　别名地冲，属足少阴肾经，亦为本经井穴。位于足掌心，当第二跖骨间隔的中点凹陷处，主治虚脱、眩晕、昏厥、癫痫、小儿惊风、头痛等症。明代养生学家高濂在《遵生八笺·延年却病笺·擦涌泉穴说》说："其穴在足心上，湿气皆从此入。日夕之间，常以两足赤肉，更次用一手握指，一手摩擦。"常灸或按摩涌泉穴，有益肾壮阳的强壮作用，对老年人的气喘乏力、腰膝酸软、失眠多梦、头痛耳鸣等有防治作用。灸3~5壮或5~10分钟。

（6）五输穴　五输穴是十二经脉各经分布于肘膝关节以下的5个重要腧穴，即井、荥、输、经、合。各经的五输穴从四肢末端起向肘膝方向依次排列，并以水流大小的不同名称命名。井穴多用于昏迷、厥证等急症，有疏通气血、开窍醒神的作用。荥穴主要用于清泄各经热证，阳经主外热，阴经主内热。输穴位于腕踝关节附近，阳经输穴主治各经痛症及循经远道病症；阴经输穴即各经原穴，主治及反映所属脏器病症。经穴主要用于循经远道作为配穴，用于寒热、喘咳等疾病。阴经合穴用于胸部及腹部病症；足阳经合穴主要用于腑病；手阳经合穴多用于外经病症。依照五输穴的主治病症，循经或辨证施灸，每灸3~5壮或10~20分钟。

2. 节气灸

中医典籍《黄帝内经》中说："人与天地相参也，与日月相应也。"节气灸是指在特定的时令节气，即根据二十四节气，选择各节气对人体脏腑功能有影响的腧穴进行艾灸，以温壮阳气，调整人体的气血功能，提高机体抗病与应对季节变化的能力，从而达到防病治病的目的，是中医治未病学术思想的具体体现。春分、秋分、夏至、冬至等节气是自然界阴阳之气变化及消长的转折时期，如果人体不能及时调整体内的阴阳，使之与自然界时令气候的阴阳节律相适应，就会出现阴阳失衡的疾病状态。因此，季节交替的阴阳变化之时，正是久病、年老、体弱等人群诱发宿疾或易生新病的时期。节气灸正是一种简便易行的扶正固本方法，比如夏季的"三伏"天灸肺俞、大椎等穴冬病夏治，来防治冬季易发的哮喘、慢性支气管炎等疾病；冬至前后灸关元、涌泉等穴扶助阳气，来预防中风、感冒等多种疾病；春分时节灸曲池、列缺来预防眼病；秋分前后灸足三里、中脘来健脾益胃等，都是传统的"节气灸"的具体应用。

3. 时辰灸

中医的子午流注学说认为，气血在人体的十二经脉内流动不息，"阴阳相贯，如环无端"，从手太阴肺经开始，依次流至足厥阴肝经，再流至手太阴肺经……每日的12个时辰对应人体的12条经脉，是中国传统的时间医学的排序。按照人体经气运行的规律实施时辰灸，可调节脏腑功能，扶正祛病，有益于强身健体。如卯时（早晨5点至7点）大肠经旺，可循经灸合谷、曲池等穴位；辰时（早晨7点至9点）胃经旺，可灸足三里、气冲等穴位，有助于消化和排泄；酉时（下午17点至19点）肾经旺，可灸涌泉、太溪等穴位，可强壮生精，治疗遗精阳痿等症；亥时（晚上21点至23点）三焦经气旺，灸外关、阳池，可治疗耳鸣耳聋，有益于睡眠。读者可根据自己的健康和疾病状况，选择时辰灸。

《庄子·盗跖》上说："丘所谓无病而自灸也。"从韩愈记述患疟疾用灸法的诗，说到欧阳修的《灼艾帖》，再重温历代医家关于灸法的理论和实践，你不想亲自体验艾灸的神奇功效吗？

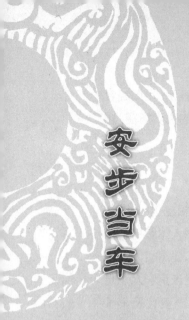

安步当车　怡神康体

闲余何处觉身轻，

暂脱朝衣依水行。

鸥鸟亦知人意静，

故来相近不相惊。

——唐·裴度《傍水闲行》

在中国戏剧史上，元末明初杂剧作家贾仲明有一出《山神庙裴度还带》，说的是唐代宰相裴度年轻时家境贫寒，出仕前到苏州的香山寺游玩。有一相面术者观其容貌后，判断他必定短命，而且是遭受飞来横祸而死。裴度不以为然，一笑置之。在香火鼎盛的观潮亭旁，他拾得玉带三条，设法归还失主，并救了失主琼英一家。事后裴度在贞元五年考中进士，官运亨通，历任三朝宰相。功成名就的裴度不忘当年香山寺菩萨的灵护，出资把寺庙扩建一新，并改名为"还带寺"。元代大戏剧家关汉卿撰写的戏剧《裴度还带》中，把裴度写成拾宝不昧而救人性命的侠士，最终得中状元，成为一代名相。

裴度（公元765—839年）为将相20余年，在宪宗、穆宗、敬宗、文宗四朝历任显职。荐引过李德裕、李宗闵、韩愈等名士，重用过李光颜、李朔等名将，还保护过大诗人刘禹锡等，但他任人唯贤，从不荐引无才的亲友为官。由于对"时政或有所阙，靡不极言之"，因而屡遭皇帝的冷落和权臣们的嫉恨。裴度虽三度为相，却五次被排挤出朝廷，到太原、兴元、襄阳和东都洛阳去做节度使或留守等地方官。

唐宪宗李纯是力主打击藩镇势力的皇帝，先后辅佐他的宰相杜黄裳、李吉甫、武元衡等，都是力主打击藩镇的著名政治家，而裴度则是他们之中功绩卓著的代表人物。恒州的王承宗、郓州的李师道等割据势力，派遣刺客刺死主张讨伐的宰相武元衡，砍伤裴度。李纯即命裴度代替元衡为相，主持讨叛军事。裴度辅佐宪宗督师平定了淮西节度使吴元济的"淮西叛乱"，是其一生中最辉煌的功绩。

在这首《傍水闲行》的诗中，我们读到一位脱下朝服的诗人裴度，在理政的闲余，沿着河滩边漫步，享受着大自然清新的空气和秀丽的风景。连习惯飞翔的鸥鸟也毫不惧怕，与人相亲相近。裴度当然熟知出自战国《列子·黄帝》的典故"鸥鸟不下"，说的是鸥鸟不肯飞下来，比喻觉察别人将加害于自己，注意防范。离开官场的纷扰，没有政客间的排挤，散步所带来的轻松和惬意，流露在诗中：自己何尝不是一只快乐的无忧无虑的"鸥鸟"？宋代那位被称为"拗宰相"的文学家王安石，在《名城寺侧独行》的诗中写到："春山撩乱水纵横，篱落荒畦草自生。独往独来山下步，笋舆看得绿阴成。"这位锐意改革的政治家，曾于宋熙宁七年第一次被罢相，熙宁九年第二次辞去宰相职务，从此闲居江宁府。从这首寺侧笋舆独行的小诗中，我们不难体会这位在春山撩乱的时节，面对篱落荒畦景象的智者，却期待绿阴成的矢志不移的心境。散步，成为两位宰相放松心境，却又思考人生，通过描述自然风光来表达自己思想的休闲方式。

《战国策·齐策四》中记载，齐国的高士颜斶，谢绝了齐宣王的入宫邀请，说自己宁愿过"晚食以当肉，安步以当车，无罪以当贵，清静贞正以自虞"的隐士生活，这就是成语"安步当车"的出处。

散步指的是闲逸从容的行走方式，既是一种心身休闲的方式，也是一种古老的养生和锻炼身体的方法。中医典籍《黄帝内经》中关于春季养生就提倡说："夜卧早起，广步于庭，被发缓形，以使志生。"这里说的"广步"，就是清晨散步的意思，提倡人们在早晨起床后，到庭院里行走散步，以促进气血的运行。唐代百岁医家孙思邈在《备急千金要方》中，谈及食后养生时说："平日点心饭讫，即以热手摩腹。出门庭行，五六十步。"说的就是饭后摩腹散步，以助脾胃运化，消宿食的养生方法。南宋大诗人陆游就精于此道，他的诗作中多也有记述。在《晚饭后步至门外并溪而归》中有"徐行摩腹出荆扉，掠面风尖酒力微"的诗句。在《夏日》诗中，他还说"此翁不负顽躯处，扪腹时时绕舍行"，说的就是这位老放翁午饭后慢步缓行的生活乐趣。陆游在《雨后散步后园》诗中写道："淡淡轻云未决晴，涓涓沟水去无声。为怜一径新苔绿，别有墙阴取路行。"从晚饭后的摩腹步行，到午饭后绕舍行，再到雨后在园中散步，陆老夫子对散步养生真是独有心得。

宋代精于养生学的大文学家苏轼在《东坡志林·赠张鹗》中说："张君持此纸，求仆书，且欲发药。不知药，君当以何品？吾闻《战国策》中有一方，吾尝服之，有效，故以奉传。其药四味而已，一曰'无事以当贵'，二曰'早寝以当富'，三曰'安步以当车'，四曰'晚食以当肉'。夫已饥而食，蔬食有过于八珍。而既饱之余，虽刍豢满前，唯恐其不持去也。若此可谓善处穷者矣。然而于道则未也。安步自佚，晚食自美，安以当车与肉为哉？车与肉犹存于胸中，是以有此言也。"苏东坡称自己的养生"四药"，得知于《战国策》，说的就是齐国高士颜斶的轶事，涉及到了心境、睡眠、散步、饮食四个方面，是他一生屡被贬谪，却依然乐观的生活态度的写照。

苏轼的游记名篇《记承天寺夜游》，是仅有80多字的短文。写他初冬之夜，邀好友张怀民，一同在承天寺的庭院里散步："元丰六年十月十二日夜，解衣欲睡，月色入户，欣然起行。念无与为乐者，遂至承天寺寻张怀民，怀民亦未寝，相与步于中庭。庭下如积水空明，水中藻荇交横，盖竹柏影也。何夜无月？何处无竹柏？但少闲人如吾两人耳。"他运用记叙、描写、抒情等多种表达方式，描写一个清冷皎洁的月夜，表达了作者豁达乐观的心境。苏轼因"乌台诗案"被贬至黄州为团练副史已经四年了。这天夜里，本欲就寝的他被美好的月色所迷，顿起雅兴，但想到没有同乐之人，遂动身去不远的承天寺寻找同被贬谪的黄州主薄张怀民，二人一起来到院子中间散步。作者用"积水如明"写月光，以"藻荇交横"喻竹柏，营造出一个月光澄碧、竹柏斑驳、幽静迷人的夜景。古人称松、竹、梅为"岁寒三友"，比喻坚定的操守，月光投影于竹柏，正是作者坚贞坦荡心境的含蓄抒情。

在皎洁月光下与好友散步，一对被抛出名利场喧嚣的"闲人"，在欣赏自然美景时抚慰自己的心灵创伤，获得精神的康复和心境的安宁。这次月夜下的散步，给了后人多少精神的传递：在诗情画意中渗透了作者宠辱不惊的处世态度，在逆境失意中展示贫贱不移的人格魅力！

散步健身是一种人们喜爱而又简便易行的健身方法。通过闲散的信步和缓慢的行走，四肢自然而协调地动作，可使全身的关节筋骨得到适度的运动，增强胃肠的蠕动功能，有益于消化。而对山水草木自然景色的欣赏和品味，又会使人的情志放松，思绪转移，气血流通而利关节，神志畅达而益五脏。持之以恒的散步习惯，则使身体强健，思维活跃而有健脑醒神、延年益寿之功。

在古代学者诗人的笔下，我们能读到大量描写散步养生的诗词。其中写傍晚散步的诗更是情景交融，意趣无穷，令人浮想联翩，从中可体会到作者复杂的人生感悟和深邃的精神世界。北宋哲学家邵雍根据《易经》之理，掺杂道教思想，构建自己的学说体系，称为象数之学，也叫先天学。中年后，他淡泊名利，隐居洛阳，著书教学。当时的名流学士富弼、司马光、程颢兄弟、吕公著等人都很敬重他。曾集资为他买了一所园宅，题名为"安乐窝"，邵雍也自号为"安乐先生"。邵雍一生写了很多的养生诗，其中的一首《晚步吟》说："晚步上阳堤，手携筇竹枝。静随芳草去，闲逐野云归。月出松梢处，风来苹末时。林间此光景，能有几人知。"在这首诗中，我们看见一位博学的老者，在傍晚时手提筇竹杖，在阳堤上散步。芳草、野云、松梢、苹末，静闲云归、月出风来……只是一次寻常的晚间散步，在作者的眼中和心里，却有着多少自然风光和天地人融为一体的感慨？芳草萋萋，引领着作者信步远去；白云悠悠，伴随着作者怡然归来。一个"静"字，一个"闲"字，把作者无所思、无所虑的平静安闲的心境表露无遗。他还有一首《闲适吟》，更是逍遥自在："春看洛城花，秋玩天津月。夏披嵩岭风，冬赏龙山雪。"一年四季，风花雪月，与大自然为伍，这是一种怎样的恬淡自适的安乐生活和悠然自得的精神状态？

安步当车 怡神康体

元代词人张可久的一首《越调·天净沙·晚步》的小令，写自己傍晚散步的所见所感："吟诗人老天涯，闭门春在谁家。破帽深衣瘦马。晚来堪画，小桥风雪梅花。"作者以简洁的语言描写早春时节，一位离家的游子仍然在外乡飘零，天气寒冷，如同他的心境，因此发出"春在谁家"的疑问？诉说其内心孤苦伶仃的感受。破旧的帽子深色的衣服和瘦弱的老马，与沿途的早春冷色调相互映衬，道出羁旅者的孤苦思绪。突然，小桥边一树怒放的雪中梅花映入眼帘，给他带来了些许春意的安慰。从这首晚步时即兴而作的思乡的小令中，我们窥视到的是融情景为一炉的情感山水画，散步可以改变心境，抒发情怀。

安步当车的保健运动可有多种类型，如缓行散步、急速散步、逍遥散步、摩腹散步、蹦跳散步、叩穴散步、倒行散步等，可根据自己的身体健康状况选择一种或数种，享受持之以恒的运动养生保健的益处。从时间上来说，可有清晨散步、食后散步、睡前散步、择时散步等。从地点来说，有林中散步、海边散步、公园散步、庭院散步、室内散步等，可根据自己的居住环境、气候、身体状况等来选择。另外，月下散步、花间散步、拾阶散步等，都是可行的简单、轻快、柔和、有效的运动养生方式。

缓行散步，以每分钟60～90步，每次30分钟左右为宜，适合于患高血压、冠心病、慢性呼吸道疾病患者的康复。快速散步，以每分钟90～120步，每次60分钟左右为佳，适合于身体健康者和年轻人的锻炼。逍遥步，是一种走走停停、快慢相间的散步。因其自由随意，故称为逍遥步，对年老体弱或病后需要康复者是非常有益的。摩腹散步，是指步行时两手交替旋转，按摩腹部，每分钟30～60步，每走一步按摩腹部一周，顺时针和逆时针交替进行，适合于胃肠道疾病和便秘的人。叩穴散步，边散步边叩击小腿上的承山穴，如步行时左脚着地时，用右脚的脚脖由后向前击打左小腿的承山穴；反之亦如此，轮换叩击行进，适用于痔疮、脚气、便秘、腰腿拘急疼痛等症。倒行散步可强化腰腿部的肌肉，锻炼小脑的平衡功能，延缓中年以后膝关节易患的退行性变化，适用于腰肌劳损等疾病，有助于慢性患者的康复。蹦跳散步，古代有华佗创立的"五禽戏"，是模仿五种动物的姿态而形成的一种保健体操，可模仿兔子、袋鼠的蹦跳动作，十个脚趾用力着地，对足部的疾患如足趾痛、跟腱痛、踝关节痛等有保健康复作用。

散步养生四时皆宜，春天和朱熹一同游春踏青，寻找"等闲识得东风面，万紫千红总是春"的美景；夏天与杨万里一起欣赏西湖"接天莲叶无穷碧，映日荷花别样红"的色彩；秋天与杜牧结伴，融入"停车坐爱枫林晚，霜叶红于二月花"的绚丽；冬天与张岱去湖心亭看雪，痴情"长堤一痕、湖心亭一点"的素雅。

　　裴度还有一首《凉风亭睡觉》的诗："饱食缓行初睡觉，一瓯新茗侍儿煎。脱巾斜倚绳床坐，风送水声来耳边。"写自己某次的饭后缓行，在凉风亭午睡初醒后，脱下头巾斜倚绳床，坐待侍童煎新茶的情景。在理政之余，享受片刻的轻松，这是一幅多么令人神往的古代隐士生活的休闲水墨丹青。

达能解郁　喜可胜恍

好雨知时节，当春乃发生。

随风潜入夜，润物细无声。

野径云俱黑，江船火独明。

晓看红湿处，花重锦官城。

——唐·杜甫《春夜喜雨》

这首著名的《春夜喜雨》五言诗，是杜甫（公元712—770年）为避逃安史之乱，携家入蜀，在唐肃宗上元二年（公元761年）的春天，于成都浣花溪畔的草堂寓居时所写的。在此居住已两年的诗人，荷锄农耕，种菜植药。他和普通的村民一样，在春雨贵如油的季节，从早春盼雨到夜间听雨，从堂前看雨到沉思想雨，并写下这首春夜降雨后，自己由此而生的喜悦心情，表达了诗圣对绵绵细雨滋润万物的奉献品质的赞美。

知晓时节的春雨，好像通晓人意似的，在久旱的春夜悄然而至。它随风飘洒，滋润着禾木花蕾，催发着大地的勃勃生机。忧国忧民的诗圣推门远眺，静观草堂外黑夜中的绵绵春雨，以一位事农桑诗人的眼光加以描述，并联想到第二天锦官城满城春色的早晨和春花湿红的秀美。

儒家经典之一的《尔雅》中，就有"甘雨时降，万民以嘉，谓之'酉醴泉'"，含有喜雨之意，将它的降生和民生农桑联系起来。杜甫的这首诗意在盛赞春雨默默无闻，溶化自己去滋润万物的宽厚品质，将自己对这场盼望已久的春雨的喜爱之情描绘得淋漓尽致。其中"知"的意境，"潜"的情态，"润"的细腻，"重"的烂漫，都显示出诗圣锤字炼句的出神入化的功力，传神地渲染出春夜里细雨朦胧的情态和作者赏雨后的喜悦心境。

宋代大文学家苏东坡有一篇《喜雨亭记》的散文，写他到风翔府任职的第二年，因久旱无雨，百姓们忧虑盼雨。后来竟连降三天大雨，"官吏相与庆于庭，商贾相与歌于市，农夫相与忭于野，忧者以乐，病者以愈"，遂将自己建成的亭子命名为"喜雨亭"。文中所说的病者因为下雨而病愈的事例，是古代医家情志即心理治疗的经典医案之一。

明代医家吴崑的《医方考·情志门》中载：韩丞相疾，天方不雨，更十医罔效。左友信最后至，脉已，则以指计甲子曰：某日当雨，竟出。韩疑曰：岂为吾疾不可为耶？何言雨而不及药我也？既而其夕果雨，韩喜，起而行乎庭，达旦，疾若脱去。乃召左至而问之。对曰：公相之疾，以忧得之，私计公相忠且仁，方今久旱，必为民忧，以旱为忧，必以雨而瘳，理固宜然，何待药而愈耶？此亦《素问》喜胜忧也。

宋代嘉佑年间，久旱无雨。宰相韩琦患病，先后经10多位医生治疗，症情不减。最后请来的是精于周易的医家左友信。诊毕脉后，左友信并未处方，而是掐指计算一番后，对韩琦说，某日当下雨即告辞而别。韩琦心中疑虑，莫不是我的病已经不能治疗了？为何只说雨情而不给我开药方？第二天晚上，果然下起了大雨。韩琦大喜，起身步行于庭院，一直到第二天的早晨，自觉疾病若失。他派人召来左友信，询问其愈病的道理。左友信对韩琦说，宰相所患的病，是从忧虑而来。您忠厚仁慈，忧国忧民。时天下久旱，庄稼欠收。如果年景不好，必定会影响国计民生，这正是您患病的情志病因呀！我据五运六气之理，重阳必阴，推断第二天应该下雨。宰相之疾，是因忧虑旱情而起，必因天降甘霖而能愈。天公亦助我，普降大雨，对于宰相的病来说，这就是求之不得的"良药"呀！医家典籍《黄帝内经·素问》中，就有"喜胜忧"的情志相胜的良方。左友信预测久旱必雨，并不是虚妄之说。宋代大科学家沈括在《梦溪笔谈·象数》中说："医家有五运六气之术，大则候天地之变，寒暑风雨、水旱螟蝗，率皆有法；小则人之众疾，亦随之气运盛衰。"沈括自己就曾运用运气学说，力排众议，预测了宋神宗熙宁年间久旱必雨，第二天即应验，令朝野上下惊叹不已。

从这则中医情志治疗的医案来看，韩琦患的是"郁证"。郁者，郁而不散，滞而不通之意。是由于忧虑过度所致的气机郁滞不得发越所出现的全身症状。广义的郁证是泛指外感六淫、内伤七情所引起的脏腑机能失调，因而导致气、血、痰、火、食、湿等瘀塞、郁滞所致气机不得发越的病症。狭义的郁证，则是指情志不舒、气机郁滞而引起的疾病总称。《黄帝内经·素问·六元正纪大论》有木郁、火郁、土郁、金郁、水郁的五行分类，属五气之郁。东汉医家张仲景在《伤寒论》和《金匮要略》中所描述的百合病、脏躁、梅核气、奔豚气等疾病，都属于郁证的范畴。金元四大医家之一的朱震亨在《丹溪心法》中，将其分为气郁、血郁、湿郁、热郁、痰郁、食郁，总称六郁。清代医家张璐在《张氏医通》中说："郁证多缘于志虑不伸，而气先受病。"说明情志因素是狭义郁证发病的主要因素。

七情所致的郁证多因情志不畅所致，有怒郁、思郁、忧郁、悲郁、惊郁、恐郁等，称内郁。六气郁证有风郁、寒郁、湿郁、热郁等，称外郁。郁的临床辨证有虚实之分，实证有肝气郁结、气郁化火、痰气郁结等数种证型。肝气郁结者，证见精神抑郁，或胸闷胁痛、腹胀嗳气、不思饮食，脉弦细。治宜疏肝理气，方用四逆散加减。气郁化火而上逆者，证见头痛头晕、胸闷胁胀、口苦口干，苔黄舌红，脉弦细数，治宜清肝泻火，用加味逍遥散治疗。痰气郁结者，证见咽中似有物梗阻，咯之不出、咽之不下，治宜利气化痰，选用半夏厚朴汤等方。虚证则分为久郁伤神和阴虚火旺两类。久郁伤神者，证见精神恍惚、悲忧善哭、疲乏无力，治宜养心安神，用甘麦大枣汤。阴虚火旺者，证见眩晕心悸、心烦易怒、失眠少寐，治宜滋阴清火、养血柔肝，用滋水清肝饮等方。

现代精神医学认为，抑郁症有狭义和广义之分，狭义的抑郁症是以发作性心境低下、情绪低落为主要表现的情感性精神障碍中的抑郁发作；广义的抑郁症指的是由多种原因所致的以情绪低落为主要表现的临床症状，这些原因包括脑血管疾病、代谢疾病、内分泌异常、感染、肿瘤、血液病、营养不良等。抑郁症属中医郁证范畴，中医的郁证既包括情感性精神障碍中的抑郁发作，也包括以情绪低落为主要临床表现的多种疾病。

中医对郁证的治疗多采用药物和心理相结合的方法，《黄帝内经·素问·六元正纪大论》中有"木郁达之，火郁发之，土郁夺之，金郁泄之，水郁折之"的治疗指南。文中所说的"达之"、"发之"、"夺之"、"泄之"、"折之"，都是不同形式的疏达人体气机和解郁的治疗方法。朱震亨在《丹溪心法》中说："五志之火，因七情而生……宜以人事制之。"其中所说的"人事制之"，指的就是情志即心理治疗。清代医家叶天士《临证医案指南》中更明确指出："郁证全在病者能移情易性，医者构思灵巧。"这些医家的论述，奠定了中医治疗郁证的理论基础。在药物治疗方面，以张仲景为代表的历代医家创制了甘麦大枣汤、半夏厚朴汤、柴胡疏肝散、越鞠丸、逍遥散、归脾汤、天王补心丹等方剂，以祛除全身的症状。在心理治疗方面，多采用情志相胜法、移精变气法、顺情遂愿法、开导劝慰法等。

郁证的症状主要是心情抑郁、情绪不安、胸胁胀痛，或易怒善哭，或太息嗳气、腹满纳呆等。纵观韩琦的医案，应该说是医家左友信在前面多位医生药物治疗的基础上，巧用下雨的情境，药物治疗和心理治疗结合而痊愈的验案。现代情绪心理学也认为，情绪是多成分组成、多维量结构、多水平整合，并为有机体生存适应和人际交往而同认知交互作用的心理活动过程和心理动机力量。应激性的生活事件对抑郁症者来说，是一种诱发因素，与抑郁症的发生有肯定的因果关系。据《宋史·韩琦传》中载：他三岁父母去世，由诸兄扶养，"既长，能自立，有大志气。端重寡言，不好嬉弄。性纯一，无邪曲，学问过人"。正因这样的出身和性格特点，他三朝为相，当政十年，与富弼齐名，号称贤相，欧阳修称其是"社稷之臣"。左友信洞察病因，使其因忧旱情而生的郁证，又由下雨而无药而愈。

在中国医学史上，我们读到历代医家笔下治疗郁证的精彩医案，都贯穿着中医心理治疗的医理：或情志相胜，或语言开导，或顺情遂愿等。情志相胜法是利用七情之间的相互制约关系来进行治疗的心理疗法，是中医五行相克理论和脏腑情志论相结合的产物，即运用一种情志纠正其所胜的另一种失常情志，达到移精变气、平衡气血阴阳的作用。开导劝慰法是用劝导和安慰等方法来调解患者郁闷心境，改变其思维定势，解除其心理痛苦的治疗方法。《黄帝内经·灵枢·师传》上说："人之情，莫不恶死而乐生，告之以其败，语之以其善，虽有无道之人，恶有不听者乎？"

宋代医家张杲的《医说》中，载有一则恐胜忧的病案：州监军病悲思，情志抑郁，闷闷寡欢。名医郝允告其子曰："法当甚惊悸即愈。"监军平素最惧怕的人是严厉的通守李宋卿，其子便将李通守请到家里，当众责问监军的过失。监军唯唯诺诺，惶怖而汗出，疾病不药而若失。

与韩琦的喜胜忧的医案不同，在这则医案中，名医郝允洞察州监军的病由，采用了惊恐除疾即恐胜忧的情志治疗。他与通守李宋卿一起假戏真作，通过情绪修正，即通过改变和修正诱发情绪的情境的策略——训斥患者，使州监军改变了自己的思维定势，症情便随之解除，使郁郁寡欢的州监军在惊悸中竟不药而愈病。

清代医家魏之琇编著的《续名医类案》中，也载有一则情治的医案：一宦素谨言。一日回堂属官筵中，哦于萝卜颇大，客羡之。主曰，尚有大如人者，客皆笑以为无，主则悔恨自咎曰：人不见如此大者，而吾以是语之，宜以吾言为妄且笑也。因而致病，药不应。其子读书达事，思其父素不轻言，因愧羞成病，必须实所言，庶可解释。遂遣人至家，取萝卜如人大者至官所。复会堂，强扶父病而陪，陪至数巡，以车载萝卜至席前，客皆惊讶，其父大喜，厥旦疾愈。

这是一则非常有趣的医林轶事，亦是一则喜胜忧的情志相胜的医案。一位平素内向谨言的官宦，与同僚们同进酒筵。客人对宴席上的大萝卜惊叹不已。主人随口说，还有比人还大的呢。同僚们大笑，说怎么可能有这么大的萝卜？官宦懊悔不已地自责，人家都说没有见过高于人的大萝卜，我却说有，众人会认为我在胡说八道呢。因此终日郁郁寡欢，寝食不安，服药竟无寸效。官宦的儿子知书达理，知道父亲是个平素出言谨慎的人，病因是自认为别人笑话自己，羞愧自责而致疾。只有证实其所说的并非虚妄之诳语，才能够遣情释疾。于是，派人从老家取来高大如人的萝卜，在官堂里重摆宴席，扶患病的父亲坐陪。酒至数巡后，用车载大萝卜至席前，众同僚都惊讶不已。其父见状大喜，所患的郁证马上痊愈了。

难能可贵的是，这则医案并不是出自医家的辨治，而是了解父亲秉性的儿子得意的"亲情治疗"。这足以说明，看似简单的一个大萝卜，就可改善患者的负疾情绪和苦闷心境，多有着药物难以取效的疗效。这种使情绪发生改变的大智慧和小策略，却蕴含着中医疏肝理气、畅达情志的大医理。

现代精神医学认为，抑郁症主要以心境抑郁、思维迟缓和意志活动减退为主，多数病例还伴有不同的躯体症状。抑郁心境表现为情绪低落、苦恼忧伤、兴趣索然。有的患者甚至感到悲观绝望，痛苦难熬，生活在自责负疚情绪状态中。典型患者的抑郁情绪，可呈昼重夜轻的特点，常与焦虑并存。患者常常自觉思维迟缓，联想过程受抑制，反应迟钝，脑子好像不灵活了，表现为主动性言语减少，语速明显减慢，思考问题迟钝。在不良情绪的影响下，患者的自我评价低，自卑感强烈，有悲观厌世和自杀倾向。在躯体不适基础上出现疑病观念，会认为自己患了不治之症。患者的主动性活动明显减少，不愿参加外界和平素自己感兴趣的活动，喜欢独处，生活懒散。

抑郁症是精神疾病中自杀率最高的疾病，可反复出现自杀的企图和行为，约15%的抑郁症患者死于自杀。大部分抑郁症病人都有躯体及其他生物症状，例如心悸胸闷、胃肠不适、便秘，食欲和性欲下降、体重减轻等；睡眠障碍较为突出，多表现为入睡困难，需要借助药物才能入睡。轻度抑郁者常有头晕、头痛、无力和失眠等主诉，易误诊为神经衰弱，其发病与长期紧张、用脑过度等有关，或与一些特殊事件的过度应激有关。神经衰弱主要临床表现是容易疲劳，心情紧张、烦恼和易激惹等情绪症状，以及肌肉紧张性疼痛和睡眠障碍等生理功能紊乱的症状。患者的自知力良好，有主动的求治欲望。而抑郁障碍以情绪低落为主，伴有思维迟缓、自卑自罪，伴有生物学症状，如情绪的昼夜重轻，食欲和性欲下降等，自知力减退或丧失，不主动求治，可资临床鉴别。隐匿性抑郁症是一种不典型的抑郁症，主要表现为反复或持续出现的各种躯体不适和自主神经症状，如头痛头晕、心悸胸闷、气短乏力、四肢麻木和恶心呕吐等，抑郁情绪往往被躯体症状所掩盖，故又称为抑郁等位症。

面对社会转型和生活节奏的加快，"郁闷"成为现代人常常要面对的情绪状态和心境。据专家的统计，抑郁症的发病率很高，几乎每7个成年人中就有1个抑郁症患者，因此被称为精神病学中的"感冒"。抑郁症已被列为全球疾病谱中，给人类造成严重负担的第二位重要疾病，对患者及其家属造成的危害，对社会造成的损失是其他疾病所无法比拟的。那么，在日常生活当中，注重情志养生就显得尤为重要。从中医体质说的角度来看，气郁型、气虚型和阳虚型体质的人，往往是郁证即抑郁症的易发人群。

清代医家费伯雄在《医醇剩义·劳伤》中说："夫喜、怒、忧、思、悲、恐、惊，人人共有之境。若当喜而喜，当怒而怒，当忧而忧，是即喜怒哀乐发

达能解郁　喜可胜忧

而皆中节也。此天下之至和，尚何伤之有？"喜、怒、忧、思、悲、恐、惊七情，是个体对外界客观事物的刺激所产生的情感反应，协调中和的情志活动有益于人体的健康和长寿。人生的漫漫旅途不会一帆风顺，每个人都要直面失意，克服沮丧和化解悲伤，不断地与焦虑烦恼和愤怒哀痛等负性情绪抗争，去享受生活，完成自我实现的人生需求。保持良好的心态，维护安和适中的情志活动，适度地宣泄自己的情绪，养性移情，不断地化解急躁、固执、多疑、善虑、冷漠、懦弱、孤僻、贪欲等，随遇而安，宽怀自遣，乐而忘忧。才能把握自己的情绪，营造多彩的生活，汲取祖先的养生智慧，跨越人生的屏障！金元四大家之一的张子和在《儒门事亲》发挥情志相胜的中医心理治疗的理论时说："悲可以治怒，以怆恻苦楚之言感之；喜可以治悲，以谑浪亵狎之言娱之；恐可以治喜，以迫遽死亡之言怖之；怒可以治思，以污辱欺罔之言触之；思可以治恐，以虑此忘彼之言夺之。"这诗歌般的排比句，不仅是医家辨治理情志病的方法，也可作为我们情志养生的"心理宝典"。

上党天下脊，辽东真井底。

玄泉倾海腴，白露洒天醴。

灵苗此孕毓，肩肢或具体。

移根到罗浮，越水灌清泚。

地殊风雨隔，臭味终祖祢。

青桠缀紫萼，圆实堕红米。

穷年生意足，黄土手自启。

上药无炮灸，齕啮尽根柢。

开心定魂魄，忧恚何足洗。

糜身辅吾生，既食首重稽。

——宋·苏轼《小圃五咏·人参》

北宋绍圣元年（公元1094年），大文学家苏东坡（公元1037—1101年）被四降官职，贬至宁远军（治所在今湖南宁远）为节度副使，惠州安置。59岁的苏轼携侍妾王朝云和三子苏过一起长途跋涉，南迁到被称为蛮貊之邦、瘴疠之地的惠州，开始了"问汝平生功业，黄州、惠州、儋州"的坎坷人生的最后生涯。

在中国文化史上，苏轼不仅是唐宋文坛的八大家之一，工于诗词书画，也是一位在医药学、养生学、水利、植物学方面颇有建树的科学家。他既有大江东去的雄奇豪迈的诗词传世，也有《苏沈内翰良方》等医学专著益人。苏轼一生命运多舛，屡遭贬谪，在游宦生涯中，每到一地，他都关注民生，收集验方效剂，载录于自己的笔记杂著中。他在《东坡志林》中说："故所至常蓄善药，有求之，则与之。"清代学者永瑢、纪昀等撰的《四库全书总目》中也评论说："轼杂著，时言医理，于是事亦颇究心。"

寓居惠州的第二年，当地瘴疫流行，百姓们无医少药，病死者众多。精于医药的苏轼忧心如焚，忙于施方择药。被贬黄州时，他与当时的名医庞安时交游甚厚，深得这位伤寒学派大家的真传。苏轼对知州詹范说："治瘴止用姜葱豉三物，浓煮热呷，无不效者。"这是一个方简药效的方子，用生姜、葱白和淡豆豉浓煎后热服。豉别名豆豉、淡豆豉、香豉、淡豉、大豆豉等，是豆科大豆属植物黑大豆成熟的种子经过特殊的炮制方法加工而成。性味辛甘、微苦，寒，归肺、胃经，有解表除烦的功能。用于外感发热、恶寒头痛、胸中烦热、恶心欲呕等症。但惠州当地不产黑豆，也不知道用青蒿、桑叶炮制豆豉的方法。苏轼就托人从广州一次就买了黑豆三石，教人炮制淡豆豉，用于瘴疫的治疗。

这首《小圃五咏·人参》诗，是苏轼在自己的白鹤峰新居落成后写的五首咏药诗的一首。据《广东通志·古迹·惠州府》记载，打算终老惠州的苏轼所筑的新居"有堂曰德有邻，轩曰思无邪。小斋二，曰睡美处，曰来问所。有亭曰娱江，亭之左有砵池，右有墨沼。有小圃，中有亭曰悠然。"在新居的四周，杂植了松、柏、橘、柑、荔、茶、梅等诸树，苏轼"门外橘花犹的皪，墙头荔子已阑斑"的诗句，描述的就是白鹤峰新居花木葱茏的优雅环境。

人参是五加科人参属植物，据专家考证，最早的记载见于春秋末期的政治家、军事家和经济学家范蠡所著的《计然篇》："人参出上党，状类人形者善。"汉代的《神农本草经》将人参列为上品，称其"补五脏、安精神、定魂魄、止惊悸、除邪气、明目、开心、益智；久服轻身延年"。南北朝时的医药学家陶弘景的《本草经集注》中说："人参出上党山谷及辽东。"苏轼的这首人参诗，首句便写了人参的原始产地，上党的山脊和辽东的谷底，佐证了医家关于人参产地的记载。人参有许多别名，如土精、神草、黄参、血参、地精、金井玉阑、孩儿参、棒槌、百尺杵等，苏轼用了"海腴"这个别名来称呼人参，并描绘了人参如人形的特点是"肩肢或具体"。罗浮指的是罗浮山，是我国道教的十大名山之一，位于惠州博罗县境内。西汉时的史学家司马迁把罗浮山称作"粤岳"，素有"岭南第一山"之美称。诗中的记载提示了这样一个信息，至少在苏轼所在的宋代，由于自然资源的减少，人参的种植已经开始。苏东坡就从罗浮山移来人参苗，栽培在自己的小圃中。认为尽管地理位置不同，气候条件不一样，但人参的性味却是相同的，即"地殊风雨隔，臭味终祖祢"。

"青桠缀紫萼，圆实堕红米"，苏轼接着描写了人参的花叶等形态，叙述了人参的功效，是无须炮制的上品；"开心定魂魄，忧恚何足洗"，其有大补元气的作用。"糜身辅吾生，既食首重稽"两句诗，幽默地写出诗人感谢人参献出自身，使自己这位体弱多病的老者气定神清，故以"首重稽"的礼节来跪拜人参。苏轼吃人参常用的是嚼服的方法，他在另一首《紫团参寄王定国》的诗中就有"为予置齿颊，岂不贤酒茗"的叙述。

据专家的统计，东汉医家张仲景《伤寒论》所载的113方中，配伍人参的有21个。唐代医家孙思邈的《备急千金要方》中，收方5300余个，以人参入药的达359个。明代医家张景岳的《景岳全书》中有2218个方剂，其中519个使用了人参。现代药理研究认为，人参的独特活性物质是其中所含的皂苷类物质、人参多糖和人参肽等，目前已从中国人参中鉴定出34种。除了医家辨证施治的配伍使用外，人参还是食疗药膳的高级营养品。用人参茎叶可提取皂苷，制成人参胶囊。人参叶制成的人参茶，有益气健脑安神的作用。人参花是很难得的药材和滋补品，用人参花制成的花茶和参花晶是滋补的上品。用人参的果实可制成人参果汁冲剂和人参果汁膏，还可以酿造人参果露酒等。用人参露可制成多种化妆品和补养品，如人参雪花膏、人参健肤膏、人参营养霜等，有美容玉肤的功效。

因炮制的不同方法，人参有生晒参、糖参（泡参、白参）、红参、米炒人参、姜炒人参等不同的种类。日常生活中，服用人参养生保健，除了嚼服外，还可研粉服，开水浸泡代茶饮；浸酒服用，清炖服或制成膏滋剂服用等。这都要在医生的指导下，根据自己的体质体征，选择不同的人参品种和服用方法。

苏轼在《小圃五咏·地黄》吟道："地黄饲老马，可使光鉴人。吾闻乐天语，喻马施之身。我衰正伏枥，垂耳气不振。移栽附沃壤，蕃茂争新春。沉水得稚根，重汤养陈薪。投以东阿清，和以北海醇。崖蜜助甘冷，山姜发芳辛。融为寒食饧，燕作瑞露珍。丹田自宿火，渴肺还生津。愿饷内热子，一洗胸中尘。"地黄为玄参科多年生草本植物的根，鲜地黄是其新鲜的块根，味甘、苦，性寒，有清热凉血、生津润燥的功能；常用于热风伤阴、舌绛烦渴、发斑发疹、吐血衄血、咽喉肿痛等症。干地黄是其干燥的块根，味甘、苦，微寒，有滋阴清热、凉血补血的作用；清热凉血，养阴生津；用于热病烦渴、发斑发疹、阴虚内热、吐血衄血、消渴虚劳等疾病。熟地黄是其块根经加工蒸晒而成，味甘、性温，有补血滋润、益精填髓的功效，用于治疗肝肾阴虚、腰膝酸软、骨蒸潮热、盗汗遗精、内热消渴、血虚萎黄、月经不调、崩漏下血、眩晕耳鸣、须发早白等病症。地黄药用，最早出典于《神农本草经》，称其可"轻身益气不老延年"。明代医家李时珍在《本草纲目》中说，地黄"填骨髓，长肌肉，生精血，补五脏、内伤不足，通血脉，利耳目，黑须发，男子五劳七伤，女子伤中胞漏，经候不调，胎产百病。"现代药理研究表明，地黄的块根主含苷类成分，其中以环烯醚萜苷类为主。已从鲜地黄和生地黄中分离鉴定了23种苷类，主要有：梓醇、二氢梓醇、益母草苷、桃叶珊瑚苷、地黄苷A、地黄苷B、地黄苷C、地黄苷D、黄陵香苷、都桷子苷、筋骨草苷、焦地黄苷等。另外，尚含有糖类、挥发油及氨基酸等。

苏轼在给龙川县令翟东玉的《与翟东玉尺牍》中说："药之膏油者，莫如地黄，啖老马皆复为驹，乐天诗已言之，今人不复知此法。吾晚学道，血气衰耗如老马矣。欲多食生地黄而不可常致。近见人言循州兴宁令欧阳叔向，于县圃中多种此药。意欲作书干求而未敢。君与叔向故人，可为致此意否？此药以二八月采者良。如许，以此时寄惠为幸。欲烹为煎也。"文中所说的乐天诗，指的是唐代诗翁白居易的《采地黄者》，说的是穷苦人在麦死禾损的荒年采来地黄，送与朱门富户家喂马，"与君啖肥马，可使照地光"，以换取马料中的残粟救饥肠度荒年，来喻讽人不如马的社会不公。苏东坡将自己喻为一匹老马，"我衰正伏枥，垂耳气不振"，他在自己的药圃中种植地黄，"移栽附沃壤，茂花争新春"，藉此来填精补肾、养生祛病。

"沉水得稚根，重汤养陈薪"，说的是地黄的鉴定和炮制方法。宋代药学家日华子的《大明本草》中云："生者以水浸验之。浮者名天黄，半浮半沉者名人黄，沉者名地黄。入药沉者为佳，半沉者次之，浮者不堪。"从诗中的记述来看，苏轼已经用这种水浸的方法来鉴别地黄的质量了。

《小圃五咏·地黄》详细写了"地黄煎"的药物组成、炮制方法和主治功能。历代中医文献典籍中,记载了多个地黄煎的处方。宋代陈直撰著、后经元代邹铉续增的《寿亲养老新书》中,载录的地黄煎的配伍和炮制方法:生地黄10斤(浮洗漉出,1宿后,捣压取汁),鹿角胶1斤半,生姜半斤(绞取汁),蜜2大升,酒4升,制成膏剂,每服1匕,以温酒调下,有扶衰益寿的功效。南宋医家杨士瀛的《仁斋直指方·脉论》中,亦有地黄煎的配方,用生地黄120克(取汁),鹿角胶30克(捣碎,炒黄,如无鹿胶,则以透明阿胶代之),上药为末,拌匀。主治肺损吐血、嗽血。每服9克,以童便150毫升加温,入姜汁少许调下。所不同的是,两个地黄煎一为膏剂,一为散剂。苏轼在诗中说,"投以东阿清,和以北海醇。崖蜜助甘冷,山姜发芳辛。"这位大诗人炮制的地黄煎中的药物,除了熟地黄外,还用上等的山东阿胶、广西北海的醇酒、润肺的蜂蜜和生姜汁共同煎制而成。"融为寒食饧,燕作瑞露珍。丹田自宿火,渴肺还生津。"精于养生医理的苏轼,用简练的语言,赞叹地黄煎是寒食节的饧糖,称其和宴席上的宋代贡酒瑞露一样珍贵。而其补丹田引火归元、生津润肺的功效,对阴虚火旺体质的人来说,是一个多么好的清心除烦的食疗方呀。

苏轼的《小圃五咏·枸杞》吟咏道:"神药不自閟,罗生满山泽。日有牛羊忧,岁有野火厄。越俗不好事,过眼等茨棘。青荑春自长,绛珠烂莫摘。短篱护新植,紫笋生卧节。根茎与花实,收拾无弃物。大将玄吾鬓,小则饷我客。似闻朱明洞,中有千岁质。灵庞或夜吠,可见不可索。仙人倘许我,借杖扶衰疾。"

枸杞是茄科落叶灌木植物,单叶互生或簇生,卵状披针形或卵状椭圆形;花呈紫色,漏斗状,单生或簇生于叶腋。浆果卵形或长圆形,深红色或橘红色,以宁夏、甘肃所产质地优良。可丛植于池畔、庭院、沟壕,也可作绿篱栽植,或作盆栽观赏。入药以宁夏所产的枸杞子为地道药材,其他地方所产的称作土杞子。苏东坡在诗中说"根茎与花实,收拾无弃物",指的是枸杞一身是宝。近代医学史家陈邦贤的《新本草备要》中记载说,枸杞的苗叶叫"天精草",花叫"长生草",果叫"地仙果",根叫"地骨皮",均有滋补强身、延年益寿的功效。枸杞叶又名地仙苗、枸杞尖、天精草、枸杞头等,为茄科植物枸杞或宁夏枸杞的嫩茎叶,其性味甘寒,有解热止咳、除烦补虚、清热明目等功效。枸杞叶作为蔬菜,以叶大肥厚、碧绿青翠的鲜品为优。枸杞叶食用方法很多,清炒、凉拌、做汤等均可。苏州有一道名叫"生煸枸杞头"的菜肴,其做法是把枸杞头放入旺火热锅中厚油煸炒，随后加入高汤及精盐、白糖、味精等调味。清代文学家曹雪芹《红楼梦》第61回，亦有探春和宝钗"要吃个油盐炒枸杞芽儿"的记载，是春季清肝明目、滋肾养阴的食疗佳方。

现代药理分析表明，枸杞子含有丰富的枸杞多糖、脂肪、蛋白质、游离氨基酸、牛磺酸、甜菜碱、维生素B_1、维生素B_2、维生素E、维生素C等，特别是类胡萝卜素的含量很高。此外，还含有大量的钾、钠、钙、镁、铁、铜、锰、锌、硒等常量和微量元素等。每百克枸杞果中含粗蛋白4.49克，粗脂肪2.33克，碳水化合物9.12克，类胡萝卜素96毫克，硫胺素0.053毫克，核黄素0.137毫克，抗坏血酸19.8毫克，甜菜碱0.26毫克。明代医家李时珍在《本草纲目》中说，枸杞子"能补肾润肺，生精益气，此乃平补之药，所谓精不足者补之以味也"。

枸杞的干燥根皮称地骨皮，是一味清虚热的良药，性味甘，寒，归肺、肝、肾经，有凉血除蒸、清肺降火的功效。金代医家张元素的《珍珠囊》中说，地骨皮"解骨蒸肌热，消渴，风湿痹，坚筋骨，凉血"。常与知母、鳖甲、银柴胡等配伍，治疗阴虚发热，如宋代圣济殿御医整理的《圣济总录》中的地骨皮汤；又与秦艽、鳖甲配伍，治疗盗汗骨蒸、肌瘦潮热等症，如元代太医院御医罗天益《卫生宝鉴》中的秦艽鳖甲散；宋代儿科学家钱乙的《小儿药证直诀》中载有"泻白散"，与桑白皮、甘草等配伍，用于小儿肺热咳嗽、气逆不降、皮肤蒸热等症。

苏轼诗中的"仙人傥许我，借杖扶衰疾"的吟咏，用的是《山海经》中西王母的神话典故，她的手杖就是用枸杞的根制成的，道家称之为"西王母杖子"。唐代楚州城的开元寺，有一口著名的枸杞井。井边有千年枸杞一株，根深入井，其水甘冽香甜，饮之能令人玉容长寿。唐代诗人刘禹锡在《楚州开元寺北院，枸杞临井，繁茂可观，群贤赋诗，因以继和》的诗中说："僧房药树依寒井，井有香泉树有灵。翠黛叶生笼石甃，殷红子熟照铜瓶。枝繁本是仙人杖，根老新成瑞犬形。上品功能甘露味，远知一勺可延龄。"唐代另一位大诗人白居易的《和郭使君题枸杞井》也说："山阳太守政严明，吏静人安无犬惊。不知灵药根成狗，怪得时闻吠夜声。"据史料载，宋徽宗时，顺州筑城，民工们在土中挖到枸杞的根，其外形如犬，即传说中的千岁枸杞，立即献入宫中。看来，从西王母杖子的神话，到刘禹锡笔下的延龄药树，再从白居易诗中的灵狗吠夜，说到被苏东坡喻作朱明洞中长生药的枸杞，历代诗人给我们留下多少关于中华本草的传奇？

《小圃五咏·甘菊》吟咏道："越山春始寒，霜菊晚愈好。朝来出细粟，稍觉芳岁老。孤根荫长松，独秀无众草。晨光虽照耀，秋雨半摧倒。先生卧不出，黄叶纷可扫。无人送酒壶，空腹嚼珠宝。香风入牙颊，楚些发天藻。新荑蔚已满，宿根寒不槁。扬扬弄芳蝶，生死何足道。颇讶昌黎翁，恨尔生不早。"

中国古代典章制度文献《礼记·月令》中，就有"季秋之月，鞠有黄华"的记载，说菊花是一种时令观赏花卉。汉代的《神农本草经》将菊列为上品，有"主诸风头眩、肿痛、目欲脱、皮肤死肌、恶风湿痹，久服利气、轻身、耐老、延年"的功效。菊花是菊科菊属植物菊的头状花序，《中国药典》收载的药用菊花有滁菊、贡菊、亳菊、杭菊等。中医药理认为，菊花，味甘苦，性微寒，有清热解毒、止血消肿、疏肝明目等功能。现代药理研究表明，菊花具有抗肿瘤、消炎、抗菌、抗氧化、增加冠脉流量、抗心肌缺血等多种生物活性，其所含的挥发油及黄酮类化合物与其生物活性密切相关。

据本草学家的考证，药用的菊花在宋代以前主要是使用野生的品种。宋代天文学家、药学家苏颂在《本草图经》中记载："菊花，生雍州川泽及田野，今处处有之，以南阳菊潭者为佳。然菊之种类颇多，有紫茎而气香，叶厚至柔嫩可食者，其花微小，味甚甘，此为真。"宋代是药用菊花人工栽培的繁荣期，出现了菊谱、菊志等专著和咏菊的诗词名篇。诗人范成大的《菊谱》就记载了36种黄菊、白菊和杂菊。茶菊发源于浙江，原产于余杭的白茶菊逐渐北移至桐乡，形成现在的杭白菊；原产于德清的德菊被引入安徽歙县形成贡菊；原产于海宁的茶菊被引入江苏射阳形成射阳菊。药菊发源于河南，原产于焦作的怀菊逐渐南移至安徽亳州，形成亳菊；亳菊被引入山东嘉祥形成济菊等。

苏东坡便是人工栽培菊花的园丁之一。他的咏菊花诗，更多地赋予了自己的思想和情操，以甘菊自比："孤根荫长松，独秀无众草"，这不正是他本人屡遭贬谪，却特立独行的人格写照吗？苏轼一生把爱菊的陶渊明当做良师益友，他曾这样赞美陶渊明，"欲仕则仕，不以求之为嫌；欲隐则隐，不以去之为高。饥则扣门而乞食；饱则鸡黍以迎客。古今贤之，贵其真也"。和咏人参、地黄、枸杞不同，他没有更多地写菊的药用，而是感叹只有经霜的秋菊才更有品质。因此，他在诗中写"采菊东篱下，悠然见南山"的不为五斗米折腰的陶令，也写"朝饮木兰之坠露兮，夕餐秋菊之落英"的高士屈原，都深寓了自己虽为朝廷奸佞所不容，却守志不移、坦荡乐观的胸怀。诗末的"扬扬弄芳蝶，生死何足道。颇讶昌黎翁，恨尔生不早"，更是借唐代诗人韩愈的《秋怀》诗意，表达了苏轼对荣辱得失的感悟和豁达。时过千年，我们仍可从这首咏甘菊的诗中，品味到苏东坡的人生态度和超然心境。

在《小圃五咏·薏苡》中，苏东坡吟道："伏波饭薏苡，御瘴传神良。能除五溪毒，不救谗言伤。谗言风雨过，瘴疠久亦亡。两俱不足治，但爱草木长。草木各有宜，珍产骈南荒。绛囊悬荔支，雪粉剖桃榔。不谓蓬荻姿，中有药与粮。春为芡珠圆，炊作菰米香。子美拾橡栗，黄精诳空肠。今吾独何者，玉粒照座光。"在这首咏薏苡诗中，苏东坡引用了南朝刘宋时期的史学家范晔《后汉书·马援传》中所载的史料，"援在交趾，常饵薏苡实。用能轻身省欲，以胜瘴气"。马援将军率领部队平定南疆时，当地流行着一种瘴气，即"脚气病"。士兵多从下肢开始水肿，继而波及全身，甚至可出现心力衰竭的症状，影响了部队的战斗力。他从一位土著老人那里得知，当地人食薏苡仁可以预防此病。马援便令部下服食薏米粥，以胜瘴气，有效地预防了脚气病的流行。"脚气病"的发生，除了与南疆山高雾浓的潮湿环境有关外，还是体内缺乏维生素B_1所引起的一种疾病。马援率领队伍班师回朝时，装了几大车的薏米仁准备作种子播种。许多权贵都在暗中臆测，那是他从南方搜刮的明珠文犀等珍宝。马援死后，有人便向皇帝进谗言，连随马援出征的马武、侯昱等将领竟然也附和诬陷。于是，"薏苡明珠"便成了史传的蒙受不白之冤案的典故了，故苏轼发出"能除五溪毒，不救谗言伤"的感慨。

苏轼一生命途多舛，宦海沉浮，曾因谤讪新政的"乌台诗案"入狱，被关四个月后流放至黄州。这是北宋年间的一场文字狱，御史中丞李定、舒亶、何正臣等人摘取苏轼《湖州谢上表》中的语句和此前所作诗句，诬陷苏东坡。寓居惠州后，苏轼为当地的自然景观和丰饶物产而惊叹，留下"草木各有宜，珍产骈南荒"的惊叹。与绛囊荔支、雪粉桃榔不同，薏苡虽然如芦苇一样普通，却"中有药与粮"，可以"春为芡珠圆，炊作菰米香"。比起拾栎树的果实橡栗，吃黄精的诗圣杜甫来说，苏轼小圃中所产的薏苡，却像珠玉一样食药皆宜呀！

薏苡是禾本科多年生草本植物薏苡的成熟种仁，性味甘，微寒，入脾、肺、肾经。有健脾补肺、清热利湿的功能，主治脚气水肿、风湿痹痛、泄泻、肠痈、肺痈等疾病。现代药理研究表明，薏苡种仁含蛋白质16.2%，脂肪4.65%，碳水化合物79.17%，少量维生素B_1。种子含氨基酸（亮氨酸、赖氨酸、精氨酸、酪氨酸等）、薏苡素、薏苡酯、三萜化合物等。含薏苡的著名方剂有汉代张仲景的"薏苡附子败酱散"，治疗肠痈已成脓，身无热，有排脓消肿的作用,今人常用于治疗慢性结肠炎、慢性阑尾炎、慢性痢疾等疾病。唐代孙思邈的"千金苇茎汤",临床用于治疗咳吐腥臭黄痰脓血的肺痈症,即支气管炎、肺炎后期、肺脓疡等症,胸中隐隐作痛,咳时尤甚的病症。清代温病学家吴鞠通创制的"三仁汤",多用于治疗湿温初起,邪在气分,或暑温夹湿,头痛身重、胸闷不饥、舌白不渴等症,有宣畅三焦、清热利湿的功效,今人常用于夏季感冒、中暑等疾病。薏米是食疗的佳品,民间多用于病后的调养,老年体弱者尤宜,可煮粥常服。薏苡磨面可蒸糕服食,清代宫廷中颇受珍视的"八珍糕",就是用薏苡、茯苓、莲子、白扁豆、白术等配伍,有益气和中、开胃健脾的功效。

　　清代学者纪昀称赞苏轼"善写夷旷之意,善用染托之笔",他的《小圃五咏》是"语质而味腴"的用意之作,是古代咏物诗的佳构。从中医文献的角度来看,《小圃五咏》是诗体的本草诗,其中的医理药性,值得品味。

咏物佳构 药疗养生

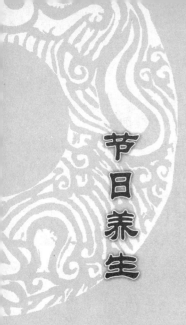

节日养生

药酒佳酿

爆竹声中一岁除，

春风送暖入屠苏。

千门万户曈曈日，

总把新桃换旧符。

——宋·王安石《元日》

春节，是农历正月初一，古代称元日、元辰、元正、元朔、元旦等，俗称"过年"。春节起源于殷商时期年头岁尾的祭神和祭祖活动，汉武帝太初元年（公元104年），刘彻采用了司马迁的建议，实施天文学家落下闳等人制订的《太初历》，明确规定夏初正月为岁首，即正月初一是华夏民族一年一度的春节。辛亥革命后改用公历，将一月一日称为元旦，把农历的一月一日称作春节。

春节时的习俗有贴春联和门神、放爆竹、熬年守岁等，其中合家吃团圆饭时喝屠苏酒的习俗，与中医药文化有着不解之缘。宋代文学家王安石（公元1021—1086年）在这首《元日》诗中，就写了春节时，家家户户的过年习俗：百姓们燃放爆竹，将悬挂在大门两旁的长方形桃符换成新的，以示辞旧迎新之意。据《后汉书·礼仪志》载，桃符长六寸，宽三寸，桃木板上书"神荼"、"郁垒"二神，借以驱鬼避邪。自五代起，桃符上开始出现吉利祝福的联语，代替了神荼和郁垒的名字，这就是对联的初始。到了宋代，由于印刷术的发明，桃符由桃木板改为纸张，叫"春贴纸"。明代陈云瞻的《簪云楼杂话》中载："春联之设，自明太祖始。"据说，朱元璋在某年的元日微服出城，路过一户人家，见门上没有贴春联。派人询问后知道主人是个阉猪匠，不通文墨。朱元璋遂挥墨写了副"双手劈开生死路，一刀割断是非根"的春联相赠，成为联坛佳话。

在王安石笔下，春节除旧迎新的民俗中，还有阖家饮屠苏酒防病免疫养生的吟咏。晋代医学家葛洪在《肘后方》中说："正朝屠苏酒法，令人不病瘟疫。大黄五分、桔梗四分、蜀椒五分、白术三分、桂心三分、乌头一分、菝葜二分。七物细切，以绢囊贮之，十二月晦日正中时，悬置井中至泥，正晓拜庆前出之。正旦取药置酒中，屠苏饮之于东向。药置井中能迎岁，可世无此病，此华佗法。"屠苏酒是汉末名医华佗创制的药酒，又称八神散（一方中有防风），具有益气温阳、祛风散寒、避疫除疠的功效。南朝梁代宗懔的《荆楚岁时记》中记载春节时饮药酒的民俗说"长幼悉正衣冠，以次拜贺，进椒柏酒，饮桃汤。进屠苏酒，胶牙饧"。南北朝文学家庾信《正旦蒙赵王赉酒》的诗说："正旦辟恶酒，新年长命杯。柏叶随著至，椒花逐颂来。"元日饮的药酒，不仅仅是屠苏酒，还有椒柏酒，除饮这两种药酒外，还要饮桃汤，吃胶牙饧。饧，是用麦芽或谷芽熬成的饴糖，类似于我们今天过小年时吃的糖瓜。椒柏酒是用胡椒或花椒与柏树的嫩叶浸制而成，取其多子多福和长青不老之意。元日阖家团圆，子孙晚辈要用椒柏酒向长辈祝寿祈福，体现了孝文化在节日民俗中的浸润。饮屠苏酒的仪式非常有趣，是按照年龄大小的顺序，从少至长，次第而饮。南宋文学家洪迈在《容斋随笔》里，记录饮屠苏酒的方法时说："今人元日，饮屠苏酒。自小者起，相传已久。"北宋文学家苏轼在《除夜野宿常州城外》诗中也有："但把穷愁博长健，不辞最后饮屠苏。"说的就是这种少者先饮、长者殿后的养生保健习俗。元末明初文学家瞿佑有一首《屠苏酒》的诗："紫府仙人授宝方，新正先许少年尝。八神奉命调金鼎，一气回春满绛囊。金液夜流千尺井，春风晓入九霞觞。便将凤历从头数。日日持杯访醉乡。"在这首诗中，瞿佑叙述了屠苏酒在井水中浸泡后用酒煎制的制作方法，饮用时少年先尝的习俗和防疫养生的保健功能等，可谓是一份屠苏酒的诗体说明书。

明代医家李时珍在《本草纲目·谷部·酒》中载："屠苏酒，此华佗方。元旦饮之，辟疫疠一切不正之气。造法：用赤木、桂心七钱五分，防风一两，菝葜五钱，蜀椒、桔梗、大黄各五钱七分，乌头二钱五分，赤小豆十四枚，以三角绛囊盛之，除夜悬井底，元旦取出置酒中，煎数沸。喝屠苏酒时，举家东向，从少至长，次第饮之。药滓还投井中，岁饮此水，一世无病。"与葛洪《肘后方》中的屠苏酒方相比，方中少了白术，替换成赤木即苏木，另有赤小豆。除了用井水浸泡外，酒煎后的药滓还投入井水中，是古代饮用水的消毒剂。

从屠苏酒的药物组方来说，苏木活血通经、祛瘀止痛，唐代的《新修本草》始载：肉桂心温经散寒、通脉止痛；防风祛风解表、止痛解痉，古人认为其可解乌头毒；菝葜祛风利湿、解毒消肿；蜀椒温中止痛、解毒杀虫；桔梗宣肺化痰、利咽排脓；大黄清热泻火、攻积解毒，因荡涤攻下之力猛，被誉为药中"将军"；乌头温阳散寒、祛湿除痹；赤小豆利水消肿、解毒排脓。从而共收温中祛寒、免疫防病、养生保健等多种功能。需要指出的是，元日所饮的椒柏酒是酿造或浸渍出来的，如《本草纲目》载的柏叶酒，是用侧柏叶煮汁后，同曲、米共酿而成酒。而屠苏酒是用酒煎而成的药酒，而非酿制，古人认为其有"屠绝鬼气，苏醒人魂"之作用。清代文学家梁章钜在《归田琐记》中考证说，唐代医家孙思邈用自己"屠苏庵"中的药与人煎酒，遂名之为"屠苏酒"。

中国的酒文化与中医药有着不解之缘，古代医家有"酒为百药之长"的说法。繁体的"醫"字，就从"酉"字而来，金文字形，像酒坛形状。汉字中从"酉"的字，多与酒或因发酵而制成的食物有关。《诗经·豳风·七月》中即有"八月剥枣，十月获稻。为此春酒，以介眉寿"的吟唱，说明用大枣和稻米酿出的酒具有保健疗疾、延年益寿的作用。介，是祀求；眉寿，指长辈。古人认为眉毛长的人寿命也长。春酒者，即春季酿的酒。东汉建安年间，曹操曾将自己家乡亳州产的"九酝春酒"，晋献给汉献帝刘协。他在《上九酝酒法奏》中说明九酝春酒的制法："臣县故令南阳郭芝，有九酝春酒。法用曲二十斤，流水五石，腊月二日渍曲，正月冻解，用好稻米，漉去曲滓……若以九酝苦难饮，增为十酿，差甘易饮，不病。今谨上献。"

据专家的考证，公元前3世纪末的医方抄本《五十二病方》中，用到酒的方子多达35个。中医典籍《黄帝内经》中所载的13方中，就包括酒剂，如《素问·腹中论》治鼓胀的鸡矢醴，《素问·缪刺论》治尸厥的左角发酒等，而《素问·汤液醪醴论》，是专门讨论药酒剂型的专章。东汉医家张仲景的《金匮要略》中记载的酒剂，如用栝楼薤白白酒汤治疗胸痹，用于胸痛彻背、背痛彻胸、感寒痛甚等症，有辛温通阳、开痹散寒的功效。红蓝花酒活血润燥、消肿止痛，主治妇女因风寒客于胞宫，血凝气滞所致的腹中刺痛等症，有散瘀止痛之功效。

元代营养学家忽思慧的《饮膳正要》中载有13种药酒，其中的虎骨酒、枸杞酒、五加皮酒是至今仍享誉杏林的药酒。明代大医药学家李时珍认为酒能"通血脉，散湿气，杀百邪恶毒气"。他在《本草纲目》中辑录了历代效验的药酒方69个，认为药酒可行药力，走而不守，可上至巅顶，下达足跗，通行全身的经络血脉。治疗范围包括虚损、风湿、脚气、痿痹、水肿、产后瘀血等30余种疾病，分为补益类、祛邪类、预防类等多种。中药的补虚扶正、调和脏腑气血、平衡人体阴阳的功能，与酒的行血脉、通经络作用的互补，使药酒成为中药大家族中的效验剂型之一。

中华民族的传统节日与古代天文、历法、气候、地域、祭祀以及后来划分出的节气相关。可以说，节气同时也就是节日。汉代时，我国主要的传统节日都基本定型。到唐代时，节日已经从原始祭拜和迷信禁忌等神秘的氛围中解脱出来，成为普天同庆的佳节良辰，是充满着娱乐色彩的老百姓的喜庆仪式。

节气与健康和疾病也息息相关，是中医气象医学的肇始。《素问·八正神明论》中说："四时者，所以分春秋冬夏之气所在，以时调之也，八正之虚邪而避之勿犯也。"这里所谓的"八正"，又称"八纪"，就是指二十四节气中的立春、立夏、立秋、立冬、春分、秋分、夏至、冬至八个节气。它是季节气候变化的转折点，节气前后，气候的变化对人的生物节律和新陈代谢也有影响。因而，注意交节变化，慎避虚邪是四时养生的重要原则之一。

在中国传统的节日民俗中，药酒是不可或缺的角色。节日饮酒的习俗，除了祭天祀神的内容外，也蕴含着养生保健的祝福意义。中国传统的四大节日的喜庆宴上，我们都能品味到药酒的芳香。

"五色新丝缠角粽。金盘送。生绡画扇盘双凤。正是浴兰时节动。菖蒲酒美清尊共。"这是宋代文学家欧阳修《渔家傲》中描写端午节的词。农历五月五日的端午节又称"浴兰节"。南宋文学家吴自牧的《梦粱录》中曰："五日重五节，又曰'浴兰令节'……此日采百草，或修制药品，以为辟瘟疾等用。"农历五月初五的端午节，国人除了吃粽子、赛龙舟、斗百草外，还有佩香囊、插艾蒿、饮雄黄酒和洗兰汤的习俗。用我们现代人的话说，端午就是中国人古老的卫生日。

从节气的角度来说，端午的养生是围绕着"夏至"这个"八纪"之一的节气而派生出的一系列的卫生保健活动。饮药酒是端午节的重要内容，欧阳修的词中所说的菖蒲酒，就是端午节专用药酒中的一种。除此之外，大家熟悉的艾叶酒、雄黄酒、朱砂酒、蟾蜍酒等，都是端午节要喝的药酒。

"清明插柳，端午插艾"，是中华民族的传统卫生习俗。在端午节，先人们把插艾和悬菖蒲作为养生保健的仪式之一。家家都要洒扫庭除，用菖蒲和艾草插于门楣上，悬于堂室中。并用菖蒲、艾叶、榴花、蒜头等含芳香油的植物类中药，制成人形或虎形，称为"艾人"、"艾虎"等佩饰，佩戴后用以驱瘴防疫，养生除病。

中医学上以艾叶入药，有理气血、暖子宫、祛寒湿的功能。其茎叶含有挥发性芳香油，能驱蚊蝇虫蚁，净化室内空气。将艾叶加工成"艾绒"或"艾条"，是中医灸法治病的药材。菖蒲，又称石菖蒲，是多年生水生草本植物，其根、叶、花均可入药，性味辛温，有开窍豁痰、理气活血、散风去湿的作用，常用于热病神昏、气闭耳聋、心胸烦闷、风湿寒痹、痈疽肿毒等症。南朝梁代宗懔的《荆楚岁时记》中载："以菖蒲或镂或屑，以冷酒。"菖蒲酒气味芳香，后来又在酒中加入雄黄、朱砂等中药。明代文学家谢肇淛的《五杂俎》载："饮菖蒲酒也……而又以雄黄入酒饮之。"

唐代诗人殷尧藩有诗说："少年佳节倍多情，老去谁知感慨生，不效艾符趋习俗，但祈蒲酒话升平。"民间还流行用酒洒墙壁门窗，以避毒虫的习俗。人们还用菖蒲艾枝蘸酒洒于墙壁屋角、门窗床下等；再用酒涂小儿耳鼻、肚脐等部位，以驱毒避疫。有的地区还用雄黄酒在小孩的额头上画"王"字，使小孩带有虎的印记，以虎这种图腾辟邪。清代顾铁卿的《清嘉录》中载有这一民俗说："研雄黄末，屑蒲根，和酒以饮，谓之雄黄酒。又以余酒洒小儿额手足心，随洒墙壁间，以祛毒虫。"

"以毒攻毒"是中医的基本治法之一。中医典籍《黄帝内经·素问·汤液醪论》中，也有"当今之世，必齐毒药攻其中，镵石、针灸治其外"。唐代医家王冰注解《素问》中"毒药"一词说："药，谓金玉土石草菜果虫鱼鸟兽之类，皆可以祛邪养正者也。然辟邪安正，唯毒乃能。"用现代人的眼光来看，雄黄、朱砂、蟾酥都是毒药，服用对身体是有害的。因此，有人便称端午服雄黄酒和朱砂酒是"恶俗"，极力贬低这一民俗中的养生学意义。实际上，古人的聪明就在于只在端午这个"毒日"少饮之，取其辟邪、除恶、解毒之功，量少时短，这正是中医以毒攻毒的养生智慧在节日民俗中的再现。实际上，艾叶酒还是妇科病的佳酿。南宋著名医家陈自明的《妇人大全良方》中载的艾叶酒，用于治疗妊娠卒下血不止及子淋；亦治妊娠忽胎动不安，但腰痛，忽胎转抢心；或下血不止等症。蟾蜍酒攻毒抗癌，成为治疗急慢性白血病和癌症的良方药酿。

重阳节是中华民族的传统节日，三国时的魏文帝曹丕在《九日与钟繇书》中说："岁往月来，忽复九月九日。九为阳数，而日月并应，倍嘉其名，以为宜于长久，故以享宴高会。"南朝梁代宗懔的《荆楚岁时记》载称"九月九日佩茱萸，食蓬饵，饮菊花酒，令人长寿"。重阳节传统民俗是登高、饮菊花酒、插茱萸、食蓬饵糕等，是中医秋季养生的大众节日。

晋代大诗人陶渊明有"酒能祛百病，菊能制颓龄"的诗句，吟咏的就是菊花酒。菊花酒的酿制，早在汉魏时期就已盛行。西汉学者刘歆的《西京杂记》中载："菊花舒时，并采茎叶，杂黍为酿之，至来年九月九日始熟，就饮焉，故谓之菊花酒。"《神农本草经》称菊为药中上品，认为其有疏风清热、解毒明目的功效。

宋代医家王怀隐等编撰的《太平圣惠方》中，载有"治风头旋"的菊花酝酒方，九月九日取曝干作末的甘菊花，以糯米饭中蒸熟，每一斗米用五两菊花末，溶拌如常酝法，多用细曲为良，候酒熟，即压去滓，每暖一小盏服。这说明，菊花酒不仅是重阳节的专用美酒佳酿，也是祛病益寿的佳酿。

"遥知兄弟登高处，遍插茱萸少一人"。王维的这首重阳节的诗，使我们熟知了重阳节的另一习俗——插茱萸。茱萸是芸香科的一种常绿芳香小乔木，因为产于古代的吴地质量最好，是地道药材，故得名"吴茱萸"，也称越椒、艾子。茱萸气芳香浓郁，性味辛辣，有小毒，归肝、脾、胃经，具有温中散寒、理气止痛、止呕燥湿、助阳止泻的功效，可治疗呕逆吞酸、脘腹冷痛、虚寒吐泻、口疮齿痛、湿疹溃疡等症。古人认为佩茱萸可以驱虫避瘴、防疫免灾，具有养生保健的作用。现代药理也证明，吴茱萸对金黄色葡萄球菌、结核杆菌、绿脓杆菌及多种皮肤真菌有抑制和杀灭的作用。王维诗中所说的"遍插"，是将吴茱萸药囊插在何处？南宋文学家洪迈的《容斋随笔》记载，唐代诗人的重阳诗中屡见插茱萸的吟诵：王昌龄自述"茱萸插鬓花宜寿"，白居易描写"舞鬟摆落茱萸房"，耿玮感叹"发稀那敢插茱萸"？可以想见，装茱萸的药囊是插在卷起的头发或帽子上的。

除了菊花酒外，重阳节的药酒还有吴茱萸酒。唐代诗人权得舆有"风吟蟋蟀寒偏急，酒泛茱萸晚易曛"，说的就是喝吴茱萸酒的感受。明代医家李时珍的《本草纲目》中载的温中止痛、理气燥湿的吴茱萸酒，是将吴茱萸研为碎末，放入瓶中；倒入黄酒浸泡，密封7天后开启，过滤后即可饮用。用于治疗呕逆吞酸、厥阴头痛、脏寒吐泻、脘腹胀痛等症，从节日的专用药酒成为日常的祛病酒剂。

中医历代的方药典籍中，都载有诸多的药酒方。宋代兼通医学的科学家沈括在《梦溪笔谈》中说："苏合香酒，每一斗酒，以苏合香丸一两同煮。极能调五脏，却腹中诸疾。每冒寒夙兴，则饮一杯。"文中记载的一个医案说，宋真宗赵恒见太尉王旦体弱多病，不耐风寒，便赐给他一壶酒，并令其空腹饮下。王旦喝后，觉得体安气健，上朝时叩谢真宗隆恩。真宗告诉他说，此乃苏合香酒，每一斗酒用苏合香丸一两同煮。对调理五脏虚损非常有效。每次冒寒早起时，就可以饮一杯。将中药用酒煎后饮用，可谓是中医酒剂的发明和应用。宋代陈直的《寿亲养老新书》中，载有一个"枸杞子方"，用枸杞子50克、生地黄30克、火麻仁50克，纳布袋中，以黄酒1000克浸1周后，便可服用。服时"令体中微有酒力，醺醺为妙"。此药酒益肝肾、抗衰老、养容颜，对老年人的津亏便秘、腰膝酸软、头晕目眩等有补虚生津的疗效。明代医家王肯堂在《证治准绳》中，还专为中老年健忘、记忆力减退、失眠多梦开列一个药酒方，美其名曰"读书丸"。方用安神益智、养血健脑的中药配伍：远志、熟地、菟丝子、五味子各18克，石菖蒲、川芎各12克，地骨皮20克，浸于600毫升白酒中。1周后过滤，密封保存，每日早晚各饮10毫升。清代的《同寿录》载一"回春酒方"，以人参30克、荔枝肉1000克炮制而成，将人参切薄片，荔枝去核，装入布袋内，用白酒5000克浸泡密封，30天后饮用。每日早晚各饮10毫升。此酒可补元气、温肾阳，能够改善中老年人的性功能，但酒性偏热，阴虚火旺者不宜饮用。清代文学家梁章钜《归田琐记》中记载，他在甘肃得一军门所传的药酒方，名"周公百岁酒"，谓服之可治聋明目、黑发驻颜、健肾益精。他照方炮制服之一月，目力顿觉胜前。久服后，自己的鬓发果然由白转黑。居粤西时，梁章钜广传此药酒方，众人服之皆有效，一时有"梁公酒"之誉。周公百岁酒不仅有养生保健的作用，还能祛病疗疾。梁章钜用其治疗一士人的疟疾，竟应手霍然。他的朋友灌云因嗜酒成癖而成"酒瘸"，骨瘦如柴，颜面憔悴，弱不禁风。梁章钜让其服用周公百岁酒1个月后，灌云的酒病若失，身体康复如前。

"自拨床头一瓮云，幽人先以醉奇芬。天门冬酒新年喜，曲米春香并舍闻。"这是宋代大文学家苏东坡写的一首自酿天门冬酒的诗。天门冬养阴清热、润肺滋肾，多用于热病伤阴、津亏消渴、燥咳痰少等症，用其酿酒，是杏林中养生保健的佳酿。从王安石笔下春节的屠苏酒，说到苏东坡自酿的天门冬酒，可观中医药酒文化的源远流长。需要指出的是，药酒的配制和饮用，要根据自己的体质体征，在医生的指导下适量饮用，才能真正养生而不伤生。

节日养生 药酒佳酿

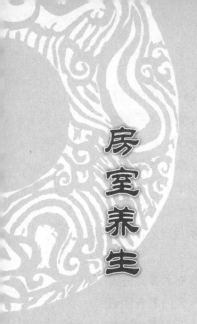

房室养生

丹药遗患

世人服暖药，皆云壮元阳。

元阳本无亏，药石徒损伤。

人生百岁期，南北随炎凉。

君看田野间，父老多康强。

茅檐弄儿孙，春陇驱牛羊。

何曾识丹剂？但喜秫黍香。

——南宋·李光《贬世盲》

在中国传统医学史上，丹药文化绵延了数千年。作为药用，从汉代中医本草学专著《神农本草经》中记载的46种矿物药，到医圣张仲景用"五石散"治疗"建安七子之一"的文学家王粲的麻风病的医案；从宋代太医局《太平惠民和剂局方》中固真元、暖丹田的"金液丹"，到中医外科红升丹、白降丹等治疗疮疖痈疽、疔毒痔瘘和骨髓炎的效剂，都写下了矿物类药祛病攫疾的历史。

从养生学的角度来看，迷恋丹药的病态养生术，也为后人留下惨痛教训和经典个案。晋代医药学家、道教名家葛洪在《抱朴子内篇·金丹》中说："长生之道，不在祭祀鬼神也，不在道引与屈伸也，升仙之要，在神丹也。"书中收录的炼丹法达数十种之多，对东晋以前道教的外丹术作了基本的概括，这也成后世外丹术步入歧途，走向病态极端的理论根源。古老的炼丹术，满足了帝王与贵族们点石成金的财富梦想和羽化成仙的长寿企图，续写了中国医学史上前赴后继的悲壮篇章。

从魏晋时的名士们为了颐养美容和壮阳助欲，嗜服"五石散"；到唐代的帝王们企求长生不老，至少五位帝王服丹药中毒而致死，是被今人反思诟病的荒唐史料。隋代医学家巢元方在《诸病源候论·卷六》中，引用晋代医学家皇甫谧的话说："近世尚书何晏，耽声好色，始服此药。心加开朗，体力转强，京师翕然，传以相授……晏死之后，服者弥繁，于时不辍。"鲁迅先生曾说这位曹操的养子，是服丹药的"祖师"。对于这种风行一时的服丹风，不论是医家还是学者都颇持异议。当唐高宗李治下诏广征天下方术道士进宫合炼黄白时，当时的著名道士、炼丹家叶法善进谏说："金丹难就，徒费财物，有亏政理，请核其真伪。"高宗听此言后，遂罢黄白炼丹之事。到了宋代，这种病态的养生术仍有遗风。南宋李光的这首《贬世盲》诗，就是痛斥这种病态养生术的诗体文献。

李光（公元1078—1159年）是宋朝四大名臣之一，曾三任吏部尚书。在今天海南省海口市的"五公祠"内，祭祀着五位唐宋年间被贬至海南的名相贤臣，即唐代的李德裕和宋代的李纲、赵鼎、胡铨、李光。当宰相秦桧怀奸害国，与金人议和时，李光曾当面痛斥秦桧屈辱称臣的卖国罪行。秦桧大怒，上奏朝廷免除李光的资政殿学士，调知绍兴府。面对金兵南侵，而奸党奸臣们却通敌求和，谋害忠臣良将，李光的心中悲愤万分。在与曾写出被称为"斩桧书"的《戊午上高宗封事》而被贬的名臣胡铨诗赋唱和时，他挥笔写下了一首《水调歌头》："兵气暗吴楚，江汉久凄凉。当年俊杰安在，酌酒酹严光。南顾豺狼吞噬，北望中原板荡，矫首问穹苍。归去谢宾友，客路饱风霜。闭柴扉，窥千载，考三皇。兰亭胜处，仍旧流水绕修篁。傍有湖光千顷，时泛扁舟一叶，啸傲水云乡。寄语骑鲸客，何时返南荒。"此词在朝野传开后，谄附秦桧的吕愿中和奸臣万俟卨又诬其心怀怨恨，贬李光为建宁军节度副使，藤州安置，后又移至琼州（即今海南岛）昌化军，李光于此地生活多年。这首《贬世盲》的诗，就是写于谪居时："世人服暖药，皆云壮元阳。元阳本无亏，药石徒损伤。人生百岁期，南北随炎凉。君看田野间，父老多康强。茅檐弄儿孙，春陇驱牛羊。何曾识丹剂？但喜秌黍香。"从李光的笔下得知，自唐代盛行的炼丹和服丹风，至宋末仍时有达官贵人们效法服食。暖药，指的就是有壮阳作用的硫磺类的矿物药和鹿茸等动物类药。好食补药的人认为它们有补元气的作用，而争相服用，以满足养生长寿的心理需求。李光感慨地说，本来你的元阳就不亏虚，却偏偏妄加滥用什么补益的药石，那不是在损伤自己的身体吗？人的寿命自有天数，随南北地域气候而各不相同。你看那些生活在田野村庄的父老乡亲们，身体是多么健壮呀？他们在茅檐下含饴弄孙，自得其乐；在春垄田埂上驱赶牛羊，活动筋骨。他们何曾认得什么丹药补剂？吃的是五谷杂粮，却照样健康长寿！

　　李光是一位刚正不阿的诤臣，颇禀姜桂之性。元代史学家脱脱的《宋史·李光传》载："居琼州八年……吕愿中又告光与胡铨诗赋唱和，讥讪朝政，移昌化军，论文考史，怡然自适。年逾八十，笔力精健。"南宋文学家陆游在《跋李庄简公家书》中写道："李丈参政罢政归乡里时，某年二十矣。时来访先君，剧谈终日。每言秦氏，必曰'咸阳'，愤切慷慨，形于色辞。一日平旦来共饭，谓先君曰：'闻赵相过岭，悲忧出涕。仆不然，谪命下，青鞋布袜行矣，岂能作儿女态耶！'方言此时，目如炬，声如钟，其英伟刚毅之气，使人兴起。"陆游用寥寥数笔，便刻画出李光蔑视权奸的刚毅不屈气概，青鞋布袜、音容笑貌跃然纸上，不作儿女态，品德形象光彩照人。

　　"伊余十年谪，日闻贵人亡。金丹不离口，草药常在傍。真元日渗漏，滓秽留空肠。四大忽分离，一物不得将。歌喉变哀音，舞衣换缞裳。炉残箭镞砂，箧余鹿角霜。拙哉此愚夫，取乐殊未央。"李光在诗中叙述说，在被贬海南的谪居日子里，我时常听到那些达官贵人们因为嗜服丹方补剂而猝死的事例。他们把金丹补药当做不离口的妙方服食，使自己的真元之精气渗漏下泄，却将渣滓和秽物留在身体中。四大，本是佛家用语，古印度称地、水、火、风是构成物质的基本元素，一切物质都是"四大"所化生而来。妄服暖药，会使人的脏腑气血分崩离析，想长生久视却事与愿违。曾经莺歌燕舞的生活，却因病态的养生术而成为悲剧。箭镞砂，指的是朱砂，是富含硫化汞（HgS）的天然矿石，含少量锌、锑、镁、铁、磷、硅等元素及微量砷及硒等元素。古人认为，丹砂以产于辰州者为地道，故又称辰砂，其中最佳者称"箭镞砂"，结不实者为"肺砂"，细者为"末砂"。朱砂药用有镇惊安神、清热解毒的作用，常用于心火亢盛所致的胸中烦热、惊悸不眠、癫痫发狂等症；亦可用于疮疡肿毒、瘴毒疟疾等疾病。古代方士们用朱砂炼丹，认为服之可长生不老，而大多却因汞、砷等重金属中毒而终结了羽化登仙的梦想。鹿角霜，是鹿科动物梅花鹿或马鹿的角熬制鹿角胶后剩余的骨渣。性味咸，温，归肝、肾经，有温肾助阳、收敛止血的功效，常用于肾虚阳痿、食少便溏、遗尿尿频、妇女崩漏下血和痈疽痰核等症。炼丹炉前残留的箭镞砂，竹篋里余下的鹿角霜，都是这些愚夫们盲目步入养生延年误区的绝妙讽刺呀！未央，犹未半也，言年岁未半而早落蕃华。《汉书·外戚传上·孝武李夫人》："托沉阴以圹久兮，惜蕃华之未央。"梦想长生久视的人，却因为养生方法不当而英年早逝，这是多么沉痛的养生史上的前车之鉴？

其实，宋代的医家和炼丹家也对滥服丹药养生延年之时髦多有抨击。药学家寇宗奭在《本草衍义·卷五·水银》中，记载了唐代太学博士李千服用方士柳贲用水银炼的不死丹药中毒而死的医案后，感叹道："余不知服食之说，自何时起，杀人不可计，而世尚慕之益如此，甚惑也。"南宋医药学家皇甫垣，通内外二丹之秘，隐居于青城山。宋高宗赵构召其问长生之术时，他直言不讳地对皇帝说："先禁诸欲，勿令放逸；丹经万卷，不如守一。"意思是说，哪里有什么长生不死的秘方？关键在于节制自己的欲念，不要放任骄逸。万卷炼外丹的书籍，不如专一精思以通神的内丹，认为要依靠气功导引术，来颐养精气神。

"我有出世法，亦如不死方：御寒须布帛，欲饱资稻粱；床头酒一壶，膝上琴一张，兴来或挥手，客至亦举觞。涤砚临清池，抄书傍明窗。日用但如斯，便觉日月长。参苓性和平，扶衰固难忘；恃药恣声色，如人蓄豺狼。此理甚明白，吾言岂荒唐。书为座右铭，聊以砭世盲。"

那么，什么是凡夫俗子们的养生之道呢？李光用自己的经验告诉后人，我看养生的方法很简单，也可以臻至寿域：粗茶淡饭，饱暖即可。像自称"六一居士"的欧阳修所说的那样，"以自然之道，养自然之生"，有一壶酒，一张琴，一案书，一方砚，兴致来时弹琴长啸，宾客聚会举觞吟诗，这样的日子逍遥自在，生活便充满了乐趣。如果要吃药养生怡情的话，人参和茯苓的性味平和，那才是扶衰益寿的佳品。依赖壮元阳的暖药来过声色犬马的生活，就如蓄养豺狼一样遗患无穷。这道理已经很明白了，我说的也不荒唐。把它写出来当做自己励志修身、鞭策警省的座右铭，也针贬那些被佛家称为世盲的人。

在中国古代，士大夫即知识分子阶层拥有获取健康信息的国学基础。养生学作为探究生命奥秘和自我管理生命的学问，本来就是儒释道三学中形性共养、心身双修的重要内容。而形形色色的养生之术成为他们构建完美人生，寻求生存质量的重要途径。李光是一位名臣，也是一位精于养生之道的学者。他的这首诗，而今读来，也是发人深省的养生保健的座右铭。当我们被曾经风行的鸡血疗法、气功疗法、绿豆疗法弄得魂不守舍时，无不感叹历史真是现实的一面镜子，"以人为镜，可以知得失"。

与李光的《贬世盲》堪称姊妹篇的，是唐代文学家白居易的《思隽诗》："闲日一思旧，旧游如目前。再思今何在，零落归下泉。退之服硫磺，一病讫不痊。微之炼秋石，未老身溘然。杜子得丹诀，终日断腥膻。崔君夸药力，经冬不衣棉。或疾或暴夭，悉不过中年。"

唐代李氏王朝尊老子为祖先，炼丹术就借道教走了红运，出现了中国丹药文化史上的又一个巅峰。清代史学家赵翼的《廿二史札记·唐诸帝多饵丹药》中记载说，唐太宗、宪宗、穆宗、敬宗、武宗、宣宗皆服丹药中毒致死。唐代僧人、炼丹家梅彪编撰的《石药尔雅》一卷，收入《道藏·洞神部众术类》，是一部道家外丹术的名词小词典。书中列举各种金石药物、丹药、丹法及丹书的名目，并注释其别名异号，旨在"令疑迷者寻之稍易，习业者诵之不难"。原书《释诸药隐名》篇，载录水银、丹砂、金银等金石药名60余种；《载诸有法可营造丹名》篇，列举"太一金丹"等70余种丹药名目，均属于有法可造的丹药。

在这首诗里，白乐天叙述说，闲日静坐时思念旧日的诗朋文友，他们的身影就如在眼前一样。可再一想，这些当年觥筹交错的俊友们都哪里去了呢？可惜都像草木般零落到地下黄泉去了。就说韩愈吧，服用硫磺患了"风疾"，一直到死都没有痊愈。好友元稹，与我经常赠诗唱和，世称"元白"。可他却暴猝于武昌军节度使任所，其死因是因为炼服秋石，导致他未老而溘然而逝。杜牧得到服丹秘诀后，终日忌食腥膻之物。崔云亭则为夸耀服食暖药的效力，经冬不穿棉衣。尽管他们迷恋丹药，却不是生病就是暴猝，都没有寿过中年。韩愈56岁，元稹只活了52载，杜牧只有49岁，崔云亭的生卒年不详。诗中所说的中年，一般指的是四五十岁的年龄，也指40～65岁或36～59岁的人生阶段，故白居易在诗中说他的这些文友们都不到中年。

硫磺作为药用，收载于汉代的《神农本草经》，性味酸温，有小毒，外用杀虫疗疥癣，内服壮阳散寒、缓泻祛痰。中医临床多用硫磺治疗肾气不足所致的阳痿、尿频、腰膝冷弱、肾不纳气、老年人虚寒冷秘等症。常用的方剂如宋代医家许叔微撰《本事方》载的"还阳散"，宋代陈师文等编撰的《太平惠民和剂局方》中的"金液丹"皆单用，还可配伍吴茱萸、五味子、肉豆蔻等温补类中药。硫磺补肾壮阳、益火生元的作用，被历代的养生家们所青睐，从而使其步入神秘的殿堂，演出了一幕幕饮药图寿，却伤身殒命的悲剧来。据史书记载，晋代名士们嗜服的"五石散"，就由硫磺、钟乳石、白石英、紫石英、赤石脂组方而成。硫磺主要含硫、碲、碘、硒等微量元素，还含有有毒的二氧化砷等物质，过量服用对人体有害。中医的炮制学主张硫磺内服，应与豆腐同炮制，可减其毒性。

韩愈服食硫磺别出心裁，可能是怕中毒的原因，他以硫磺研面后喂公鸡，然后杀鸡烹食，言其为食疗补肾壮阳的良方。据宋代学者陶穀的《清异录》载："昌黎公愈，晚年颇亲脂粉，故事服食。用硫磺末搅粥饭，啖鸡男，不使交千日，烹庖，名'火灵库'。公日进一只鸡，始亦见功，终致绝命。"后因嗜食太过，引起元阳上亢，风疾发作不痊而殒命。宋代知医的学者方勺的《泊宅编》中也记载："金液丹乃硫磺炼成，纯阳之物，有痼冷者所宜。今夏至人多服之，反为大患。韩退之作文戒服食，而晚年服硫磺而死，可不戒乎。"由此段史料推断，韩愈起初也是反对滥服硫磺。后来，由于身体和亲脂粉的原因，方开始服硫磺。他在《祭十二郎文》中说："吾年未四十，而视茫茫，而发苍苍，而齿牙动摇。"这说明他的身体是极度衰弱的，其《落齿》诗云："去年落一牙，今年落一牙。俄然去六七，落势殊未已。"另外，一些服丹药有效的个案，也许是有诱惑力的。从中医体质学说的角度说，何晏可能适合吃，体质属阳热的人，长期服用可能就会出现蓄积中毒。另外，服用量的多少，也可能是引发中毒的关键。宋代科学家沈括在《梦溪笔谈·卷九·人事一》中，记载了曾为仁宗时宰相的夏竦，服食钟乳石的轶事。除了奢侈摆阔的原因外，沈括说他"禀赋异于人，才睡则身冷如僵，一如逝者。既觉，须令人温之，良久方能动。"他常服仙茅、钟乳石、硫磺等温阳的药。有趣的是，他每天早晨要喝钟乳石粥，手下的小吏偷吃后，竟背部生痈，差点丧了命。这也从一个角度说明服用矿物类的中药，要因人而异的辨证道理。

韩愈服金石药，是中国文化史上的一则疑案。南宋胡仔的《苕溪渔隐丛话·前卷·十六》中载："孔毅夫《杂说》云：'退之晚年有声妓，而服金石药，张籍《哭退之诗》云：'中秋十五夜，圆魄天差清。为出二侍女，合弹琵琶筝。'白乐天《思旧诗》云：'闲日一思旧，旧游如目前。微之炼秋石，未老身溘然。退之服硫黄，一病竟不痊。'退之尝讥人不解文字饮，而自败于女妓乎？作《李博士墓志》，戒人服金石药，而自饵硫磺乎？"清代文学家袁枚在《随园诗话》中就认为，退之指的是唐监察御史卫中立，因服金石求长生久视却暴亡，而不是指韩愈，可自成一说。

秋石是人中白或盐的加工品。古代亦有用人尿、秋露水和石膏等炼制而成，有咸淡之分。秋石性味咸寒，入肺肾经，有滋阴降火、益肾养元的功能，主治骨蒸劳热、咳嗽吐血、遗精白浊、膏淋带下等症，外用可治疗咽喉肿痛、牙痛、疮疡等。英国著名科学家李约瑟在《中国科学技术史》中考证说，秋石的提炼始于公元前2世纪西汉淮南王刘安，东汉炼丹家魏伯阳著《周易参同契》，有"淮南炼秋石"的记载。自唐宋以来，此术开始风行，《道藏·大丹记》、《许真君石函记·日月雌雄论》等唐代丹书中皆有论述。北宋科学家沈括在《苏沈良方》中，详尽记录了秋石阴阳二炼法的程序要诀，其后宋代词人叶梦得在《水云录》中也有记载。到了明代，又发明了石膏炼法和乳炼法，收载于刘文泰等撰的《本草品汇精要》中。今天中药所用的秋石，主要是以盐为原料制备的，俗称"咸秋石"。元稹服食秋石，求长生不得，反得暴死，留下中国养生学史上的另一个疑案。

"唯予不服食，老命反迟延。况在少壮时，亦为嗜欲牵。但耽荤与血，不识汞与铅。饥来吞热物，渴来饮寒泉。诗役五藏神，酒汩三丹田。随日合破坏，至今粗完全。齿牙未缺落，肢体尚轻便。已开第七秩，饱食仍安眠。且进杯中物，其余皆付天。"在历数了服暖药的俊杰好友们或病或暴夭后，白居易总结说，我不服什么丹药，老命反倒迟延到现在。况且在少壮时，也曾被功名利禄的嗜欲所牵累。只是耽好血肉荤物之品，却从不识甘汞和铅丹。饥时吃热乎的饭，渴时饮用清淳的甘泉。用诗歌来役使五脏的精神，用米酒滋润丹田园地。尽管时光流逝，精血日损，如今还健康如昔。牙齿未有缺落，肢体也轻便自如。现如今我已经是七十岁的人了，每日仍是饱食安眠。且把饮酒当做养生的一大乐趣，其余的就要靠天数，顺其自然吧。白居易一定想起同时代隐居以终的诗人张祜的那首七绝："烧得硫磺漫学仙，未胜长付酒家钱。窦常不吃齐推药，却在人间八十年。"和自己同朝为官的水部员外郎窦常，和自己一样，没有吃宪宗时书法家齐推的丹药，不也到了耄蠢之年吗?

金元四大家之一的张子和在《儒门事亲·推原补法利害非轻说》中说:"以太宗宪宗高明之资,犹陷于流俗之蔽,为方士燥药所误;以韩昌黎元微之(之智),犹死于小溲不通、水肿。……乃知诸药皆不可久服,但可攻邪,邪去则已。近年运使张伯英病宿伤,服硫磺、姜、附数月,一日丧明;监察陈威卿病嗽,服钟乳粉数年,呕血而殒。呜呼!后之谈补者,尚监兹哉!"从李光的《贬世盲》说到白居易的《思隽诗》,再读到张子和《儒门事亲》中的论述,对我们当前的养生热是不是也大有警醒反思的启迪?!

房室养生 丹药遗患

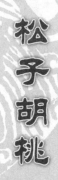

松子胡桃 健脑安神

三韩万里半天松,

方丈蓬莱东复东。

珠玉链成千岁实,

冰霜吹落九秋风。

酒边腷膊牙车响,

座上须臾漆櫑空。

新果新尝正新暑,

绣衣使者念山翁。

——南宋·杨万里《谢岳大用提举
郎中寄茶果药物三首·新松实》

杨万里（公元1127—1206年），字廷秀，号诚斋，江西吉州（今江西省吉水县）人。绍兴二十四年（公元1154年）进士，历任国子博士、太常博士、太常丞兼吏部右侍郎，提举广东常平茶盐公事、广东提点刑狱、吏部员外郎等职。在中国文学史上，与陆游、范成大、尤袤并称诗坛"南宋四家"。

杨万里一生力主抗金，始终反对屈膝议和，是一位坚定的爱国者。面对中原沦丧、江山半壁的现实，他上书30篇《千虑策》，总结了靖康之难以来的历史教训，批评朝廷的腐败无能，提出了一整套振兴国家的治国方略。认为"为天下国家者不能不忘于敌，天下之忧，复有大于此者乎！"杨万里清正刚直，为官清廉。他作京官时，就预先准备好由杭州返家的盘缠，锁在卧室的箱中。宋孝宗赵昚贬他"直不中律"，宋光宗赵惇称他"也有性气"。归隐回乡后，同时代的诗人徐玑在《投杨诚斋》中称赞说："清得门如水，贫唯带有金"，从中可知他对这位文学前辈和当朝清官的景仰。

杨万里的学识渊博，文思敏捷。他承先启后地形成自成一家的"诚斋体"诗风，其七言绝诗善以自然景物和日常生活为对象，风格活脱佻达，语言幽默风趣，读来诙谐洒脱、通俗生动，在中国诗歌史上独树一帜。据说他写诗2万余首，现存诗歌4200余首。这首《谢岳大用提举郎中寄茶果药物三首·新松实》的诗，是他收到岳甫寄来的铸茶、松子和紫团参后，写的三首致谢诗中的一首。岳甫，字大用，相州汤阴（今属河南）人。他是岳飞之孙，岳云的长子。南宋孝宗淳熙十二年，岳甫任提举浙东常平；淳熙十三年，以朝奉郎知台州兼提举本路常平茶盐，寻移知庆元府兼主管沿海制置司公事；淳熙十五年除尚书左司郎官，累官至吏部尚书。这位忠臣之后，在掌管茶盐之利，主钞引之法，据实绩考核、赏罚茶官，纠劾各种违法行为及考核、奏劾、荐举州县地方官员的理政之余，并没有忘记和自己的祖父岳飞一样，怀有精忠报国之志的曾提举广东常平茶盐的大诗人杨万里。于是，给嗜茶的这位先辈寄去了铸茶、松子和紫团参等土特产，以表达自己的敬意。

杨万里在诗中记叙说，岳大用提举郎中给我寄来的松实，产自三韩万里无边的松林，是在被称作方丈蓬莱仙山的东面。三韩是公元前2世纪末至公元后4世纪左右朝鲜半岛南部三个部落联盟马韩、辰韩和弁韩的简称，后来被新罗所统一。只有九度秋霜西风的洗礼，才能收获如此珠玉般美好珍贵的千年果实。用它来下酒香甜可口，咀嚼起来清脆有声。诗中的牙车，指的是颊车穴，本穴的功用是运送胃经的五谷精微气血循经上头，在这里是说关节作响。漆榼，是饰有饕餮纹的食物盛器。不一会儿，桌上装松实的漆榼就见了底。在炎热的夏季品尝来自异域的松实，心中感慨万千，你还关怀我这位

松子胡桃　健脑安神

隐居不仕的山野老翁。绣衣使者，是汉代的官职，平时要穿绣衣，是皇帝的重要"使臣"。奉诏督察各地，负责监察官员，又有调动军队的权力，可以诛杀各地官员，诗中用之代指任提举的岳甫。除了产自三韩的松实外，杨万里收到的礼品还有产于浙江绍兴县会稽山日铸岭的名茶日铸茶，因产于山西壶关县东南部和陵川县交界处的紫团山而得名的名药党参。

松子，又称海松子，即常见的松子仁，是松科植物红松的种子，宋代翰林医官使刘翰等编撰的《开宝本草》中称："海松子，生新罗。如小栗三角，其中仁香美，东人食之当果，与中土松子不同。"清代医家张璐的《本经逢原》中说："海松子，甘润益肺，清心止嗽润肠，兼柏仁、麻仁之功，温中益阴之效，心肺燥痰、干咳之良药也。"

松科是裸子植物门中最大的科，有10个属共230余种，其中松属就有90多种，是松科也是整个裸子植物门中最大的属。古人称松树为"从容木"，是说它四季如常，不因季节的更替而改变自己的形象和操守，故有"根含冰而弥固，枝负雪而更新"的称誉。

松树的一身皆是食疗入药、酿酒烹茶的佳品，除了松子可作干果食用外，它的针叶、松节、松脂、松花、果壳、树皮等都载于历代本草书。松子仁性味甘温，归肝、肺、大肠经，有滋阴养肺、润肠通便、补血祛风的功能，常用于治疗风痹头眩、燥热咳嗽、吐血便秘等症。

松叶性味苦温，有祛风燥湿、杀虫止痒的作用。可煎汤内服或外用，亦可浸酒和酿酒。唐代文学家张九龄《答陆澧》说："松叶堪为酒，春来酿几多。不辞山路远，踏雪也相过。"另一位嗜酒的诗人王绩有《采药》说："家丰松叶酒，器贮参花蜜。且复归去来，刀圭辅衰疾。"王绩因病归隐山林，以酿酒饮酒自乐，时人称之为"斗酒学士"。从唐代诗人的诗歌中可知，松叶酒是当时风行的一种药酒。唐代医学家孙思邈的《备急千金要方》中，就载有"松叶酒"的酿法，用于治疗"脚弱十二风，痹不能行"。明代医家李时珍的《本草纲目·木部·松》载："松叶酒，治十二风痹不能行……松叶六十斤，细锉，以水四石，煮取四斗九升；以米五斗，酿如常法，别煮松叶汁以渍米并馈饭，泥酿封头，七日发，澄饮之取醉。得此酒力者甚众。"

清代医家王孟英在《随息居饮食谱·果食类》中说："海松子甘平，润燥，补气充饥，养液息风，耐饥温胃，通肠避浊，下气香身，最益老人。果中仙品，宜肴宜馅，服食所珍。"海松子既可以当干果，像杨万里那样当下酒的零食，大快朵颐；也可以做成松子粥和蒸松子饭，烹饪出营养丰富的松子鳜鱼、松子鸡等，都是食疗药膳的养生佳肴。现代营养学的研究表明，每100克松子中含蛋白质16.7克、脂肪63.5克、粗纤维4.6克、钙78毫克、磷236毫克、铁6.7毫克，其中维生素E的含量高达30%，故有干果中的鲜品之称，被誉为"健脑之王"。松子所含的脂肪多是人体所必需的亚油酸、亚麻酸等不饱和脂肪酸，具有软化血管的作用。能够增强血管的弹性，降低血脂指数，预防心血管疾病，可抗衰老延寿命，又有"长寿之果"的美誉。亚油酸和亚麻酸又有美容玉肤的作用，可以滋润皮肤和增加皮肤的弹性，推迟皮肤的衰老速度，与维生素E共同减少和防止脂褐质的产生和沉积，具有润肤美颜的作用。松仁含有丰富的脂肪、棕榈碱、挥发油等，润燥养血而缓泻通便，尤其适用于年老体弱、产后、小儿或病后津亏液燥所致的便秘。

　　唐代诗人白居易在《枕上作》诗中说："浩气自能充静室，惊飙何必药虚舟？腹空先进松花酒，膝冷重装桂布裘。若问乐天忧病否？乐天知命了无忧。"诗中说自己被风疾侵凌，气血凝滞筋脉僵痛，要喝用松花酿的酒，有养血祛风的作用；桂布指的是唐代广西出产的苎麻布，制成的御寒衣服护膝保暖。松花即松树的花粉，春末夏初时采集，又称"松黄"。唐代药学家苏敬等的《新修本草》中载："松花即松黄，拂取正似蒲黄，久服令轻身，疗病胜似皮、叶及脂也。"宋代药家寇宗奭在《本草衍义》中说"其花上黄粉名松黄，山上人及时拂取，作汤点之甚佳，但不堪停久，故鲜用寄远……松黄一如蒲黄，但其味差淡，治产后壮热、头痛、颊素、口干唇焦、多烦躁渴、昏闷不爽"。明代医家李时珍的《本草纲目》中称"松花，甘、温、无毒。润心肺，益气，除风止血，亦可酿酒"。除了药用外，历代中医食疗的方书中，都有用松花粉做汤、制馅、蒸饼、酿酒的记载。南宋学者林洪的烹饪著作《山家清供》中就载有"松黄饼"的制作方法：将松花粉与米粉水调后，制成如古龙涎饼状。称其"不唯香味清甘，亦能壮颜益志"。现代药理研究表明，松花粉含有8种人体必需的氨基酸、30多种常量和微量元素、14种维生素、百余种酶与辅酶，还含有脂肪、黄酮、核酸、单糖、多糖、磷脂等多种营养成分，具有抗疲劳、抗衰老、保肝益肾、改善心脑功能和性功能等作用。宋元时的学者董嗣杲有一首写《松花》的诗说："肪花簌簌缀茸茸，谁觊长生欲此逢。黄雪凝钗资雾渰，翠虬吐汞借雪封。酿浆可问通仙醉，捻饼须知渍蜜供。飘砌忍看僧扫去，异香蹑取茯苓踪。"诗中用优美的句子描述了松花黄雪凝钗的姿态，居家酿浆捻饼的美食方法，可谓形色俱备，写尽松花的功能主治。今人从补虚生精的理念着手，制成的松子膏益气养血、抗衰延年，方用松子仁200

克,黑芝麻100克,核桃仁100克,蜂蜜200克,黄酒500毫升。将松子仁、黑芝麻、核桃仁同捣成膏状,入沙锅中,加入黄酒,文火煮沸约10分钟,倒入蜂蜜,搅拌均匀,继续熬煮收膏,冷却装瓶备用。每次服食1汤匙,温开水送服。适用于治疗肺肾亏虚所致的干咳无痰、腰膝酸软、头晕目眩、白发早生、津亏便秘等症。

与松子仁同为干果和中药珍品的柏子仁,是柏科植物侧柏的种仁。柏子仁是中医食药皆宜的良药,汉代的《神农本草经》中列为上品,称其有"主惊悸、安五脏、益气、除湿痹,久服令人润泽、美色、耳目聪明、不饥不老、轻身延年"的功效。性味甘平,入心、肾、大肠经,具有宁心安神、润肠通便、敛汗生津的功效,可以治疗虚烦不眠、惊悸健忘、遗精盗汗、肠燥便秘等症。明代医家李时珍在《本草纲目·木部·柏》中说:"柏子仁,性平而不寒不燥,味甘而补。辛而能润,其气清香,能透心肾,益脾胃,盖仙家之上品也,宜乎滋养之剂用之。"明代医家彭用光的《体仁汇编》中载的"柏子养心丸",以柏子仁为主药,配伍枸杞子、麦冬、当归、党参、枣仁等而成方,具有补气养血、宁心安神的功效,主治心气虚弱、心悸易惊、失眠多梦、健忘怔忡、口干盗汗等症,至今仍是临床常用的经典安眠方剂。柏子仁还有养血润燥的功能,极适合老年和产后便秘的患者服用。元代医家危亦林的《世医得效方》中,有个著名的通便方剂"五仁丸",柏子仁与桃仁、杏仁、松子仁、郁李仁、炒陈皮炼蜜为丸,主治血虚津枯,大肠传导秘涩而致的便秘。亦可与核桃仁、蜂蜜煮成"柏子仁粥"食用。柏子仁主产于山东、河南、河北等地,以粒大饱满、颜色黄白、油润肥厚者为佳,可用先行炒制或先行蒸制的压榨法,炮制加工成柏子仁霜。清代医家陈士铎在《本草新编》中,称柏子仁霜可"兴阳道,杀百虫,止惊悸,安五脏,风眩头痛。亦可调煎,久服不饥,增寿耐老,此药尤佳,延生之妙品也"。

南宋诗人陈宓的《次刘学录韵并以胡桃寄之》说:"中腴外劲介如坚,能伴寒松晚菊鲜。闻道元城心似铁,故教持向蛤蜊前。"陈宓是南宋名相陈俊卿的四子,少年时在故里的白湖书堂师从理学家朱熹,与其父皆为名噪当时的书法家,著有《论语注义问答》、《春秋三传抄》、《读通鉴纲目》、《唐史赘疣》等书稿数十卷。陈宓敬仰朱熹,自誓居官必如颜真卿,居家必如陶潜,是朱熹学派的理学大家。他先以父亲的官职荫授南安监税官,主管南外睦宗院,接着任安溪知县。南宋嘉定七年(公元1214年),陈宓被召入监进奏院。他慷慨尽言，直谏爱民，认为"人主之德贵乎明，大臣之心贵乎公，台谏之言贵乎直"，郡人都尊称他为"笃行君子"。陈俊卿父子都是清忠亮直的抗金相臣，不畏权贵。当朝廷派寺丞丁火育出使金国时，陈宓为他饯行，并写赠诗说："九世旧仇犹有憾，百年中国岂无人"，一时传为佳话。次韵，指的是用原韵、原字按原次序相和的诗。陈宓赠寄给刘学录胡桃，在诗中盛赞它内心丰腴而外表坚劲，和寒松晚菊一样卓立不群。诗中所说的"元城"，当指的是北宋重臣刘元城，名安世，字器之，北宋魏（今河北大名）人，号读易老人，学者称元城先生。年轻时登进士第却不就官，从学于司马光。司马光任宰相后，荐他为秘书省正字。宋元佑年间（公元1086—1093年）任左谏议大夫宝文阁待制。他论事刚直，不避权贵，对皇帝当面诤谏，有"殿上虎"之誉。新党旧党之争的"同文馆狱"中受株连，奸臣蔡京要求诛灭安世家族，不得结果，被贬后迁徙梅州。他在梅州创办"元城书院"，传播传统文化。被贬海南的大学者苏东坡闻知后，发出"元城乃真铁汉也"的感慨。刘学录或许是元城先生的后人，陈宓不无幽默地说，都说元城先生在大殿上进谏面如虎、心似铁，那也未必。胡桃和蛤蜊的外壳都是坚硬的，但内心却都是丰满而柔情的。

陈宓在这首赠诗中赞美胡桃中腴外劲，实际是在用以比喻人格和品德。同为诤臣之后，诗中所表述的情感是寓意深刻的。胡桃，又名羌桃、万岁子或长寿果，食用或药用为胡桃科胡桃属植物胡桃的种仁，即胡桃仁。据南北朝齐梁时的道教医药家、炼丹家陶弘景的《名医别录》中记载："此果出自羌胡，汉时张骞出使西域，始得种还，移植秦中，渐及东土。"据史料记载，公元319年，晋国大将军石勒占据中原后，建立后赵。因忌讳"胡"字，故将胡桃改名为核桃，一直延用至今。宋代药学家苏颂等编撰的《本草图经》中说："胡桃生北土，今陕、洛间多有之。大株厚叶多阴。实亦有房，秋冬熟时采之。"胡桃仁入药始载于唐代医家孙思邈的《备急千金要方·食治》和食疗学家孟诜的《食疗本草》。胡桃性味甘、温，归肺、肾经，有补肾固精、化痰定喘、温肺润肠等功效。常用于肾气不足、精血亏虚所致的肾虚咳喘、腰痛膝软、头晕耳鸣、阳痿遗精、大便秘结、尿频石淋等症。不仅胡桃仁可药用，其叶、壳、花、枝、油、根均入药用，历代本草书中均有记载。核桃内的木质隔木称作"胡桃衣"，有收涩固精的作用。宋代太医局编撰的《太平惠民和剂局方》中，有一个著名的方剂"青娥丸"，用胡桃肉与杜仲、补骨脂、大蒜配伍，制成水蜜丸或大蜜丸，治疗肾气虚弱、腰痛如折，或腰间时有物重坠，膝软乏力、起坐艰辛者，男女皆可服用。男者服用以温酒冲服，

松子胡桃健脑安神

女性服用以淡醋汤下。经常服用有壮筋骨、活血脉、乌髭须、益颜色的作用。

"青娥"指的是主司霜雪的女神，亦指美丽的少女。唐代诗人李商隐的《霜月》诗中有"青女素娥俱耐冷，月中霜里斗婵娟"的句子。医家用之作方剂名，来说明女性服此药后阳气盛而耐寒冷，男性服后肾气充而阳气旺的效果。据说，唐代广州太尉张寿明，得本方于南番，即岭南一带的少数民族。服用后须发由白转黑，自觉精力充沛，遂作诗以赞美此方的神妙功效："三年时节向边隅，人见方知药力殊。夺得春光来在手，青娥休笑白髭须。"从青娥丸的药物配伍来看，都是温补类的中药，故阴虚火旺或痰火壅盛体质者不宜服用。明代医药学家李时珍在《本草纲目》中明确指出："胡桃性热，能入肾肺，唯虚寒者宜之。而痰火积热者，不宜多食耳。"

胡桃仁与松子、柏子仁都是常食用的干果，种仁完整者类球形，由二瓣种仁合成。表面皱缩多沟，呈凹凸不平状。外被棕褐色薄膜状的种皮包围，剥去种皮后显黄白色。质地脆软，子叶富含油质。以颜色金黄、形整个大、饱满油多者为佳。它既可以生食炒食，也可以制成胡桃仁粥、浸成胡桃仁酒、研成胡桃膏、制成胡桃饮服用。现代营养学检测表明，每百克胡桃仁中含蛋白质14.9克，脂肪58.8克，碳水化合物9.6克，膳食纤维9.6克，胡萝卜素30微克，维生素E 43.21毫克，钾385毫克，锰3.44毫克，钙56毫克，磷294毫克，铁2.7毫克，硒4.62微克，锌2.17毫克。古人称胡桃为长寿果，久服可有健脑益智、安神养心、乌须黑发、通便排石的功效，是名符其实的传统食疗佳品。

在中医养生史上，有两位文化名人与胡桃结缘，留下千古佳话。南宋文学家洪迈的《夷坚志再补》中记载："予素痰症，因晚对，孝宗谕以胡桃肉三颗，生姜三片，临卧服之毕，即饮汤三两呷，又再嚼桃姜如前数，且饮汤，勿行动即就枕。"洪迈素患痰嗽之疾，连与皇帝晚对时都咳痰不停。宋孝宗赵昚告诉他一个食疗的方子，晚上睡前嚼食胡桃生姜，竟有咳止痰减之效，多年的痰嗽之疾不再复作。生姜化痰止咳，多用于治疗感寒咳嗽及痰饮咳嗽；胡桃温肺定喘，常用于肾气虚所致的咳喘，两者同服，共收止咳化痰、纳气平喘之功。明代医药学家李时珍在《本草纲目》中记载了洪迈的这则医案后说："胡桃佐补药，有令人肥健能食，润肌黑发固精，治燥调血之功也。命门既通则三焦利，故上通于肺而虚寒喘嗽者宜之，下通于肾而腰脚虚痛者宜之。内而心腹诸痛可止，外而疮肿之毒可散矣。洪氏《夷坚志》只言胡桃治痰嗽能敛肺，盖不知其为命门三焦之药也。"

清代文学家梁章钜在他的笔记杂著《浪迹丛谈·卷八·方药》中，记述服食胡桃肉的方法说："核桃补下焦之火，亦能扶上焦之肺，但服之各有其法。"他效法清代著名诗人、书画家曾燠，每天早晨用高粱酒送服胡桃仁养生。梁章钜在广西任总督时，有人教给他服核桃的养生法，自冬至日起，每夜嚼核桃一枚，至立春止。他深有体会地说："余服此已五阅年所，颇能益气健脾。有同余服此者，其效正同。闻此方初传自西域，今中土亦渐多试服者，不甚费钱，又不甚费力，是可取也。"中国近代杰出的中医临床家张锡纯在《医学衷中参西录》中说："胡桃，为滋补肝肾、强健筋骨之要药，故善治腰疼腿痛，一切筋骨疼痛。为其能补肾，故能固齿牙，乌须发，治虚劳喘嗽，气不归元，下焦虚寒，小便频数，女子崩带诸症。其性又能消坚开瘀，治心腹疼痛，砂淋、石淋堵塞作痛。"明代书画家、文学家徐渭的《胡桃·燕近出鸡头子颇佳而价亦踊》中说："羌果荐冰瓯，芳鲜占客楼。自应怀绿袖，何必定青州？嫩玉宁非乳，新苞一不油。秋风干落近，腾贵在鸡头。"诗中所说的鸡头子，是当时产于燕京的名贵的核桃品种，在当时价格是相当昂贵的。这位晚年穷愁潦倒的文学艺术大师，用诗笔写潘家大谷梨，歌海东红杏，咏白樱桃，给后人留下吟诵水果的诗品佳话。

在中药百草园中，除了松实、柏子仁、胡桃仁外，还有诸多的食药皆宜的果仁，如利水消肿的郁李仁、润肠通便的火麻仁；养心安神的酸枣仁、润肺化痰的瓜蒌仁；止咳平喘的杏仁、活血行瘀的桃仁；健脾化湿的砂仁、温脾固精的益智仁等，都是养生保健、延年益寿的果仁类珍品。

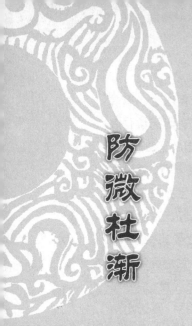

防微杜渐

洽理未病

爽口物多须作疾，

快心事过必为殃。.

知君病后能求药，

不若病前能自防。

——宋·邵雍《仁者吟》

邵雍（公元1011—1077年）是北宋著名哲学家，字尧夫，谥号康节，与周敦颐、张载、二程被称作"北宋五子"，是两宋时理学的杰出代表之一。他自号"安乐先生"，并将自己的寓所命名为"安乐窝"，曾两度被荐举，均称疾不赴。朱熹评价他说："天挺人豪，英迈盖世，驾风鞭霆，历览无际，手探月窟，足蹑天根，闲中今古，醉里乾坤。"

邵雍创立的先天易学体系，推天道以明人事，因人事而验天时，涵盖了天地人的物理之学和性命之学。他认为只要虚静无为，潜心行道，人人都可成为圣人贤才。邵雍不仅以自己的心身双修的行为和富贵浮云的人格魅力展现这种旷世的精神境界，而且将其对生命和养生的思考写进诗歌吟咏。在他《伊川击壤集》中的3000余首诗歌中，我们能解读到这位集学者与隐士于一身的理学家，洞观生命的智慧和宠辱不惊的闲逸。

在日常生活中，邵雍将自己的衣食住行都内涵于理学之中。他深知"酌有浅深存爕理，饮无多少系经纶"，饮酒时从不酩酊大醉，而是微醺即止；生病臂痛时，他感叹道，"大凡物老须生病，人老何由不病乎"，对年老生病所持的是一种达观乐天的态度。"虑少梦自少，言稀过亦稀"，则告诫了世人少思虑可安神，谨言行能减过错的真理。"不作风波于世上，自无冰炭到胸中"，说明宽容处世，自然会神清意朗的道理。他写了一组《安乐窝中吟》，记述了自己读书吟诗、收露烹茶、酿酒种药、游乐赏景的隐士生涯。在《仁者吟》这首诗中，精通阴阳互根易理的邵雍从饮食不节和情志过极终作疾和必为殃——导致形神疾病的发生，论说了与其病后，饵食药物治疗，不如在病前预防而不生病、少吃药的道理。这首养生诗所倡导的观点，与中医治未病的学术思想异曲同工，是中国古代学者养生的真实写照。唐代诗人白居易《遣怀》中有诗句说，"乐极必悲生，泰来由否极"，也是这个道理。

中医典籍《黄帝内经·素问·四气调神大论》中说："圣人不治已病治未病，不治已乱治未乱，此之谓也。夫病已成而后药之，乱已成而后治之，譬犹渴而穿井，斗而铸锥，不亦晚乎！"早在2000多年前，在生命科学尚处在初级阶段的汉代，先哲们就萌生出"治未病"的学术理念。经过历代医家的发展与完善，成为传统中医文化的核心理念之一，蕴含了中医以预防为主和个性化干预的健康观的先进性，并体现在养生文化的各个方面。

在科学文化昌达的宋代，一大批名士学者如欧阳修、苏东坡、朱熹、陆游等，和邵雍一样，都关注怡养形神的性命之学，在他们身体力行的诗文中，留下了中医养生文化史上的充满个性的篇章。欧阳修在《删正黄庭经序》中，提出了"以自然之道，养自然之生"的观点，为后世所推崇；苏东坡"寸田可治生，谁劝耕黄糯"的气功修炼的经验，给门人以启迪；陆游的"不是暮年能耐病，道人心地本来宽"的乐观豁达的心境，伴随放翁的一生；朱熹的主静、居敬、顺道的理学养生理念等，是将传统伦理学升华为道德养生技术的箴言。

古代中医所倡导的"治未病"理念，指的是在日常生活中，采取相应的自我摄生的措施，注重精神、饮食、起居、运动、房室、药疗等方面的颐养，天人合一，防患于未然。从微小的生活细节入手，来维护个体的心身健康，减少疾病的发生概率，防止其发展或加重，以提高个体的生存和生活质量。

"治"的含义，是管理和治理的意思。近些年来，运用现代医学的成果及管理学的方法，针对个体的健康意识、生活方式和心理行为，利用一切资源，预防疾病的发生，延缓疾病的发展，降低疾病的损害，有目的、有计划、有组织地提高个体健康状况和生活质量就是个体化的健康管理，成为健康管理学的重要内容之一。这与古代医家提出的"治未病"的学术理念，的确有异曲同工之意。世界卫生组织（WHO）提出，人的健康长寿15%取决于遗传，10%取决于社会条件，8%取决于医疗条件，7%取决于自然环境，而60%取决于个体的生活方式。由此可见，一个人的生活方式科学与否，对其健康质量和发病与否起着至关重要的作用。

唐代医家孙思邈在《备急千金要方》中说："上医医未病之病，中医医欲病之病，下医医已病之病。若不加心用意，于事混淆，即病者难以救矣。"意思是说，高明的医生善于在没有病的时候，告诫人们通过养生保健的方法来平衡人体的阴阳气血，使自己不生病；中等的医生则去治疗要开始发病的病人，劳民伤财；那些不高明的医生，则忙于治疗已经生病的病人，往往事倍功半。这从三个方面解释了中医注重防微杜渐——"治未病"的学术理念，包括未病先防、既病防变、瘥后防复三个层面。这使人们想起战国时楚国隐士鹖冠子在《鹖冠子·世贤》所记载的名医扁鹊的轶事：魏文王曾问扁鹊："你们家兄弟三人，都精于医术，谁是医术最好的呢？"扁鹊说："大哥的医术最好，二哥稍差些，我是三人中最差的一个。"魏文王不解地说："你的医名天下尽知，为什么是医术最差的呢？"扁鹊解释说："我大哥治病，是治病于病情发作之前，由于一般人不知道他能事先铲除病因，反而觉得他的治疗没什么明显的效果，所以他的名气无法传出去，只有我们家的人才知道。我二哥治病，是治病于病情初起的时候，一般人看上去以为他只能治轻微的小病，所以他的名气只能在我们乡里流传。而我扁鹊治病，是治病于病情已经严重的时候，如虢国太子的'尸厥'症，患者命在旦夕，国王心急如焚。我在经脉上穿针放血，在皮肤上敷药，用麻药让人昏迷，做的都是些不可思议的大手术。人们自然以为我的医术高明，因此名气响遍全国，远远大于我的两位哥哥，有起死回生之誉。魏文王感叹道："你说得好极了。良工化之，拙工败之。"这足以说明，古代医家注重治未病的学术思想，倡导病前自防的理念。

西汉文学家司马迁在《史记·扁鹊仓公列传》中，记载了扁鹊通过精湛的望诊医术，推断蔡桓公的疾病逐渐加重的预后，是中医"治未病"的一个经典医案。扁鹊见到蔡桓公，站着看了他一会儿说道："您的皮肤腠理间有点小病，不医治恐怕就要加重。"桓侯有些不高兴地说："我哪儿有什么病？"扁鹊走后，桓侯对左右的人说："医生喜欢给没病的人治病，再把这治好的'病'作为自己的功劳，以获得酬谢。"过了十天，扁鹊又见到桓侯，对他说："您的病已到了肌肉里，再不医治，将会更加严重。"桓侯很不高兴，没有理睬扁鹊。过了十天，扁鹊又见到桓侯，说："您的病已到了肠胃，再不医治，将会更加严重。"桓侯还是不理睬扁鹊的劝告。过了十天，扁鹊进见时，远远地看了桓侯一眼，转身就离开了。桓侯特意派人去问他是什么原因？扁鹊说："皮肤腠理间的病，用热水熨和药剂外敷，可以治好；肌肉里的病，用针刺艾灸，可以治愈；肠胃里的病，用火剂汤药，也可以治好；骨髓里的病那是司命神所管的，医生就无能为力了。桓侯的病现在已经到了骨髓，我因此不再说什么话了。"过了五天，桓侯浑身疼痛，派人去寻找扁鹊，才知道他已经逃到秦国去了。蔡桓公不治而死，司马迁感叹道："使圣人预知微，能使良医得早从事，则疾可已，身可活也。"

在中国医学史上，历代医家用自己的创新理论和临床经验，不断地丰富"治未病"的学术内涵。东汉大医学家张仲景在其治疗杂病的专著《金匮要略》中说："上工治未病，何也？治未病者，见肝之病，知肝传脾，当先实脾。"张仲景以肝病为例，将顾护人体的脾胃之气，作为临证时慎于治疗，防止疾病传变的关键环节，给后人以启迪。据清代陆懋修的《世补斋医书·张机传》载：张仲景游医京城，与"建安七子"之一的王粲相逢于洛阳。凭着精湛的望诊医术，医圣断定，20岁的王粲患了麻风病，便让其服"五石汤"治疗。王粲讳疾忌医，没有听从张仲景的告诫，受药拒服。后来，正值壮年的王粲果然眉毛脱落，怏怏病逝。

从中医诊断学的角度说，张仲景候色验眉，指出其预后不佳，是中医治未病既病防变的经典医案。清代医家徐大椿在《医学源流论·防微论》中说：

防微杜渐 治理未病

"凡人少有不适,必当及时调治,断不可忽为小病,以致渐深;更不可勉强支持,使病更增,以贻无穷之害。"这都是中医治未病的学术思想的精粹发挥和独特诠释。

唐代著名医家孙思邈在《备急千金要方》中说:"安身之本,必资于食,是故食能排邪而安脏腑,悦神爽志以资气血。若能用食平疴,释情遣疾者,可谓良工。"主张通过合理的饮食,使五脏的功能旺盛,人体的气血充实,提高适应自然界变化的应变能力,增强抵御外邪的正气。"食疗不愈,然后命药",认为食疗是治病祛疾的首选方法。他在《备急千金要方·食治》中,收载154种食物,为后世中医食疗学的发展奠定了基础。

清代医学家陆以湉在《冷庐医话·肿》中,记载了一则黄芪食疗治水肿的医案:海宁观察许珊林的幕友杜某的亲戚王某,夏秋间忽患肿胀,"自顶至踵,大倍常时,气喘声嘶,大小便不通,危在旦夕"。许观察诊脉后,令用黄芪四两,糯米一酒盅,煎一大碗,用小匙呷服。"移时小便大通,溺器更易三次,肿亦随消"。后患者此症复发,请另一医家诊治,方用除湿猛剂,使病情加重而气将绝。家人又用芪米汤灌服救治,病肿渐消气复,后续服黄芪数斤而愈。瘥后防复是中医治未病的一个侧面。患病后的饮食、情志、房室、用药等方面的养生,才能使疾病不再复发。明代著名医家张景岳在阐述"治未病"的学术观点时说:"祸始于微,危因于易,能预此者,谓之治未病;不能预此者,谓之治已病。知命者,其谨于微而已矣。"

对于现代人来说,中医治未病的学说对预防"亚健康"状态是十分可行的养生保健方法。健康的生活、行为和工作方式是提高生命质量,预防"亚健康"的根本方法;饮食有节、起居有常、情志调畅、劳逸适度等养生之术是自我防治亚健康的有效手段;调整自己身体的阴阳失衡状态,以预防疾病的发生、发展和恶化,是治疗亚健康总的指导原则;益气养心、疏肝解郁是中医药干预亚健康,营造生命质量的治疗大法。

亚健康又有第三状态、灰色状态、病前状态、潜病期等多种称谓。世界卫生组织(WHO)对于健康的定义是:"健康不仅仅是没有疾病和虚弱,而且是身体、心理和社会适应能力的完好状态。"相对于这个健康的定义,亚健康状态的定义,就是指人体的一种既没有疾病,又不健康的状态,是介于健康与疾病之间的一种心身状态,具有双向发展回归的趋势。

亚健康的发生,与个性、性格等心理因素有关。不良个性的人往往有不合理的信念和认知方式。由于心理不健康,往往对社会变化和人际关系的适应能力较差，如敏感、内向、多疑的人出现亚健康的频率较高；平常出现易怒、易激动、焦虑、烦躁等负面情绪的人，亚健康的状况也比较常见。生理亚健康是指人体各系统的生理功能紊乱、衰退或综合体能下降，精神不振、体力的"透支"等，表现为人体各系统症状如神经系统的头晕、头痛、失眠、多梦、记忆力减退、精神不振等症状；循环系统的心悸、胸闷、胸部隐痛、临界高血压、高血脂等。而生活节奏的加快，日益加剧的生存压力等，使得个体的生存发展与社会压力之间出现失衡。不良生活方式也是导致亚健康的重要因素，生活不规律，如经常熬夜、吸烟饮酒、高热量和高脂肪的饮食、缺乏运动等，都是亚健康的"催化剂"，这就是健康—亚健康—疾病的转化模式。

亚健康状态是由于心理、生理、社会和生活方式等内外因素共同作用的结果，从而导致人体的脏腑气血功能失常，生克乘侮失序的生命状态。现代医学认为，是人体的神经系统、内分泌系统、免疫系统整体协调失衡和功能紊乱而致的一种生命时相。临床大多表现为神疲乏力、少气懒言、抑郁易怒、失眠多梦等心神失养的症状。疲劳综合征是亚健康的另一个突出的症状，与中医的"气虚证型"十分贴切。而心理及情绪异常则符合中医的"肝郁证型"的病机。因此，在亚健康状态一系列的纷繁复杂的症候群中，"心神失养、气虚肝郁"是其核心的病机。

元代著名医学家朱丹溪在《丹溪心法·不治已病治未病》中说："与其救疗于有疾之后，不若摄养于无疾之先。盖疾成而后药者，徒劳而已。是故已病而不治，所以为医家之法；未病而先治，所以明摄生之理。长如是则思患而预防之者，何患之有哉？"邵雍在《心安吟》中云："心安身自安，身安室自宽。心与身俱安，何事能相干？"早在800多年前，这位精于养生之术的理学大师，站在哲学思维的高度，来推理心与身的健康问题，给我们多少健康的启示？

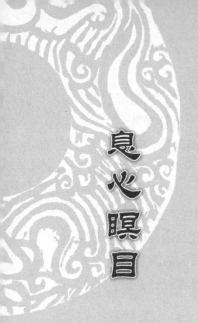

息心瞑目　神安好寐

花村幽窗午梦长，

此中与世暂相忘。

华山处士如容见，

不觅仙方觅睡方。

——宋·王安石《无题》

王安石（公元1021—1086年）是北宋杰出的政治家、文学家，庆历二年（公元1042年）进士及第。宋神宗赵顼即位后，即诏王安石知江宁府，旋召为翰林学士。熙宁元年（1068年）四月，召王安石入京变法立制，富国强兵，以改变积贫积弱的社会现状。熙宁三年，王安石升任宰相，开始大力推行改革，进行变法。由于触犯了官僚地主阶层的利益，两宫太后、皇亲国戚和保守派士大夫们共同反对变法。因此，王安石在熙宁七年（1074年）第一次被罢相。熙宁八年复拜相后，因为得不到更多的支持，改革未能继续下去，于熙宁九年辞去宰相职务，从此闲居江宁府。宋哲宗元佑元年（1086年），保守派得势后，此前的新法都被废除，王安石不久便郁然病逝。在中国历史上，王安石的政治变法对北宋后期社会经济具有很深的影响，被列宁誉为"中国十一世纪伟大的改革家"。

王安石是"唐宋八大家"之一，他的散文，雄健简练，奇崛峭拔，观点鲜明，分析深刻，尽显他的政治主张。王安石的诗歌，大致可以以罢相划界而分为前后期，在内容和风格上有较明显的区别。晚年的隐居生活，使他陶醉于山水田园中，写景诗咏物诗取代了前期政治诗的位置，抒发了一种恬淡的情趣，艺术表现上却臻于圆熟。这首《无题》小诗，就写了他在花村幽窗下午睡后的一种闲逸心境，暂忘纷纭世事，没有理政烦恼，这位著名的"拗宰相"发出"不觅仙方觅睡方"的感叹。

王安石晚年写的一首《渔家傲·平岸小桥千嶂抱》的山水词，抒发了他退出政治舞台后的生活情趣和心境："平岸小桥千嶂抱，柔蓝一水萦花草。茅屋数间窗窈窕。尘不到，时时自有春风扫。午枕觉来闻语鸟，欹眠似听朝鸡早。忽忆故人今总老。贪梦好，茫然忘了邯郸道。"他二次罢相隐居金陵以后，心情渐渐地平淡下来。据宋代词人叶梦得的《避暑录话》记载："王荆公不爱静坐，非卧即行。晚卜居钟山谢公墩，畜一驴，每食罢，必日一至钟山，纵步山间，倦则即定林而睡，往往至日昃及归。"骑着毛驴，漫行于山林之间，疲倦了就倚树席草而眠，一幅退休宰相的山居图！

人的一生大约有1/3的时间在睡眠中度过。睡眠是复发的惰性和不反应状态，睡眠时人的意识水平降低或消失，大多数的生理活动和反应进入惰性状态。通过睡眠，使疲劳的神经细胞恢复正常的生理功能，精神和体力得到恢复。睡眠时大脑的垂体前叶生长激素分泌明显增高，促进机体的生长，并使核蛋白的合成增加，有利于记忆的储存。睡眠既是补充储备能量、消除疲劳、恢复体力的主要形式，又是调节各种生理功能、稳定神经系统平衡的重要环节。无论是对身体的发育，还是对保障身体的健康、保持旺盛的精力、疾病的康复和延年益寿等，都是十分重要的。

中医认为睡眠是人体阴阳之气相互交替转化的结果。中医典籍《黄帝内经·灵枢·大惑论》中说："夫卫气者，昼日常行于阳，夜行于阴，故阳气尽则卧，阴气尽则寤。"清代医家林佩琴在《类证治裁·不寐》中诠释说："阳气自动而之静则寐，阴气自静而之动则寤。"现代医学认为睡眠的本质是高级神经活动的一种保护性的抑制。大脑皮层的神经细胞，因为不断地工作而疲劳时，就由兴奋状态进入抑制状态，抑制从局部逐渐向周围扩散，皮层及皮层下进入广泛的抑制后，就进入到睡眠状态。

临床见到的睡眠障碍主要为失眠症。失眠症系难于入眠或难于保持睡眠，以致睡眠不足，其严重程度因人而异，中医称之为不寐，俗称失眠，亦称不得眠。是指不易入睡，或睡而不实，时睡时醒，甚至整夜不能入睡。是临床常见的一种症状，可见于多种疾病中。中医内科将之分为思虑劳倦，伤及心脾；阳不交阴，心肾不交；阴虚火旺，肝阳扰动；心虚胆怯，心神不宁；胃气不和，夜卧不安等证型，通过辨证施治来调和阴阳，养心安神是其治疗大法。

宋代理学大师邵雍的《伊川击壤集》中有一首《能寐吟》，可谓道尽睡眠的真谛："大惊不寐，大忧不寐。大伤不寐，大病不寐。大喜不寐，大安能寐。何故不寐？湛于有累。何故能寐，行于无事。"这足以说明，惊喜忧伤的精神和心理因素，在睡眠占有重要的位置。情志不节，劳逸过度，都会使阴阳失调，阳不入阴而导致不寐之疾。轻者入寐不酣，重者彻夜不眠，影响生活和健康质量。久而久之，便会引发多种心身疾病。

南宋四大诗人之一的杨万里有一首《闲居初夏午睡起二绝句》："梅子留酸软齿牙，芭蕉分绿与窗纱。日长睡起无情思，闲看儿童捉柳花。"写的是作者在初夏午间小寐之后的恬淡心境：黄梅生津，芭蕉葱茏，柳花飞舞，村童嬉闹，一看一捉之态，一静一动之间，写出了初夏田园风光之清灵，更流露出诗人胸襟的通脱。杨万里是一位秉性刚直的爱国诗人，绍兴二十四年（公元1154年）进士，因屡次上书宋光宗赵惇，指责朝政时弊，被罢官闲居15年之久。宋宁宗赵扩即位后，屡次召他入朝任职，都坚辞不就。正因为心神康泰，这位田园诗人才会有如此好的睡眠。

好的睡眠不仅是心身健康的标志，在特殊的情境下，往往会产生意想不到的效应。宋代科学家沈括的《梦溪笔谈·人事》中，记载了政治家、文学家寇准的一则轶事：宋真宗景德元年，辽国大举入侵宋朝。多数大臣建议不抵抗，主张谋和，而宰相寇准却极力说服宋真宗御驾亲征。赵恒率兵刚渡过黄河，辽军的骑兵就到了阵前，朝廷上下忧心忡忡。皇帝派人暗中察看寇准的神态，回报说他在中书熟睡，酣声如雷。双方在檀渊交战，宋军大胜，与辽国立下"檀渊之盟"。寇准的酣寝，竟起到了稳定军心的作用，时人把他与东晋政治家、军事家、宰相谢安相比。

　　好的心态是安眠的良方，入睡的良药。唐代百岁医家孙思邈在《备急千金要方》中，有"半醉酒，独自宿；软枕头，暖盖足；能息心，自瞑目"的养生格言。这使人想起北宋才高八斗、生性耿直的大文学家苏东坡。宋元符二年（公元1099年），苏轼被贬广东惠州时，住在一座寺院里，他写了一首《纵笔》诗，"白头萧散满霜风，小阁藤床寄病容。报道先生春睡美，道人轻打五更钟"。宋代曾季狸的《艇斋诗话》中记载：这首诗让时任宰相的章惇知道了，心中极为不快。他本是苏东坡的老友，因为变法而成为政敌，整人狠下死手。他对皇帝说，苏东坡被贬谪惠州，住在破庙里还得意洋洋地说自己"春睡美"，明显是对圣上不满，挑拨皇帝把他贬到更荒凉的儋州即今天的海南岛去了。

　　宋代文学家、"苏门六君子"之一的李廌，在《济南先生师友谈记》中，记述了苏东坡的睡眠养生经验："东坡谓廌与李祉言曰：'某平生于寝寐时，自有三昧'。"苏轼的睡眠经验，一是在床上安置四体，无一处不稳；二是按摩四肢的痛倦处，瞑目听呼吸；三是呼吸匀定，少蠕动以定心，使四肢百骸，无不和通。苏东坡还有一个习惯，每于五更初起，栉发数百次，用手摩面服裳后，于一净榻上用此法假寐。"数刻之味，其美无涯，通夕之味，殆非可比。"这就是我们常说的睡"回笼觉"，苏轼认为其甜美无比。

　　叶梦得在《避暑录话》中说，东坡被贬在黄州，一日与数客饮酒于江上，写了首名词《临江仙》："夜饮东坡醒复醉，归来仿佛三更。家童鼻息已雷鸣。敲门都不应，倚杖听江声。长恨此身非我有，何时忘却营营。夜阑风静縠纹平，小舟从此逝，江海寄余生。"翌日，坊间哗传子瞻昨夜作此辞，与客歌咏数次后，挂冠服于江边树上，拏舟长啸去矣。郡守徐君猷闻之，既惊且惧，以为州失罪人，急命驾往谒，见"子瞻鼻鼾如雷，犹未兴也"。

　　作为一代大学者，苏东坡集儒释道于一身，对睡眠有深入的研究，自有心得。在中国传统文化中，道家注重于精气神的摄养，其中有以静卧状态为特征的睡功修炼法，不仅用于催眠安寐，有的还具有疗疾扶正之功。著名的

息 心 瞑 目　神 安 好 寐

有陈抟睡功、虚靖睡功、陈自得睡功、尹清和睡功、先天派睡功、抱龙眠睡功、小搭桥卧功、大搭桥卧功等。

明代精于养生的医家周履靖的《赤凤髓》中，辑有《华山睡功十二图》，包括毛玄汉、瞿上辅、麻衣真人、陈希夷等12位养生家的睡功。如虚靖睡功，即为南宋道教天师派第30代传人张继先所创。此功可治梦中泄精，左手枕头，右手捏固阴处，行功。左腿直舒，右腿拳曲，存想精窍，并闭固关，运气36口，吞咽神水入丹田。当代道家养生学者萧天石在《道海玄微》中，载有元代北宗炼养家尹清和的小休丹睡功：法以身仰卧，右脚驾左脚上，直舒两手肩，存神气穴，坤腹左右运转太极，行功运气36口，可治脾胃虚弱等症。《道海玄微》中还载有抱龙眠睡功法：宜首与膝接，头与腹接，卷缩如球状，周天息行如环之无端；待真气生，真火发，周天火便如一大火球，循环圆转，运行不息而入无我境界矣。而小搭桥睡功乃是治病的睡功法：头着于枕上，肩背腰空悬，臂著床，胃向背贴，两腿并拢，朝上举起，呼吸匀细，任其自然。可治疗失眠、神经衰弱、胃肠病与腰肺部等疾病。苏东坡的"睡中三昧"，就是他熟读经典，自成一家的经验之谈。

明代文学家、书画家陈继儒的《销夏部》中载，王安石夏日睡午觉时，喜用方布枕。欧阳修问其是何道理？王安石回答说："睡久气蒸，枕热则转一方冷处。"欧阳修笑曰："介甫知睡，真懒睡也。"古人是十分讲究卧具的选择，即适宜的床、被、褥、枕、帐、席、便器等，都是保证睡眠质量的必备物品。明代养生学家高濂的《遵生八笺·起居安乐笺》中，就载有二宜床、无漏帐、石枕、蒲花褥、芦花被、隐囊等卧具。其中的"女廉药枕"，用当归、辛夷、白芷、蜀椒等32味中药制成，有祛风安眠之功。

药枕，是中医药与睡眠结缘的文化精品。人的头颈处经脉汇聚，穴位庞杂。久卧药枕，利用睡眠时头部的温度，促使药物的有效成分散发出来，从而缓慢持久地刺激经穴，可达到安神催眠、防病治病的目的。宋代文学家黄庭坚有诗云："枕囊代曲肱，甘寝听芬苾。老眼愿力余，读书真成癖。"诗人盛赞的是草决明枕清热安神、明目助眠的作用。唐代的《大明本草》即说："作枕，治头风明目，胜于黑豆。"用草决明杂以菊花等制成药枕，软硬适中，清利头目，是中医外治法之一。一囊药枕，伴人安眠甘寝，欣然入梦，可使学者骚客们文思如泉涌。南宋大诗人陆游有"采得黄花作枕囊，曲屏深幌闷幽香"的诗句。元代回族文学家，曾任御史中丞的马祖常也曾写诗赞美菊花枕的保健功效说："半夜归心三径远，一囊秋色四屏香。"根据自己的体质体征，选择不同功效的中药，如菊花、玫瑰花等花蕊，白芷、川芎等芳香药，可制成不同功效的药枕。明代医家李时珍在《本草纲目》中记载："苦荞麦，黑豆皮，绿豆皮，决明子，菊花，同作枕，至老明目。"读者不妨在医生的指导下，辨证选用不同的中药，制成不同作用的安神催眠的药枕。

元代学者李冶在《敬斋古今黈》中，记述自己五十岁后，苦于失眠，后得闲闲公的"速睡法"，行之有效：但于当睡之时，贴枕拥衾，置身安稳。然后平心定虑，存真气如黄金细线，发两踵，自后而上，过腰合而为一。冲脊上顶，至前发际，却散而为二。绕黄庭听会横行，相交于人中。环口，贯下龈，复合为一。下咽喉，径入太仓，留之不动。然后真气下脐，入少府阴交，复散而为二。下膝、下臁、下跗。前裹中指尖，顺行度涌泉，复至踵，谓之一匝。存想至五七匝，已溟溟然入睡乡矣。大段无睡之人，行之不过十数匝，亦自得睡。简明扼要地说，李冶所说的就是一种睡眠的气功疗法。

清代著名文学家、养生家曹庭栋在《老老恒言》中，开篇即为《安寝》，认为"少寐乃老年大患"，对睡眠的时间、环境、方向、姿势、被褥、枕帐、床席、便器等，都有详细的论述。他总结了睡眠的"操纵"二法，可资失眠者应用："操者，如贯想头顶，默数鼻息，返观丹田之类，使心有所着，乃不纷驰，庶可获眠；纵者，任其心游思于杳渺无朕之区，亦可渐入朦胧之境。最忌者，心欲求寐，则寐愈难，盖醒与寐交界关头，断非意想所及，惟忘乎寐，则心之或操或纵，皆通睡乡之路。"所谓操法，如默数数字，或默诵诗词韵文，让大脑疲劳后入睡。所谓纵法，则任凭思维如脱缰野马之奔跑，一切顺其自然，丝毫不加控制和约束，然后在不知不觉中入睡。曹老先生的操纵睡眠法，至今仍是一剂催眠安睡、无毒副作用的"安定片"。

南宋大诗人陆游在《老学庵笔记》中，也有关于睡眠的轶事："护圣杨老说，被当令方正，则或坐或睡，更不须觅被头，此言大是。又云，平旦粥后就枕，粥在腹中，暖而宜睡，天下第一乐也。予虽未之试，然觉其言之有味。后读李端叔诗云：'粥后复就枕，梦中还在家'。则固有知之者矣。"与苏东坡的回笼觉不同，北宋词人李之仪却喜欢服热粥后再睡，更是别有一番滋味在心头。这位曾与苏轼亦师亦友的幕僚，自号"姑溪老农"，亦得睡眠养生之乐趣。唐代诗翁白居易的《闲眠》诗说："暖床斜卧日曛腰，一觉闲眠百病消。尽日一餐茶两碗，更无所要到明朝。"在诗翁看来，晒着太阳闲眠，醒后喝着清茶，无欲无求的心境，那可真是消百病的良药。

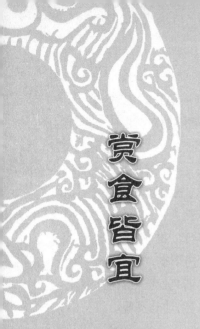

赏食皆宜

养心安神

有聚无分比蒜强，春苗数尺紫茎长。

青苍暗接多重叶，红白争开五月凉。

罔使蒸蜜犹食气，只堪当肉润吟肠。

山古樱笋同时荐，不似花心瓣瓣香。

——南宋·董嗣杲《百合花》

董嗣杲是宋末元初的学者，生卒年不详，字明德，号静传，杭州（今属浙江）人。南宋理宗赵昀景定中期，曾榷茶九江富池，宋度宗赵禥咸淳年末为武康令。宋亡后，他入山为道士隐居，改名思学，字无益，号老君山人。著有《庐山集》、《英溪集》、《百花诗集》等，除《西湖百咏》外，均已经佚失。

董嗣杲是位"吐爵新颖"的诗人，这首《百合花》诗，应是他的《百花诗集》中咏吟花卉的一首，北京大学古文献研究所傅璇琮等主编的《全宋诗》中有载。

百合是百合科百合属多年生草本球根植物，主要分布在亚洲东部、欧洲及北美洲等北半球的温带地区，全世界已发现5000多个百合品种。中国是百合最主要的原生地，其中的55种产于中国各地，尤以江苏宜兴、湖南邵阳、甘肃兰州、浙江湖州栽培百合的历史悠久，是全国著名的四大百合产区。在董嗣杲的故乡浙江，经人工杂交而培育出的新品种"喜来临"、"团圆"、"皇家"等，与亚洲百合、香水百合、葵百合、姬百合等，成为百合大家族中的新贵。

百合是赏药食皆宜的花卉，其鳞片抱合的球根含丰富的淀粉质，部分品种可作为蔬菜食用。以食用价值著称于世的我国兰州所产的百合，最早记载在甘肃省的《平凉县志》中，迄今已有450多年的历史。在中药大家族中，百合还是一味良药，其鳞茎、花瓣、种子均可入药。我国现存最早的药物学专著《神农本草经》中，将百合列为"中品"，称其"味甘，平，主治邪气腹胀、心痛，利大小便，补中益气"。董嗣杲的这首咏百合花的诗，就描绘了百合的植物形态：它的鳞茎呈球形，其根如大蒜，其味如山薯，故又有百合蒜、蒜脑薯等别称，诗人称赞它有聚无分；茎上有紫色条纹，无毛；叶片倒披针形至倒卵形，青苍重叶；春末夏初开放，花色或白或红。诗中还记述百合的食疗功用，如蜜蒸能补肺气，像肉一样可滋润肠胃。诗人还将百合与樱桃和春笋相比，称百合的花瓣更是清香宜人。明代医药学家李时珍在《本草纲目·菜部》中载，开红色花的百合名山丹，其鳞茎食之不如开白花者。但古代燕齐人有采山丹花未开者，晒干后食之的习俗，称之为"红花菜"。与萱草的花即黄花菜并列，爽滑与木耳、草菇的口感相同，营养丰富。红花菜亦是传统的"席上山珍"之一。在董嗣杲所咏的百花中，有很多都是观赏和食药集于一身的植物。如《菖蒲花》中的"开时可食胜餐松，应在神人守护中"，说的是菖蒲花粉的药用；《杏花》中的"野行觅酒无童指，拟拾遗仁作药媒"，则指杏仁的入药；《松花》中的"酿浆可问通仙醉，捻饼须知清蜜供"等，都是花卉或植物药用的诗体本草。

南宋诗人杨万里的《山丹花》云："春去无芳可得寻，山丹最晚出幽林；稀红一色明罗袖，金粉群虫集宝簪。花似鹿葱还耐久，叶如芍药不多深；香泥瓦斛移山蔿；聊著书窗伴小饮。"宋代的诗人们对百合花情有独钟，在自己的药栏堂中侍养，房前屋后的栽培，给后人留下诸多咏百合的诗句。"唐宋八大家"之一的苏辙，因上书反对时政被贬官。崇宁三年（1104年）在河南颍川定居，筑室曰"遗老斋"。他在《种花二首》中写道："筑室力已尽，种花功尚疏。山丹得春雨，艳色照庭除。末品何曾数，群芳自不如。"同受贬谪的长兄苏轼在小居遗老斋后，写的《次韵子由所居六咏》中吟道："堂前种山丹，错落玛瑙盘；堂后种秋菊，碎金收辟寒。草木如有情，慰此芳岁阑；幽人正独乐，不知行路难。"在诗人的笔下，花卉草木是寄寓情感的比兴之托，山水泉石是抒发心境的暗喻之物。苏辙群芳不如山丹花的感慨，苏轼"慰此芳岁阑"的表白，不也昭示了这两位仕途坎坷的智者，如山丹花般的鲜明人格和不泯信念？在杨万里的笔下，在春去花残的晚春，唯有稀红一色的山丹，在幽林中独自开放，成为比鹿葱即夏水仙的花期还要长久不败的佳蕙。从这些咏山丹的诗中可得知，宋代时山丹当是普遍种植的花卉之一，不论是学者鸿儒的雅室，还是野老村姑的房前，都可以领略山丹花如火如荼的烂漫和芬芳。

南宋寿星诗人陆游在《龟堂杂兴》中吟道："方石斛栽香百合，小盆山养水黄杨。老翁不是童儿态，无奈庵中白日长！"陆游是一位精于医药学和勤于养生的学者，他不仅盆栽百合，而且在窗前的土丘上种植白玉簪、兰花和百合花等药用花卉，观赏之余，发出"老翁七十尚童心"的感叹！在中国传统的养生文化中，养花赏花是颐情养性的方法之一，倍受推崇，历代养生学的专著中都列有专章。明代养生学家高濂的名著《遵生八笺·燕闲清赏笺》中，首篇是论插花的《花瓶三说》和《瓶花之宜》，介绍了牡丹花、凤仙花、芙蓉花、栀子花、荷花、海棠花等花卉的插养和观赏方法。认为"草木之生长，亦犹人也"。通过插花、养花、赏花，品味人生的乐趣和清玩的闲逸。《遵生八笺·燕闲清赏笺·四时花纪》中，叙述了玉兰花、迎春花、蔷薇花、紫丁香花、杏花、桃花等上百种花卉树木的栽培方法，其中的《牡丹花谱》、《芍药谱》、《菊花谱》、《兰谱》、《竹谱》等，详细记载了这些花卉和竹木的栽培方法和观赏要点。清代养生学家李渔在《闲情偶记·种植部》中，记载了木本、藤本、草本、众卉、竹木等65种植物的种植和鉴赏方法，是古代中医园艺养生的典范之作。清代医家吴尚先在《理瀹骈文》中阐述说："七情之病也，看花解闷，听曲消愁，有胜于服药者矣。"认为七情内伤的情志类疾病，园艺疗法和音乐疗法有着草木虫石等药物内服所不能达到的治疗作用。现代康复医学中的园艺疗法，如养花、插花、盆景制作等，已经成为现代人修身怡情的休闲养生方式。花的五彩缤纷的颜色给人以不同的感观和联想，红色使人情绪热烈饱满；黄色使人充满喜悦之情，可改善抑郁的心境；蓝色给人以安静凉爽之感，让人心胸阔朗；白色素雅纯洁，使观者有轻快舒展之感；紫色会使人沉静，控制情绪。花的香气又是天然的气味疗法，不同花卉分泌的芳香油具有解郁、镇静、安神、杀菌、抑毒等功效。如天竺花有镇静安眠的作用，卧室里的天竺花，可改善睡眠质量；茉莉花的香味，可以理气解郁，使心情舒畅，减轻抑郁的状态；栀子花的香味能清肝利胆，对肝胆疾病有康复的作用。

唐代有两位兄弟诗人都咏过百合花，这就是"初唐四杰"之一的王勃和他的哥哥王勔。据五代史学家刘昫的《旧唐书·文苑·王勃传》载："勃六岁解属文，构思无滞，词情英迈，与兄勔、勮，才藻相类。父友杜易简常称之曰：'此王氏三株树也。'"王勔在武则天时累官泾州刺史，《全唐诗》只收录其诗一首。清代董诰等编撰的《全唐文·卷一百七十六》中，收载了他写的一篇《百合花赋》："似风竿而揭起，荷春光之余煦，托阳山之峻趾；比莫荚之能连，引芝芳而自拟。固其布叶相从，潜根必重；示不孤于日用，欣有叶于时雍。嗟五叶之非偶，陋三花之未称；亦蒙兮不可长，辰兮不可逢。恐鶗鴃吟兮众芳晚，幸左右之先容。"作者在赋中用《山海经》中的阳山和莫荚、芝芳等名贵植物来赞美百合花，连被称作"五叶"的人参都不可比拟。莫荚，古代又称"历草"，人们认为是象征祥瑞的草。芝也称"木灵芝"，是真菌的一种，多生于枯木的根际。《神农本草经》中有青芝、赤芝、黄芝、白芝、黑芝、紫芝等记载，为强壮药。古人认为芝是瑞草，服之可以成仙。鶗鴃，指的是杜鹃鸟，初夏时常昼夜不停地叫，代指百合在春末夏初开放的时节。后世宋代词人张先的《千秋岁》中，有"数声鶗鴃，又报芳菲歇"的名句。在这首歌咏百合花的赋中，王勔用优美的语言和典故来描述百合的生长季节、植物特点，集观赏与食药于一身的用途，是唐代赋中吟咏花木的名篇。

唐代诗人王维在《百合》中写道："少陵晚崎岖，托命在黄独；天随自寂寞，疗饥唯杞菊。古来沦放人，余馨被草木；我客汉东城，邻曲见未熟。不应恼鹅鸭，更忍累口腹；过从首三张，伯仲肩三陆。赪肤分子姜，云苕馈萌竹；冥搜到百合，真使当重肉。软温甚蹲鸱，莹净岂鸿鹄；食之倘有助，盖昔先所服。诗肠贮微润，茗椀争余馥；果堪止泪无，欲从望乡目。"

王维是盛唐时的著名诗人，官至尚书右丞，崇信佛教，有"诗佛"之称。晚年隐居于蓝田辋川别墅，是唐代山水田园派诗人的杰出代表。他的诗作，不仅描绘了大自然日月山水的景观和花鸟虫鱼的生态美，还留下了诸多描写药用植物的诗，是解读唐代中医药文化独特体裁的诗体文献。

少陵指的是比王维年龄小的诗圣杜甫，他曾经靠种药卖药为生，与《胡本草》的作者郑虔是莫逆之交。杜甫一生体弱多病，仕途坎坷。王维说他治病靠黄独，疗饥赖杞菊。黄独是多年生草本野生藤蔓植物，块茎卵圆形或梨形，外皮紫黑色，又称黄药子、零余子薯蓣、土卵、雷公薯等，中医本草学认为其有清热解毒、凉血止血、止咳平喘的功效。明代医家李时珍在《本草纲目·菜部·土芋》中说："土卵似小芋，肉白皮黄，梁汉人名为黄独，可蒸食之。"宋代诗僧惠洪的《冷斋夜话》中记载："黄独者，芋魁小者耳。江南名曰'土卵'，两川多食之。"看来，唐宋时，黄独就是食药两用的植物。杞菊是枸杞子和菊花两味中药的缩写，杜甫患消渴、头风和眼疾，杞菊补肝肾清虚火，可疗阴虚火旺、消谷善饥之疾。联想到自己半官半隐的生活，王维感叹到，古往今来高士们的品格和草木一样，孤芳自赏，与大自然融为一体。他说自己就以三陆即晋代文学家陆机、陆云、陆耽，三张即西晋文学家张载、张协、张亢兄弟为榜样，仰慕他们的才学和品行。

赪肤，指赤色的外皮或表层。刚长出来的嫩姜因为尖部有微微的紫色，所以叫做紫姜，有时也叫做子姜。其质地细嫩，辣味较淡，带有独特的香气，味道鲜美，是烹饪菜肴或酱制腌菜的佳品，中医认为有祛风散寒、和胃止呕、温肺止咳的功效。萌竹，即指竹笋，又称竹萌、竹胎、竹芽，是竹子的根状茎上发出的幼嫩的发育芽，一经长出地面就被砍下作为一种蔬菜。中医认为竹笋味甘、微寒，具有清热化痰、益气和胃、利膈开胃等功效，江浙民间以虫蛀之笋供药用，名"虫笋"，为常用的利水消肿药，适用于浮肿腹水、脚气足肿、消渴烦热等症。竹笋一年四季皆有，但唯有春笋、冬笋味道最佳。烹调时无论是凉拌、煎炒还是熬汤，均鲜嫩清香，是人们喜欢的素菜佳肴之一。明代医家李时珍在《本草纲目·菜部·竹笋》曰："竹笋诸家唯以苦竹笋为最贵。"

信佛吃斋的王维吃子姜竹笋，冥搜寻找到百合后，真把它当做重肉了。重肉，古人指的是两种以上的肉食。诗人描述说，百合口感温柔软滑似蹲鸱，古时将芋芳称为"蹲鸱"，晶莹剔透和鸿鹄即天鹅的肉一样。鸿鹄，古时候传说中的五凤之一，身为白色。古代又指天鹅的称呼，又名鹄、鸿、鹤、白鸿鹤、黄鹄等。吃百合可滋润自己的诗肠，用它来泡茶代茶饮，茗椀里香气芬芳馥郁，有止泪明目的作用。明代食疗家汪颖的《食物本草》中载："百合新者，可蒸可煮，和肉更佳；干者作粉食，最益人。"明代医家李时珍在《本草纲目·菜部》中说："王维诗云：'冥搜到百合，真使当重肉。果堪止泪无，欲纵望江目'。盖取《本草》百合止涕泪之说。"

明代医家缪希雍在《本草经疏》中论述说："百合，主邪气腹胀。所谓邪气者，即邪热也。邪热在腹故腹胀，清其邪热则胀消矣。解利心家之邪热，则心痛自瘳。肾主二便，肾与大肠二经有热邪则不通利，清二经之邪热，则大小便自利。甘能补中，热清则气生，故补中益气。清热利小便，故除浮肿、胪胀。痞满寒热，通身疼痛，乳难，足阳明热也；喉痹者，手少阳三焦、手少阴心经热也；涕、泪，肺肝热也；清阳明三焦心部之热，则上来诸病自除。"除了食疗药膳外，百合还是入药的佳品，历代医家创制了许多著名的方剂：汉代医家张仲景《金匮要略》中，有治百合病的系列方剂，如滑石代赭汤，养阴清热、利尿降逆；百合知母汤，宁心安神、润肺清热；百合鸡子黄汤，养阴除烦；百合地黄汤，润养心肺、清热凉血。宋代的《圣惠方》中治疗肺脏壅热，烦闷咳嗽者，用新百合四两，蜜和蒸软，时时含一片，吞津，有清热化痰、止咳除烦的作用。宋代医家严用和的《济生方》中所载的百花膏，款冬花与百合（蒸焙）各等份，治喘嗽不已，或痰中带血。明代医家周慎斋的《慎斋遗书》所载的百合固金汤，滋阴清热、润肺止咳，至今仍是临床常用的名方。李时珍的《濒湖集简方》中治疗天疱湿疮，方用生百合捣涂，疗效确凿。现代药理研究表明，百合的鳞茎含蛋白质、脂肪、淀粉、蔗糖、粗纤维、果胶、胡萝卜素、维生素B及维生素C以及钙、磷、铁、钾等多种常量和微量元素；富含秋水仙碱等多种生物碱。药理实验证明，百合的煎剂有止咳平喘、镇静安神的作用；秋水仙碱可抑制癌细胞的生长，并具有降低血尿酸的作用，对痛风有较好的治疗效果。百合中含有多种营养物质，如矿物质、维生素等，这些物质能促进机体营养代谢，使机体抗疲劳、耐缺氧能力增强，同时能清除体内的有害物质，延缓衰老，提高人体的免疫力。百合中含有大量的果胶及磷脂类物质，服用后可保护胃黏膜，故用于溃疡性疾病的治疗。在日常生活中，可自制百合粥，用鲜百合25克，粳米100克，冰糖适量。先将鲜百合的鳞茎瓣开洗净，再用粳米煮粥，候粥熟时，放入百合片，再煮至百合片发白烂熟后，调入冰糖。亦可用干百合片，用开水稍微浸泡，视粥将要熟时放入，再煮至粥沸开，调入冰糖即可，有润肺止咳、宁心安神的功效。适用于肺热阴伤所致的劳嗽咯血、肺痿久咳、热病神昏、心烦不寐、手足心热、潮热自汗、虚烦惊悸、妇人脏躁，舌红少津，脉细数等症。也常用于病后余热不退、慢性支气管炎、肺结核、慢性咽炎、失眠症、小儿百日咳、女性更年期综合征、癔病等属肺热阴伤证型的食疗，每日早晚空腹服用。需要指出的是，百合性味甘寒，为食药两用的寒润之品，体质阳虚或风寒咳嗽、中寒便溏者忌服。除了用新鲜的百合制作药粥外，亦可用干百合磨成粉后，与粳米共制成药粥。读者可在医生的指导下，根据自己的体质和体征，辨证施膳，用于疾病的辅助治疗和康复。百合养生茶更易制作，用干百合5片、菊花3朵、绿茶1克，用沸水冲泡5分钟后代茶饮，有清肝明目、利咽消肿的作用；或用干百合5片，西洋参3片，枸杞子6粒，以沸水浸泡10分钟即可饮用，有清热润肺、养心安神的养生功效。百合川贝蜜梨，取百合50克，川贝10克，雪花梨2个，蜂蜜20克。先将百合浸泡，川贝研成细末，雪花梨切成丁。将三者共放入碗内，上锅内蒸熟，调入蜂蜜即可。清热润肺、止咳化痰，适用于阴虚火旺所致的肺虚久咳、痰少咽燥、咯痰黄稠、肺痛乳痈、虚烦不寐、小便短赤、大便干结、舌红苔黄等症。常用于急慢性支气管炎、肺炎、小儿百日咳、慢性咽炎、甲状腺肿大、乳腺炎的食疗。

　　宋代词人黄庭坚有一首《一夕风雨花药都尽唯有豨莶一丛濯濯得意戏题》的诗说："红药山丹逐晓风，春荣分到豨莶丛。朱颜颇欲辞镜去，煮叶掘根傥见功。"有趣的是，诗人写了两种药用植物，山丹和豨莶。春雨过后，山丹花落，而豨莶草却郁郁葱葱，濯濯肥泽。所不同的是，入药百合多用鳞茎而豨莶是全草罢了。

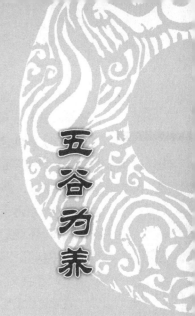

五谷为养　粥疗延年

世人个个学长年，

不悟长年在目前。

我得宛丘平易法，

只将食粥致神仙。

——南宋·陆游《食粥》

陆游（公元1125—1210年）是南宋诗坛四大家之一，中国文学史上著名的寿星诗人和民间医生，也是一位精于中医养生术的大家。他从《易经》、《黄庭经》等儒家和道家的经典著作中，汲取传统养生文化的精髓，浏览和雠校中医养生学的古籍，惜养元气、心身双修成为他养生的主旨，在起居饮食、气功推拿、书法药膳、种药养花等各个方面，颐养自己的浩然之气。"养生如艺树，培养要得宜"，陆游认为人和天地间的万物一样，养生就如培植树木花草，不能忽视微小的细节。在他的近万首诗作中，我们能读到这位老放翁整书抚几、拥杖牧鸡、荷锄种菘、垦荒植药、浴足助眠的养生之道，是研究宋代养生文化诗体史料和古代老年长寿学的最好素材。

在《陆放翁全集·剑南诗稿》的这首《食粥》诗中，陆游推崇粥疗食养。他说，世间的人都想长命百岁，总是要去寻找神乎其神的导气服丹、辟谷节欲的捷径，却不醒悟养生的简单方法就在你的眼前：我读了宛丘先生关于粥养的文章后，才知道平和易行的方法，只要食粥就能长寿"成仙"呀。在这首《食粥》的诗题后，陆游还写下题解说："张文潜有食粥说，谓食粥可以延年，予窃爱之。"

张文潜即"苏门四学士"之一的张耒，字文潜，自号柯山，因其晚年居陈（今河南淮阳），陈地古时名宛丘，又自号宛丘居士，时人亦称其"宛丘先生"；其仪观甚伟，魁梧逾常，所以时人又称他为"肥仙"，著有《张右史文集》60卷和《宛丘集》76卷传世。

在中国历史上，以名儒硕士为主体的精英阶层，常常是传统养生文化的传承人和践行者。特别是出自精通医学的苏轼门下，耳濡目染的熏陶，衣食住行的效法，四学士们的生活和诗作中，便少不了药香的弥漫和粥糜的浸润。托名金元四大家之一的李东垣编撰、明代医家李时珍参订的《食物本草》中记载："苏轼帖云，'夜饥甚，吴子野劝食白粥，云能推陈致新，利膈益胃。粥既快美，粥后一觉，妙不可言也。'"苏东坡还有一首《豆粥》诗说，"地碓舂粳光似玉，沙瓶煮豆软如酥"；并感叹道："身心颠倒自不知，更识人间有真味"，喝豆粥竟能喝到利膈益胃、身心颠倒的销魂境界。黄庭坚在《答李任道谢分豆粥》中说："豆粥能驱晚瘴寒，与公同味更同餐。安知天上养贤鼎，且作山中煮菜看。"诗中所说的豆粥即今之红豆稀饭，豆粥成为同僚间相馈赠的驱瘴寒的时令食品。养贤鼎，是朝廷供养贤士之鼎，用它来煮山中的野菜，可知其生活之困顿。苏轼在为晁补之藏画所题的诗说："晁子拙生事，举家闻食粥。"说的是他为官清贫的生活，举家竟要食粥度日。秦观在《春日偶题呈钱尚书》中也说："日典春衣非为酒，家贫食粥已多时"，可见，粥这种家常食品，是苏门四学士度日和养生的常咏之物。

张耒在《粥记赠邠老》曰："张安定每晨起，食粥一大碗，空腹胃虚，谷气便作，所补不细，又极柔腻，与脏腑相得，最为饮食之良。妙齐和尚说山中僧，每将旦一粥，其系利害，如或不食，则终日觉脏腑燥渴，盖能畅胃气，生津液也。今劝人每日食粥，以为养生之要，必大笑。大抵养性命，求安乐，亦无深远难知之事，正在寝食之间耳。"庄子在《达生篇》中云："人之所取畏者，衽席之上，饮食之间，而不知为之戒者，过也！"张文潜深得老庄学说之真谛，认为养生并不是深远难知之事，食粥亦是简便易行的方法，可以畅胃气而生津液。他还写过一首《伏暑日唯食粥一瓯尽屏人事颇逍遥效皮陆体》的诗说："烈日炎风鼓火炉，藤床瓦枕开门居。屏书居士持斋日，壁挂禅僧问法图。邻汲满携泉似乳，新舂旋籴米如珠。饱餐饘粥消长夏，况值饥年不敢余。"在烈日炎炎的夏天，藤床瓦枕都不足以避暑纳凉。张耒在三伏天里用似乳的甘泉和新舂的米熬成稀粥，饱餐后来消长夏。因为是饥荒之年，谷麦都短缺，连做粥都要节省些呢。

陆游说食粥就能成神仙，是诗翁夸张的写法吗？笔者以为恰是写实的笔触，因为他吃的很可能是"神仙粥"，故有可致神仙之戏语。神仙粥，今人多称山药粥，载于敦煌石窟出土的《敦煌卷子·呼吸静功妙诀》："神仙粥：山药蒸熟，去皮一斤。鸡头实半斤，煮熟去壳捣为末，入粳半升。慢火煮成粥，空心食之。或韭子末二三两在内，尤妙。食粥后，用好热酒，饮三杯妙。此粥，善补虚劳，益气强志，壮元阳、止泄精。神妙。"由于古今度量衡的不同，这款常用药粥的用量是：山药50克，芡实25克，粳米50克，韭菜子10克。将山药蒸熟，去皮碾碎，与芡实粉、粳米合于一处，慢火煮粥。待粥成后，加入韭菜子末搅匀后，再略煮即成，空心服用。食后，可饮少许热酒，效果更佳。方中山药甘平，能健脾补肺、固肾益精；芡实甘平涩，功能健脾补肾、固精强志；粳米甘温，能补中益气、和胃止泻；韭菜子性温、味甘涩，能温补肝肾、壮阳益精，故本方有健脾补肾、益气填髓、强壮延年的功效。适用于中老年人脾虚泄泻、食少便溏；肾虚腰痛、腰膝酸软、头昏耳鸣、阳痿遗精、夜尿频多；肺虚久咳以及病后气血虚弱、体虚早衰等症。

陆游还写过一首《东坡羹》："荠糁芳甘妙绝伦，啜来恍若在峨岷。莼羹下豉知难敌，牛乳抨酥亦未珍。异味颇思修净供，秘方当惜授后人。午窗自抚彭亨腹，好住烟村莫厌贫。"苏东坡是一位美食家，他用荠菜和小米煮成粥后，一品尝味道美极了，欣快无比。正好他的朋友徐十二患疮疡卧床不起，便写信告诉他服用荠菜粥食疗："取荠一二升许，净择，入淘小米三合，冷水三升；生姜不去皮，捶两指大同入釜中，浇油一蚬壳，不得触，触则生油气不可食，不得入盐醋。君如知此味，则陆海八珍皆可鄙厌也。"和"东坡肉"一样，苏轼创制发明的"荠糁"，蜀人也称作"东坡羹"。陆游照方炮制服食后，感到芳甘绝妙，下豉的莼羹和抨捣的乳酥都不能与之相比，故写下这首七律咏之，为后人留下又一首有关粥疗的养生文献。

荠菜，为十字花科植物荠菜的带根全草，又名花花菜、护生草、地地菜，是人们喜爱的一种野菜。原产于我国，目前遍布全世界。我国自古就有采集野生荠菜食用的习俗，《诗经·邶风·谷风》中曰："谁谓荼苦，其甘如荠。宴尔新婚，如兄如弟。"荠菜性味甘平，具有和脾、利水、止血、明目的功效，常用于治疗痢疾、水肿、淋病、乳糜尿、吐血、便血、血崩、月经过多、目赤肿痛等症。南北朝梁时医药学家陶弘景《名医别录》中载荠菜"主利肝气，和中"，元代药学家吴瑞的《日用本草》中说荠菜"凉肝明目"，明代医药学家李时珍的《本草纲目》中称荠可"明目，益胃"。

荠菜粥清热解毒、利尿消肿，用它与小米、生姜共煮成荠糁服食，其养生祛病的功效自然是蕴含其中。对徐十二的疮疡之疾是效验的食疗方，对服粥养生的陆游老诗翁，也是一剂清肝明目、和脾止血的"东坡羹"。

在中国的饮食文化中，粥恐怕是最古老的食品了。《周礼·天官·食医》中说："掌和王之六食、六饮、六膳、百羞、百酱、八珍之齐。"六食指的是用稌、黍、稷、粱、麦、苽制成的主食，说明宫廷食品中就有粥食。儒家五经之一的《礼记·檀弓上》说："饘粥之食"。如果详细解释的话，厚者为饘，稀者为粥，可见祖先对粥食的分类之细。宋代学者陶谷的随笔集《清异录·馔馐门》载：儒生单公洁家境清贫，却喜欢广结文朋诗友。他请来访的宾客吃饭，惭于用正名，就不无幽默地说："请啜少许'双弓米'"。"双弓米"究竟为何种佳肴美馔？原来，这位儒生用的是拆字法，"双弓米"指的是粥。

明代博综古今的学者张应文在《张氏藏书·箪瓢乐·粥经》中说："小子何莫吃夫粥？粥可以补，可以宣，可以腥，可以素。暑之代茶，寒之代酒，通行于富贵贫贱之人。"看来，没有一种食品能像粥那样，既可以补宣脾胃之气，又能够荤素皆宜；炎夏时可代绿茶避暑，腊月里替红酒祛寒。既可是钟鼎之家的饷客之珍，又能做乡野村夫的饱腹之品，更是历代文人墨客笔下的吟咏之物。而陆游说食粥能致神仙，就使这种家常食品又融进了传统养生文化的内涵。与陆游同为南宋中兴四大诗人的范成大有一首《口数粥行》的诗咏道："家家腊月二十五，浙米如珠和豆煮。大杓撩铛分口数，疫鬼闻香走无处。镂姜屑桂浇蔗糖，滑甘无比胜黄粱。全家团囵罢晚饭，在远行人亦留分。褓中孩子强教尝，余波遍霑获与臧。新元协气调玉烛，天行已过来万福。物无疵疠年谷熟，长向腊中分豆粥。"

古代的民俗腊月二十三是小年，司饮食的神灶王爷上天后，统领天地人三界神灵的玉皇大帝将于腊月二十五日亲自下界，查访人间的善恶，并定来年的祸福，所以家家要祭之以祈福，称为"接玉皇"，是过春节的传统习俗之一。"口数粥"，是指腊月二十五这天，范成大的家乡吴人就用赤豆杂米煮粥，亦有以赤豆作糜后，合家同食。若家里有外出之人，亦必为其留一份，待其归来食用。虽褴褛小儿、奴婢、猫犬之属亦必数口备之，名曰"口数粥"。阖家服粥以避瘟气，并祈告求福，或杂以豆渣食之，谓能免去人的罪过。各家各户食罢豆粥后，要早早地安寝入睡，谓疫鬼行瘟，故安静以避之。从这首诗的描写来看，除了浙米和红豆外，这种粥还要镂生姜屑肉桂，并浇上浓甜的蔗糖。石湖居士的这首《口数粥行》，将宋代民俗、食疗、养生文化融于一诗，生活情趣融于其中，是中国粥文化的精美诗篇。

药粥，是用适量的中药与米谷配伍，加入一定比例的水煮成的粥。它既可以预防疾病，又可以做生病后的调养，对疾病还有治疗和辅助治疗的作用。以中医食疗的观点来看，药物与米谷配伍煮粥，相须相使，起到协同作用而提高了疗效。清代医家黄宫绣在《本草求真》中，对药粥的医理做了详细的阐述，说："米虽常食之物，服之不甚有益。而参以药投，则其力甚巨，未可等为泛常而忽视也。"粥疗简便易行，配伍灵活，易于被诗人墨客、平民百姓们所接受。读者可根据自己的体质体征和病情，或清补或润下，或淡渗或固涩，或美容或玉肤，可在医生的指导下，辨证选材，择方炮制。药粥的理论基点，是建筑在中医学"脾胃是后天之本"的脏腑理论和扶正祛邪的基本治则之上的。历代中医的古籍方书，如唐代孙思邈的《千金翼方》、宋代的《圣济总录》、元代忽思慧的《饮膳正要》、明代李时珍的《本草纲目》等，都辑有药粥方。

不论是苏轼创制的"荠糁"，还是陆游笔下的"神仙粥"，范成大吟咏的"口数粥"，实际上都属于药粥的范畴。药粥是中医药学遗产的瑰宝之一，20世纪70年代初，在长沙马王堆汉墓出土的有关医药学的帛书竹简中，就载有"火齐粥"、"青粱米粥"等药粥方，是我国有关药粥的最早的文献记载。汉代文学家司马迁的《史记·扁鹊仓公列传》中载有西汉名医淳于意用"火齐粥"治齐王病，谓粥疗可实五脏六腑之气，且能逐热，一饮汗尽，二饮热去，三饮病已，应该是见于文献的第一则医家施行粥疗的医案。南宋大诗人杨万里有《梅粥》诗云："才看腊没得春饶，愁见风前作雪飘。脱蕊收将熬粥吃，落英仍好当香烧。"明代学问渊博、工于诗文书画的周砥作《食茯苓粥》诗说："荷锄穿云得茯苓，作糜从此谢膻腥。斋厨自启添松火，香韵初浮满竹庭。时忆学芝歌旧曲，尚寻黄独制颓龄。今晨辍有青精饭，与洁方坛咏玉经。"

清代有两部推崇粥疗的著作，一是温病学家王士雄的《随息居饮食谱》；一是养生学家曹庭栋的《养生随笔》。《随息居饮食谱》是一部中医营养学专著。全书共列食物331种，分水饮、谷食、调和、蔬食、果食、毛羽、鳞介七类，每类食物多先释名，后阐述其性味、功效、宜忌、单方效方甚或详列制法，比较产地优劣等。论述清晰，重点突出，语言通俗易懂，是研究中医食疗学、养生学的一本参考文献。书中将粥称为"世间第一补人之物"。曹庭栋是清代著名的文学家、琴学家和书画家，也是一位精于养生的专家。他在《养生随笔·粥谱说》中说："每日空腹，食淡粥一瓯，能推陈致新，生津快胃，所益非细。"特别是老年人，"胃阳弱而百病生，脾阴足而万邪息"，认为"竟日食粥，不计顿，饥则食，亦能体强健，享大寿"。主张食粥一要择米、二要择水、三要择火候、四要择食候。他的《养生随笔·粥谱说》中列上品36种，收录莲肉粥、藕粥、芡实粥等粥品；中品收录山药粥、白茯苓粥、赤小豆粥等27种粥品；下品收录酸枣仁粥、车前子粥、肉苁蓉粥等粥品，共计100种，是清代汇聚中医药粥方的大全。

清代的文人学者，对粥也多有偏爱。曹雪芹的爷爷曹寅撰有《居常饮馔录》，辑录了包括宋王灼《糖霜谱》、宋东谿豚叟《粥品》及《粉面品》、元倪瓒《泉史》、元海滨逸叟《制脯鲊法》、明王叔承《酿录》、明释智舷《茗笺》、明灌畦老叟《蔬香谱》及《制蔬品法》等。朱彝尊的《食宪鸿秘》和李渔《闲情偶寄》中的食谱，都有关于粥的论述。文学家兼美食家袁枚的《随园食单》中，就有专门的《饭粥单》。他认为"水米融洽，柔腻如一而后谓之粥"。

被誉为中国封建社会生活百科全书的《红楼梦》，也有关于粥食的记载。《红楼梦》第75回，贾母晚饭时要吃稀饭，尤氏赶忙捧来一碗，说是"红稻米粥"。贾母接过来吃了半碗后，便吩咐说，将这粥送给凤姐吃。因为头天晚上，凤姐带人抄检大观园后，劳累过度，夜里便淋血不止，崩漏之疾复发。红稻米粥对她来说，是一剂健脾补虚、养血生津以益康复的营养餐。第54回，荣府元宵节摆夜宴，贾母说她有些饿了，要喝粥。凤姐忙回答说："有预备好的鸭子肉粥。"贾母说："我吃清淡点的吧。"凤姐又说："有枣儿熬的粳米粥。"凤姐所说的这两种粥是地地道道的药粥。看来，贾府的家常饮食中，既有食用的，也有药用的，其品类丰富可见一斑。"鸭子肉粥"在唐代医家昝殷《食医心鉴》和明代李时珍的《本草纲目》等书中均有载录，是用鸭肉汁和粳米煮成，具有滋阴养胃、利水消肿的功用。适用于劳热骨蒸、身体羸瘦、水肿及病后体质虚弱之症。大枣粥首见于宋代的《圣济总录》，《红楼梦》中说是为王夫人吃斋用的素食。从药粥的角度说，大枣粥具有补益脾胃、益气生津、养心安神的作用。在元宵节的夜宴上，一荤一素两种药粥，养生有术的史太君，吃清淡而远油腻，可谓是饮食有节了。《红楼梦》中还写了一种药粥，即"燕窝粥"。第45回，薛宝钗劝林黛玉服食"燕窝粥"来滋阴补气、健身养神。她说，每天早晨用上等的燕窝一两，冰糖五钱，用银吊子熬出粥来，便可添养精神气血，"比药还强，最是滋阴补气的"。清代赵学敏的《本草纲目拾遗·禽部·燕窝》说，燕窝"味甘淡平，大养肺阴，化痰止嗽，补而能清。为调理虚损劳瘵之圣药"。燕窝粥的做法，先将适量的燕窝与粳米洗净后，加水适量煮粥。待粥熟之际，放入白糖或冰糖即成。黛玉所患之肺结核病，中医认为是肺阴虚损之疾，以低热、盗汗、咳血、嗽痰为主症。燕窝粥滋阴而养脾胃之气，培土生金，集食疗药补于一粥，自然有利于黛玉病体的康复。

　　清代文学家、法学家阮葵生在《茶余客话》中有《吃粥诗》云："香于酯乳腻于茶，一味和融润齿牙。惜米不妨添绿豆，佐餐少许抹盐瓜。匙抄饱任先生馔，飘饮清宜处士家。唯恐妻儿嫌味薄，十分嗟赏自矜夸。淘沙频汲井华清，不假酸咸杂鼎烹。暖食定应胜麦饭，加餐并可减藜羹。居然入口融无哽，不碍沾唇呷有声。客到但宜多著水，木瓢和罢瓦盆盛。"一碗粥喝起来比牛乳香甜，比茶要柔腻，喝一口连牙齿都觉得融润。入口无哽顺畅，沾唇则品咂有声，米少了加点绿豆，来客人了就多添点井水，也不用放醋和盐。佐餐吃点咸菜，不管是用匙抄还是飘饮，粥真是随意烹制的美味。喝了它浑身暖和胜于麦饭，当零食加餐还可以省饭菜呢。阮葵生出身贫苦市民家庭，累官至刑部右侍郎。一生廉洁奉公，体恤民情，深得拥戴。吟诵这首《吃粥诗》，便可从粥品见人品，清廉的德行融于诗文中，而又不失其诙谐幽默，令读者肃然起敬。

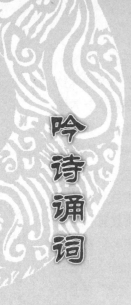

吟诗诵词　怡情快志

儿扶一老候溪边，

来告头风久未痊。

不用更求芎芷辈，

吾诗读罢自醒然。

——南宋·陆游《山村径行因施药》

陆游（公元1125—1210年），字务观，号放翁，是中国文学史上著名的文学家，与尤袤、杨万里、范成大并称为"南宋中兴四大诗人"。陆游是一位精于医药的"走方医"，也是一位勤于研究中医养生学的大家，撰有《续集验方》两卷传世。"胸次岂无医国策，囊中幸有活人方"。在他的近万首诗作中，不仅记录了这位长寿诗翁在日常生活中的养生方法，也有他多年行医制药施方的载述，是研究宋代中医药文化的诗体史料。

"驴肩每带药囊行，村巷欢欣夹道迎。共说向来曾活我，生儿多以陆为名"。这是诗人兼民间医生的陆游，描述自己30多年的悬壶生涯时写的自述诗。晚年退居在故乡山阴后，陆游采药种药，为乡亲邻里治病，用这种方式，实现着自己一生追求的兼济天下的爱民主张。在这首《山村径行因施药》的诗中，给我们留下这样一幅类似于今天心理治疗的场景：孝顺的儿子扶着邻村的一个老翁，在村前的小溪边焦急地迎候出诊归来的陆游。走近一问，原来是老翁的头风病又发作了。陆游诊脉察舌问症后说，老先生的这头痛之疾，乃是情志不舒、肝阳上亢使然，不必再服用治疗头痛的川芎、白芷等祛风止痛的药了。回去读读我新近写的养生诗，就会神清气爽而痊愈的。

读诗是一种舒肝理气、调和气血、祛疾除病的文化疗法，我们的先哲们身体力行，留下诸多的经典个案。中国是东方诗歌的古国，"诗歌疗法"亦源远流长。《诗经》被列为儒家必读的"五经"之一。编订《诗经》的孔老夫子曾经说："为人温柔敦厚，诗教也。"认为一个人的温良恭俭让的德行品质，离不开诗歌的熏陶和美育。现代心理学认为，美读是一种审美欣赏性的阅读，通过视觉的扫描，动情运气地将感知的文学形象情景交融，通过抑扬顿挫的语言诵读出来的过程，对于某些心身疾病有着妙不可言的疗效。西汉时的辞赋家枚乘的《七发》中，那位吴客以"要言妙道"说而去之，竟使楚太子"涩然汗出，霍然病愈"，就是一例生动有趣地用语言疗疾的医案。读书是潜移默化的心理感应，声情并茂的美学享受。特别是抑扬顿挫地诵读，在不知不觉中锻炼自己体内气机的升降出入，焉能没有舒肝理气、调达情志的健康效应？宋代精于养生之道的大文学家欧阳修曾经感叹说，"至哉天下乐，终日在书案"。

自古诗坛便有杜甫诗能疗疟疾的传说，后世多有异议。南宋著名诗歌理论家胡仔在《苕溪渔隐丛话》中说："世传杜诗能除疟，此未必然。盖其辞意典雅，读之者脱然，不觉沉疴之去体也。"胡仔还引证杜甫《寄高使君岑长史》中"三年犹疟疾，一鬼不销亡。隔日搜脂髓，增寒抱雪霜"的诗，来论说自己的观点。他解释说，杜甫自己患了疟疾，三年都没有能够治愈，读诗只能减轻其症状罢了。以现代眼光看，胡仔真是一位精通情志养生祛病之理的心身医学的大家。他从语言文字能调节情志、平定心境的角度，阐发了读书吟诗可调神祛病痛的道理。读诗当然不能杀灭疟原虫，但是可以缓解患者的自觉症状和病情程度。有趣的是，清代青城子的《志异续编》中，还真的载有一则读杜诗祛疾的验案：白岩朱公患气痛，每当疾发时便诵杜诗数首，习以为常。文中分析说，"取所爱读之，则心恬神适，疾不觉自忘"。按照中医的医理，人体的气机升降出入，以畅达为顺，痛则不通。美读是一种呼吸吐纳的气机锻炼，不论是浅吟轻诵的品读还是纵情的咏叹歌吟，何尝不是一种畅达气机、疏通经络的自我娱乐的演习？选择不同风格和意境的诗词歌赋，就是一次祛疾保健的自我治疗。

好的诗词歌赋是怡养精神的处方，可口对证的大众"良药"。不论是苏东坡"大江东去"洋溢的豪迈，还是王维"人闲桂花落"中散发的恬淡；不论是贾岛"一吟双泪流"的创作艰辛的诉说，还是王勃"天涯若比邻"的真挚友情的流露……置身于诗哲们营造的放达、闲逸、睿智、坦荡的诗情画意的氛围中，每一回阅读后的熏陶和洗礼，都能感到一种油然而生的心身解脱，一次沉湎于美读后共鸣的欣快。诗词歌赋，让你在语言的节奏中体验和醒悟，在文字符号的解读中寻觅安抚和自慰。

读书吟诗是一次次精神的旅游：历览高山大川的挺拔，观赏竹林石壁的刚劲，沉湎小桥流水的灵秀，感受柳暗花明的转折……沿着文字的阶梯走进远古，和哲人骚客们对话随行，与白居易结伴去大林寺看桃花，体会晚春迟来的灿烂；乘柳宗元的小舟去独钓寒江雪，感受压抑凝成的坚守，心中的忧郁烦恼是不是倾刻化解？读诗是心理的"自助餐"，调适喜怒哀乐，品味辛酸苦辣……在疾徐迟缓的节奏中屏息敛气，听李太白唱黄河之水，清新飘逸中，升华理性的浪漫；吟杜工部的茅屋为秋风所破歌，沉郁顿挫里，凝炼热烈的思索；品李清照的声声慢，在千古绝唱的凄苦抒情中，洞观绵绵的国愁、家愁和情愁！

在中国文学史上，晚唐著名诗人、诗论家司空图的《二十四诗品》，是一部文学批评著作。它区分了诗歌意境的不同类型，论述了诗歌意境的美学本质。专家们指出，司空图以"比物取象，目击道存"的思维方式，将哲人对生命的体知，诗人对诗意的感悟，论者对诗思的省会三种心理活动统一起来，超越经验世界而进入实在领域，达到了天人合一的境界：用种种形象来比拟、烘托不同的诗歌风格，颇得神貌。诗歌是情感的骄子，精神的升华。在这些诗人墨客们用心血和情感孕育出的文字符号中，我们可以寻觅到作者的心境、志趣、节操的蛛丝马迹，从而在吟诵中产生强烈的共鸣！美读，是将无声的文字变为有声的语言，从入于眼开始，闻于耳到记于心，使文字符号中的情景跃出纸面，浸润于内心。当代教育家叶圣陶先生就曾经说："美读得其法，不但了解作者说些什么，而且与作者的心灵相通了，无论兴味方面或受用方面都有莫大的收获。"

司空图概括的二十四种诗歌风格是：雄浑、冲淡、纤秾、沉着；高古、典雅、洗炼、劲健；绮丽、自然、含蓄、豪放；精神、缜密、疏野、清奇；委曲、实境、悲慨、形容；超诣、飘逸、旷达、流动。每一篇诗词歌赋的创作，从选材立意的构思布局，到遣词用句的择韵，都浸润着作者不同的性格特点、艺术修养和思想感情。清代诗论家蒋斗南先生的《诗品目录绝句》说："雄浑具全体。冲淡有余情。纤秾无不到。沉着便峥嵘。高古非奇屈。典雅非铺张。洗炼陈言去。劲健力有常。绮丽羞涂饰。自然若天造。含蓄色相空。豪放入高妙。精神自满腹。缜密乃缠绵。疏野谢朝市。清奇别有天。委曲诉衷怀。实境写情事。悲慨对酒歌。形容真得似。超诣出神机。飘逸思旋转。旷达不知愁。流动如珠輨。"

苏东坡在《书摩诘〈蓝田烟雨图〉》中说："味摩诘之诗，诗中有画；观摩诘之画，画中有诗"，高度赞扬了王维山水诗和田园画的艺术成就。在中国文化史上，王维诗画兼长，兼有诗人与画家的天赋，用画意作诗，凭诗情绘画，使山水诗与山水画互为渗透融而为一炉。他的山水诗不仅体现出画诗的构图、色彩和造型之美，还能充分表现山光水色在时空瞬变中的神采："远树带行客，孤城当落晖"的送别之情，"日落江湖白，潮来天地青"的色彩描绘；"大漠孤烟直，长河落日圆"的雄浑壮观等，都是被称为"诗佛"的王维千古传诵不衰的名句。读者在诵读中，去体会自然的绮丽、禅意的飘逸和神韵的典雅，可以说是一次人生的顿悟和心灵的洗礼。

在中国词坛上，宋代的词风有豪放派和婉约派之分。苏东坡就有"山抹微云秦学士，露花倒影柳屯田"的戏语。南宋学者俞文豹的《吹剑续录》中载："东坡在玉堂日，有幕士善讴。因问：我词何如柳七？对曰：柳郎中词，只好十七八岁女孩儿，执红牙板，唱'杨柳岸晓风残月'。学士词须关东大汉执铜琵琶，绰铁板，唱'大江东去'。坡为之绝倒。"如果从词的风格而言，这则文坛轶事给我们的启示是，不同的词风是有不同的需求群体的。关东大汉的威武和妙龄少女的娴静，恰如其分地诠注了豪放派和婉约派的内在气质。

喜、怒、忧、思、悲、恐、惊，是人们对外界事物主观感受的情志反应，中医学称为"七情"。古代医家十分重视情志活动对人体的影响，认为这些情志反应同人体脏腑功能有内在的联系，并据其五行属性而分属五脏。《黄帝内经》中将喜归心而属火，怒归肝而属木，忧（悲）归肺而属金，思归脾而属土，恐（惊）归肾而属水，认为人的情志活动是以五脏精气为物质基础，也是其脏腑机能活动的外在表现形式之一。如果突然遭遇强烈的精神刺激，或羁绊持久不去的精神创伤，其情志活动超越机体承受能力和自我调控的范畴，就会导致人体阴阳失调、气血逆乱，进而损害脏腑正常的生理机能，中医称为"七情内伤"。《素问·阴阳应象大论》中有："怒伤肝，悲胜怒"、"喜伤心，恐胜喜"、"思伤脾，怒胜思"、"忧伤肺，喜胜忧"、"恐伤肾，思胜恐"的情志相胜的心理治疗方法。金元四大家之一的张子和在《儒门事亲》中，提出了更为详细而又实用的治疗方法："悲可以治怒，以怆恻苦楚之言感之。喜可以治悲，以谑浪亵狎之言娱之。恐可以治喜，以恐惧死亡之言怖之。怒可以治思，以污辱欺罔之言触之。思可以治恐，以虑彼志此之言夺之。"张子和所说的"言"，包括医家的语言、行为和设置的情境等，也包括诗词歌赋等中国特有的文字符号。这为古代诗歌疗法的实施，提供了可操作的理论依据。

运用诗歌疗法也要因人、因情、因体质而宜。中医的体质说将人体分为平和型、气虚型、阴虚型、阳虚型、湿热型、气郁型、痰湿型、血瘀型等类型。从个体的情志特点来说，平和型的人性格开朗，易与他人沟通；气虚型的人情绪低落，时易不安；阳虚型的人落落穆穆，语声低怯；阴虚型的人声高气躁，易于焦虑；湿热型和痰湿型的人声高气粗，好与人争；气郁型的人意志消沉，急躁易怒，或忧郁寡欢；血瘀型的人情志抑郁，或时易焦躁。情志相胜疗法对缓解不同体质人的应激情绪，治疗情志病及由情志偏亢引起的各种心身疾病，有药物疗法和其他各种疗法所不能替代的作用。由于各种疾病的发病及其诊疗过程中几乎都有情志因素的介入，甚或主导疾病的转归，因此无论是心因性疾病还是躯体性疾病，情志相胜疗法多可获取相应的疗效。

一般说来，气虚型、阴虚型、阳虚型等属于中医辨证为"虚证"的人，多选读一些雄浑、劲健、豪放、旷达类特点的诗词，如刘邦的《大风歌》、李白的《将进酒》、苏轼的《念奴娇·赤壁怀古》、岳飞的《满江红》等。这些诗词的节律铿锵有力，蕴含了作者的情感，极富感染力。诵读这类诗词，可使人的心境疏朗,具有补气和志之效。而湿热型、气郁型、痰湿型、血瘀型等类型体质的人,则要多读冲淡、典雅、绮丽、旷达类风格的诗词,如杜甫笔下的翠柳黄鹂,白居易吟咏的胜火江花,杨万里眼中的接天莲叶,杜牧口述的枫林秋色。这类诗词色彩斑斓、节奏舒缓,读后会使人心境平和,安定浮躁的情绪,使紧张焦虑的心身状态平复。

　　读诗是修养心灵、健美精神的自然疗法,是不受打针之痛,饮药之苦的文化养生。"读诗使人灵秀",哲学家培根的话指出了诗文歌赋所具有的修身养性、益智怡情的功能。其实,不仅仅是诗词歌赋,古人为我们留下的千古文章,也是我们的精神食粮及祛病良方。从刘禹锡的《陋室铭》中体会心胸和气度,在诸葛亮的《诫子书》里寻找亲情和警醒;于范仲淹的《岳阳楼记》中省悟高尚和无私,自陶渊明的《归去来兮辞》处体会自然纯真。美读是一种思想的咀嚼,一段智慧的汲取,一次灵魂的对话,一次理气的治疗!现代心理治疗学认为:阅读疗法的作用就在于使读者内心的冲突外化,而人的心理活动又使文学作品的情绪内容内化,成为人的总体行为的一部分,这种整合最终便产生了顿悟。对于那些因为抑郁、焦虑、紧张等不良情绪引发的心身障碍和心身疾病,美读是具有双向调节作用的文化养生术。培养自己的阅读习惯吧,在母语的文字符号和铿锵的韵律里,寻求健康的快乐!

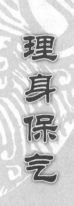

理身保气

守护天和

理身如理国，用药如用兵。

人能保天和，于身为太平。

外邪奸其间，甚于寇抢攘。

守护一不谨，乘间敌益勃。

古有黄帝书，犹今六韬经。

悍夫命雄喙，仁将资参苓。

——南宋·文天祥《彭通伯卫和堂》

文天祥（公元1236—1283年）是南宋后期杰出的民族英雄、军事家，爱国诗人，与陆秀夫、张世杰被尊称为"宋末三杰"。初名云孙，字天祥，改字宋瑞，又字履善，号文山，又号浮休道人，吉安（今江西吉安）人。宋理宗宝佑四年（公元1256年）考取进士第一名。历任湖南提刑，知赣州。宋恭帝德佑元年（公元1275年）元兵渡江，文天祥起兵勤王。临安危急，奉命至元营议和，因坚决抗争被扣留，后冒险脱逃，拥立益王赵昰，至福建募集将士，进兵江西，恢复州县多处。后兵败被俘至元大都，元世祖忽必烈曾以高官厚禄劝降，终以不屈而被害，在北京菜市口慷慨就义，年仅47岁，封信国公。作品有《文山先生全集》，其中的名篇《正气歌》、《过零丁洋》等成为慷慨激昂的千古绝唱，是民族气节和忠烈人格的象征。

　　这首《彭通伯卫和堂》，是文天祥写给自己的医生朋友的诗。"卫和堂"是医生彭通伯行医和卖药的处所。在中国医学史上，"堂"是汉代名医张仲景在自己的官衙创建的行医场所，开一代吏医之先河。后世北京的同仁堂、长沙的九芝堂、杭州的胡庆馀堂、沈阳的天益堂等都非常有名，习惯上称在堂中坐诊的医生为"坐堂医"，成为古代中医药一体的经营模式。

　　文天祥一生有许多医生朋友，如进士出身的太医院院使邓仲霄，治太子病和宫妃疾皆效验，文天祥称其"儒医两全"。他的同乡吏友王幼孙，文医并茂，曾上书万言议国事，未被采纳，遂弃官回乡执教。兼以医药济世，撰有《简便方》、《经验方》等医学著作。文天祥被俘过庐陵时，王幼孙设灵堂，为他生祭之。文天祥的诗歌，如《和朱松坡》、《赠蜀医钟正甫》等，都是与医家的唱和之作。日本医家丹波元胤于清道光三年刊行的《中国医籍考》中，还载有文天祥写的医学著作的序言。

　　"理身如理国，用药如用兵"。作为精通儒学道理的军事家，文天祥将治国、兵法、用药与理身视为一体，认为这其中的道理是相通的，三国时的军事家诸葛亮便有"夫治国犹于治身"的名言。一个人只要能够"保天和"，就会使脏腑气血冲和，情志和畅而心身太平安康。文天祥用诗的语言，解析了外邪侵袭人体，就如敌寇入境抢攘一样，伤害精气神；如果守护不谨，正气虚弱，则外邪乘机更加强盛，损害人体的健康。"古有黄帝书，犹今六韬经"，作者将同出于战国时期的中医典籍《黄帝内经》，与兵家权谋专书《太公六韬》的思想相类比，发出"悍夫命雄喙，仁将资参苓"的感慨。意思是说，就像作战一样，悍夫即下医多采用的是雄喙即中药天雄等猛药。雄喙又有侧子、乌喙等别名，是毛茛科植物草乌的子根附子或乌头偶生两歧者，亦谓之乌喙，性味辛、温、有大毒。而仁慈的上医则采用人参、茯苓等性味温和

理身保气　守护天和

的药物。文天祥用此作比喻，来说明攻邪的猛药未免要伤及人体的正气，而参苓之类的补益类药品，药性虽平和，却可达到扶正蠲邪的目的。

读文天祥的这首《彭通伯卫和堂》诗，我们可窥见他融儒家的中庸之道和道家修为治国理念及兵家谋略为一体，来论述中医养生之理的独特思维方式。儒家经典之一的《中庸》中，核心的命题是"致中和"的思想，认为"致中和，天地位焉"，宇宙万物便达到了一种有序平和的动态平衡，人的健康和生命也不外乎如此。中和之道，亦即君子之道，是由孔子提倡，嫡孙子思阐发的关于人的基本道德和精神品德，通过修养以达到天人合一、心身和平的境界的理论与方法。道家在天道自然无为、人道顺其自然的天人关系的架构中，展开自身道法自然的思想体系，心身双修的返璞归真的独特气质，成为中国传统养生文化的一道风景。道家经典《太平经》中，称调理精气神为大道，"上士用之以平国，中士用之以延年，下士用之以治家"。中医典籍《黄帝内经》根植于丰厚的儒学道家的文化土壤，在生理病理、诊断治疗、养生颐年等方面的论述中，均体现出儒家的寻求"致中和"的思维和道家的保养精气神的理念。《黄帝内经·素问·上古天真论》中曰："上古之人，其知道者，法于阴阳，和于术数，饮食有节，起居有常，不妄作劳，故能形与神居，而尽终其天年，度百岁乃去。"知道者，是明于颐养形神的道理；术数，指的是调养和锻炼身体的方法。清代医家张志聪在《黄帝内经素问集注》中诠释说："术数者，调养精气之法也。"

作为一位军事家，文天祥认为"理国"的目的在于由"乱"而达"治"；必要时可通过"用兵"达到新的平衡。人的身体如国家一样，有阴阳不平衡，脏腑气血失和而生病的时候。患病时就需要用药来驱逐体内的病邪，其道理与用兵之法是相通的。如果说用兵是万不得已的话，对于理身而言，轻易用猛药同样是不足取的。保持脏腑气血和畅的关键，是在日常生活起居中的守护，这就是所谓的"保天和"，即养生之道。在著名的《正气歌》的序言中，文天祥叙述自己被俘后囚于一"室广八尺，深可四寻，单扉低小，白间短窄，污下而幽暗"的北庭土室，时值夏日，低矮的牢房里充满了水气、土气、日气、火气、米气、人气、秽气等诸气。而自己以孱弱之躯，俯仰其间二年，幸而无恙，是因为"彼气有七，吾气有一"，即孟子所说的"吾善养吾浩然之气"。文天祥在《正气歌》的开篇就指出，浩然正气，乃天地间的正气，人有了这种正气，就能战胜艰险困境，克制杂念邪气。接着他历数前朝12位保持民族气节的历史人物，把"浩然正气"升华到了一个比孟子更高的精神境界。

在中医文化史上，儒家"和为贵"的学术思想浸润于中医理法方药和养生保健的理念中，使其成为一种天人合一、道法自然的仁术，构建了中医学对人体生命、疾病演变和养生长年的独特的学术基础。儒家的"致中和"思维观念，包含着自然的和谐、人与自然的和谐、人与人的和谐以及自我形神的和谐，成为中国文化的优秀传统和基本的特征。《黄帝内经·素问·至真要大论》中发挥说："谨察阴阳所在而调之，以平为期"，阐明了"阴平阳秘，精神乃治"的疾病观、辨治理念和治疗方法，从而使中医学成为古代倡导稳态论的健康医学体系。人体疾病的产生是由于外感六淫、内伤七情、饮食劳倦等致病因素导致的自身气机的紊乱、阴阳平衡的失调所出现的一种生命时相。治疗疾病的重点在于调节人体的阴阳，恢复人体正常机能即"和"的稳态，在于"调状态"而不是"治疾病"。"阴平"是人体阴气盛满和平的一种最佳态，阳秘是阳气充盛闭密的一种最佳态。唐代医家王冰曾注解"阴平阳秘"时说："阴气和平，阳气团密，则精神之用日益治也。"这才能达到一种整体的最佳稳态，也就是儒家主张的"致中和"，医家们希冀达到的平衡气血阴阳的治疗境界，也就是文天祥所说的"保天和"。

现代内稳态的理论认为，生命的机制在于保持内环境的稳定，是一种可变而又保持恒定的心身状态，即内外环境相统一的有序稳定态。生命个体在时间和空间轴上处于一种动态的平衡中，存在着一种自我调控的机制。可通过内外环境的交流和调控，自始至终保持着机体趋向动态轴的相对平衡，达到一种健康的最佳动态。要维持这种稳态，就要通过饮食起居、心理行为等综合的养生保健方法，来达到中医所说的"治未病"的目标。即生命管理和健康干预，不论是病前的养生，病中的治疗还是病后的康复，都是恢复人体固有的内稳态节律的方法，这就是中医倡导的"阴平阳秘，精神乃治"的整体最佳稳态。

汉代医学家张仲景发挥《黄帝内经》中"和为圣度"的学术思想，在他的著作《伤寒论》和《金匮要略》中，用"和"描述人体的健康状态，借"不和"来阐明疾病的机理；以"自和"代指病者的康复能力，赋"小和"为调节人体阴阳的治疗方法；把"和"视为人体的健康观、疾病观、康复观和治疗观的统称，是中国古代关于中医稳态学说的高瞻远瞩的创见。《伤寒论》中提出的"阴阳自和者，必自愈"的观点，就是对人体本身所具有的自稳态功能的认识。尽管时代有异，表述的符号不同，却有相同的学术内涵。文天祥诗中所说的"人能保天和，于身为太平"，也是这种"和"即稳态理论诗体的简明扼要的诠释。

清代医家程钟龄在《医学心悟》中集众家之长，首次将中医的治疗方法归纳扩充为"八法"。他明确指出："论病之源，以内伤外感四字括之；论病之情，则以寒、热、虚、实、表、里、阴、阳八字统之；而论治病之方，则又以汗、和、下、消、吐、清、温、补八法尽之。"其中的和法是运用寒凉、温热、辛散、补益等不同功效的药物配伍组方，以达到疏通表里、和解寒热、调理脏腑等作用的治法。临床适用的范围很广，如外感少阳证、肠胃不和、肝脾不和以及疟疾等病证，证见寒热往来、胸胁胀满、胁肋疼痛、默默不欲饮食、恶心呕吐、心下痞满、肠鸣腹泻、月经不调等。因为病证不同，和法的具体运用也不同，常用的治法有和解少阳、和解肝脾、和解肠胃、分消上下等。此外，因疟疾多从少阳经辨证论治，所以古代中医习惯上把"截疟法"也作为和法的范畴。

1. 和解少阳

是中医治疗外感热病邪在半表半里之间的方法。证见往来寒热、胸胁苦满、口苦咽干、目眩、心烦喜呕、默默不欲饮食，脉弦等，方用小柴胡汤。

2. 和解肝脾

用疏肝健脾的药物，治疗肝脾不和的治法。适用于肝气犯脾和肝郁脾虚之证，证见胸胁胀满、胁肋疼痛、腹痛腹胀、肠鸣腹泻、神疲食少；妇女月经不调、乳房作胀，脉弦等。临床上根据不同的证候选用不同的方剂。如证见脘腹疼痛、泄泻或痢疾后重者，用四逆散透解郁热、疏肝理脾；证见两胁作痛、头痛目眩，神疲食少，或月经不调、乳房作胀，脉弦而虚者，用逍遥散疏肝解郁、健脾养血；证见肠鸣腹痛、大便泄泻、泻必腹痛，舌苔薄白，脉弦缓者，用痛泻要方疏肝补脾。

3. 和解肠胃

用温中、清热的药物，治疗肠胃不和的治法。适用于邪犯肠胃、寒热夹杂之证，证见脘腹痞满、恶心呕吐、肠鸣腹泻或腹痛，舌苔薄黄而腻，脉弦数。常用半夏、黄芩、黄连、干姜、党参、甘草等药，辛开苦降，寒热并用，调整胃肠功能，代表方如半夏泻心汤。

临床上应用和法应注意以下两点：病邪在表，未入少阳经，或邪已入里，或劳倦内伤，饮食失调，气血虚弱，脏腑虚极之寒热等，不宜用和解少阳法。脾胃虚弱所致的脘腹痞满、恶心呕吐、腹泻疼痛等，不宜用和解肠胃法。程钟龄在《医学心悟》中论述和法时说："有清而和者，有温而和者，有消而和者，有补而和者，有燥而和者，有润而和者，有兼表而和者，有兼攻而和者，和之义则一，而和之法变化无穷焉。"

道家学派的创始人老子在《道德经·二十九章》中曰："是以圣人去甚，去奢，去泰。"意思是说圣人要戒耽恋沉迷，戒铺张靡费，戒骄浮任势。才能常有而不失，常胜而不败，常贵而不贱，这就是守中的生存状态。道家守中的学术思想孕育出中医养生文化绵绵不绝的生机，惠于今人。南北朝时的养生学家陶弘景在《养性延命录·卷上·教戒篇》中说："莫久行、久坐、久卧、久视、久听；莫强食饮，莫大沉醉；莫大愁忧，莫大哀息；此可谓能中和。能中和者，必久寿也。"

传统中医养生学贯穿在衣、食、住、行、坐、卧、起、居、视、听之间，既有历代学者们高深的理论阐述，又是可操作的大众生活艺术。主张动静结合、刚柔相济。动以养形体，静以养精气，讲究整体协调，突出和谐适度，使个体的阴阳平衡，才能守其中正，保其冲和，达到健康长寿的目标。

动静适宜是养生者追求的境界，也是守护天和的生存方式。汉代医家华佗指出："人体欲得劳动，但不当使极尔。"南北朝时的养生学家陶弘景也认为："静以养神，动以炼形，能动能静可以养生。"唐代百岁医家孙思邈则说："常欲小劳，但莫大疲及强所不能勘耳。"明代医家万全在《养生四要》中强调，"动静不失其常"。清代康雍年间百岁养生学家方开在《延年九转法》中阐述说："天地本乎阴阳，阴阳主乎动静。一身一阴阳也，阴阳一动静也。动静合宜，气血和畅，百病不生，乃得尽其年……过动则伤阴，阳必偏胜；过静则伤阳，阴必偏胜。"从中医的体质学说来看，体质强盛者，如阳盛、湿热、气郁、血瘀者，可以适当多剧烈运动，如跑步、快走、拳击等；阳虚、阴虚、气虚、血虚者则应该少动轻缓，如太极拳、慢走、室内游泳等，但都应当以不感觉疲劳过度为宜。从病后养生的角度来说，病情较重者，因体质较弱，气血虚弱，当以静功为主，动功为辅；随着病情的康复和体质的增强，可逐步增加动功的量。从运动的时间上来说，早晨的锻炼宜先静后动，以便振奋气机而有益于工作；晚上宜先动后静，涵养精气有利于睡眠。把握形与神、动和静的"中庸之道"，才能达到阴阳和谐、动静有序的平衡状态，有益于强身防病和益寿延年。

文天祥在《彭通伯卫和堂》中继续吟道："道家摄铅汞，肤腠如重扃。

到头关键密，六气无敢撄。君方建旗鼓，不敢走且惊。他时橐吾弓，闭门读黄庭。"道家学说认为，铅为命，汞为性，是性命的根源，亦可理解为人体的精气。一个人的精气不虚，肌肤腠理便像关闭得很紧的门户一样，才能免于虚邪贼风等六淫之气的侵袭。撄宁，是道家所追求的一种修养境界，指心神宁静，不被外界事物所侵扰。就如布阵迎敌的战场，底气要足，旗鼓相当，才不至于因惊恐而自乱阵脚。诗人希望有一天，将盔甲弓矢收藏于囊橐中，闭门展读道教的经典《黄庭经》，那应该是多么惬意和畅的生活呀。

文天祥还有一首《赠蜀医钟正甫》的诗说："炎皇鉴众草，异种多西州。为君望岷峨，使我泪双流。向来秦越人，朝洛夕邯郸。子持鹊经来，自西亦徂南。江南有羁羽，岂不怀故营。何当同皇风，六气和且平。"从这首赠医诗，可以品味到精于儒理道学的民族英雄，对一位蜀地医家的深深情感，读来感人至深。

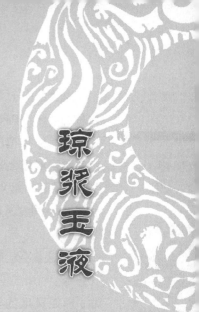

琼浆玉液　熟水生津

沉水占城第一良，占城上岸更差强。

黑藏骨节龙筋瘠，斑出文章鹧翼张。

滚尽残膏添猛火，熬成熟水趁新汤。

素馨熏染真何益，毕竟输他本分香。

——南宋·杨万里《南海陶令曾送水沉，
报以双井茶》

杨万里（公元1127—1206年），字廷秀，号诚斋，与尤袤、范成大、陆游合称为南宋"中兴四大诗人"。在诗风上，他由早年的师法前人到师法自然，形成自己独具特色的"诚斋体"，将自然情趣描写得生动逼真，并用平易浅近的语言表述出来。如"春回雨点溪声里，人醉梅花竹影中"；"小荷才露尖尖角，早有蜻蜓立上头"等，读来都意趣盎然，平易中可透视宽余的胸襟，恬淡里浸润着真挚的情感。后人称其"才思健拔，已孕富有，自为南宋一作手"。

在这首《南海陶令曾送水沉，报以双井茶》的诗中，杨万里记述了这样一件事：南海的朋友陶令曾送来了上好的占城沉香，诗人用当时产于江西修水、形如凤爪的贡茶双井茶作为答谢礼。接着诗人叙述了自己用沉香炮制熟水——"滚尽残膏添猛火，熬成熟水趁新汤"的乐趣，给我们留下了宋代与中医药文化联姻，颇为流行的养生保健的时尚史料。

沉香又名蜜香、耳香、沉水香、栈香、女儿香等，是瑞香科植物沉香树或白木香含树脂的木材。沉香树生长于热带的越南、泰国、印度、马来西亚、柬埔寨等国家。杨万里诗中所说的占城，指的就是印度支那古国即占婆补罗，位于今天越南河静省的横山关，南至平顺省潘郎、潘里地区，目前越南产的奇楠沉仍是最上等的沉香，但数量极少。沉香的种类有光香、海南栈香、番香、筏沉、黄熟沉、速暂香、白眼香、水盘香、叶子香等，依产地种类而名称不同。沉香按其树脂的含量可分为沉水、筏沉、黄熟等。沉水也叫水沉，是沉香中实质或较中间的部分，膏脂凝结较紧密结实的部分，投水即沉，是名沉水；半浮半沉的叫筏沉；不沉的则称为黄熟香。

晋代永兴元年（公元304年），在广州任刺史的植物学家嵇含，撰成我国现存最古老的一本植物学专著《南方草木状》，将我国南方的主要植物分属为草、木、果、竹四大类，记载了广东、广西以及越南等地的植物共80种。书中记载沉香树说："蜜香、沉香、鸡骨香、黄熟香、栈香、青桂香、马蹄香、鸡舌香，案此八物，同出于一树也。交趾有蜜香树，幹似柜柳，其花白而繁，其叶如橘。钦取香，伐之经年，其根幹枝节，各有别色也。木心与节坚黑，沉水者为沉香；与水面平者为鸡骨香；其根为黄熟香；其幹为栈香；细枝紧实未烂者，为青桂香；其根节轻而大者为马蹄香；其花不香，成实乃香，为鸡舌香。珍异之木也。"沉香作为药用，最早收录于南北朝梁代医药学家陶弘景所编著的《本草经集注》中，称其有疗"风水毒肿，去恶气"的功效。性味辛、苦、温，有行气止痛、温中降逆、纳气平喘的功用。

宋代药学家寇宗奭在《本草衍义》中说："沉香，岭南诸郡悉有之，旁海诸州尤多。今南恩、高、窦等州，唯产生结香。沉之良者，唯在琼崖等州，俗谓之角沉。黄沉乃枯木中得者，宜入药用。依木皮而结者，谓之青桂，气尤清。在土中岁久，不待刊剔而成结，谓之龙鳞。亦确创之自卷，咀之柔韧者，谓之黄蜡沉，尤难得也。"产于海南的沉香，从宋朝开始就成为朝廷的贡品。宋代大文学家苏轼被贬海南时，写的《沉香山子赋》中云："既金坚而玉润，亦鹤骨而龙筋。唯膏液之内足，故把握而兼斥。顾占城之枯朽，宜爨釜而燎蚊。"文中盛赞了沉香在芳香药中的高贵品质，并以此自喻人的品格。

　　沉香不仅是名贵的芳香类的中药，还是宋代流行的保健饮料——熟水的上品饮材。据南宋学者陈元靓的《事林广记·御宣熟水》载："仁宗敕翰林定熟水，以紫苏为上，沉香次之，麦门冬又次之。"在科学文化昌达、国强民富的宋代，除了茶文化的风行以外，炮制熟水饮品，从皇宫巨室到乡野村妇，从饭后茶余到纳凉驱寒，既是文人墨客们宴余酒后的雅兴，又是四季养生的家常饮品。宋代著名的老年病学家陈直在养生学专著《寿亲养老新书·熟水》中说："稻叶、谷叶、楮叶、橘叶、樟叶，皆可采。阴干，纸束悬之。用时火炙使香，汤沃幂其口。"除这些与茶叶类似的普通植物的叶子以外，一些具有芳香甘甜的气味，含有挥发油的植物类中药，其根茎、种籽等也是制作熟水的上佳饮材。如新鲜的花卉金银花、茉莉花、玫瑰花等，都是花香熟水的食疗佳品。南宋文学家朱弁的《曲洧旧闻·卷四》载："新安郡界中，自有一种竹叶，稍大于常竹，枝茎细，高者尺许，土人以作熟水，极香美可喜。"可见，宋代熟水的原材料丰富，从稻谷叶到橘竹叶，都是可用来作为熟水的饮材。

　　翰林司是宋代的官署名，属光禄寺。职能是掌管供应茶茗汤果等事，以备皇帝游幸宴饮的需要。宋仁宗赵祯敕令翰林司从当时种类繁多制作熟水的饮材中，评定出口感气味均佳的品种，其中的紫苏熟水、沉香熟水和麦门冬熟水名列三甲。

　　紫苏为唇形科植物紫苏的嫩叶，又称白苏。是一年生草本植物，其茎、叶及子实皆可入药。茎称苏梗，叶称苏叶，子则称苏子，有散寒解表、理气宽中、平喘通便的功效。治疗感冒风寒、发热咳嗽、气喘痰多、胸腹胀满、肠燥便秘等症，可解鱼蟹毒，并有安胎功用。明代养生学家高濂在《遵生八笺·饮馔服食笺》中，记载紫苏熟水的炮制时说："取叶，火上隔纸烘焙，不可翻动，候香收起。每用，以滚汤洗泡一次，倾去，将泡过紫苏入壶，倾入滚水中。服之能宽胸导滞。"宋代逸民在《江城子·中秋忆举场》中吟道："吟配十年灯火梦，新米粥，紫苏汤。"感叹十年苦读的秀才，科场应举，却屡试不第，只有借助紫苏汤来疏肝理气，排遣胸中的郁闷之气。

麦门冬为百合科沿阶草或大麦冬的块根，又名麦冬。性微寒，味甘微苦，归心、胃、肺经，具有养阴润肺、清心除烦、益胃生津的功效。用于治疗肺燥干咳、吐血咯血、肺痿肺痈、虚劳烦热、热病津伤、咽干口燥、便秘等病症。现代药理研究证明，麦门冬所含的多种甾体皂苷、β–谷甾醇、豆甾醇、高异黄酮类化合物、多种氨基酸、各种类型的多聚糖、维生素A样物质和铜、锌、铁、钾等成分，有升高白细胞、延长抗体存在时间的作用，可提高免疫功能和核酸的合成率，服用后可促进抗体、补体、干扰素、溶菌酶等免疫物质产生。这与中医古籍中所说的"久服轻身，不老不饥"的作用是一致的。但麦门冬性味甘寒，凡脾胃虚寒泄泻、风寒感冒及痰饮湿浊的咳嗽者应忌用。

宋代大文学家苏东坡有诗说："一枕清风值万钱，无人肯卖北窗眠。开心暖胃门冬饮，知是东坡手自煎。"他将用麦门冬煎制的饮料，作为口腔保健、养阴利咽、安神催眠的家常饮料。宋代另一位词人、书画家杨无咎在他的《逃禅词·清平乐·熟水》中也吟唱道："开心暖胃，最爱门冬水。欲识味中犹有味，记取东坡诗意。"不论是苏东坡所赞叹的门冬饮，还是杨无咎感慨的门冬水，都可佐证当时麦门冬熟水的品牌效应。

耐人寻味的是，沉香熟水的制作方法，既可用杨万里诗中所说的"熬成熟水趁新汤"，即用煎煮的方法，有时还要添加芳香的素馨花，以使熟水更清香宜人。陈元靓的《事林广记》中还载有另一种制作方法："用净瓦一片，竃中烧微红，安平地上。焙香一小片，以瓶盖定。约香气尽，速倾滚汤入瓶中，密封盖。"具体的方法是，在香炉上烘焙沉香块，再把一片干净的瓦片在灶中烧到微红时，将焙热的沉香块放上去。用倒过来的茶瓶瓶口扣住沉香，倒立在瓦片上，收集沉香的烟气。急速地向瓶内倒入滚水，然后密封瓶盖。静置一段时间后，待茶瓶壁上的沉香香烟融入水中，就得到了宋代人喜爱的"沉香熟水"。明代养生学家高濂《遵生八笺·饮馔服食笺》中也记载沉香熟水的这种特殊制法："用上好沉香一二块，炉烧烟，以壶口覆炉，不令烟气旁出。烟尽，急以滚水投入壶内，盖密。泻服。"

清代著名医家张璐在《本经逢原》中，论述沉香的性味功效说："沉水香专于化气，诸气郁结不伸者宜之。温而不燥，行而不泄，扶脾达肾，摄火归原。主大肠虚秘、小便气淋，及痰涎血出于脾者，为之要药。凡心腹卒痛、霍乱中恶、气逆喘急者，并宜酒磨服之；外命门精冷，宜入丸剂。同藿香、香附，治诸虚寒热；同丁香、肉桂，治胃虚呃逆；同紫苏、白豆蔻，治胃冷呕吐；

同茯苓、人参，治心神不足；同川椒、肉桂，治命门火衰；同广木香、香附，治强忍入房，或过忍尿，以致胞转不通；同苁蓉、麻仁，治大肠虚秘。昔人四磨饮、沉香化气丸、滚痰丸用之，取其降泄也；沉香降气散用之，取其散结导气也；黑锡丸用之，取其纳气归元也。但多降少升，久服每致矢气无度，面黄少食，虚证百出矣。"张璐是从医家的角度来论说沉香的，列举了其药物配伍和所疗疾病的谱系。但认为沉香久服可致矢气无度、面黄少食，是因为其有"多降少升"的药性。这也提示今人，即使饮用沉香熟水养生保健，也要辨体质分时间，体虚者不宜长时间饮用。

宋代的熟水品类繁多，饮材丰富，名称不一。笔者以为，宋代诗词吟咏和文献记载中所说的饮、汤、煎、水等，指的都是熟水这种知名度颇高的养生保健的饮品。其与礼仪文化结亲，迎客用茶，送客用汤，成为约定俗成的仪式。宋代创写"易安体"的女词人李清照，有一首《摊破浣溪沙》的词说："病起萧萧两鬓华，卧看残月上窗纱。豆蔻连梢煎熟水，莫分茶。枕上诗书闲处好，门前风景雨来佳。终日向人多酝藉，木樨花。"李清照词中所说的豆蔻熟水，就是用中药豆蔻制作的。在中药大家族中，以"豆蔻"为名的中药有四种，即白豆蔻、草豆蔻、红豆蔻和肉豆蔻。因其均富含挥发油，都具芳香之气，性味辛温而作用于脾胃中焦，都属于中医芳香化湿的药物。白豆蔻为姜科植物白豆蔻和爪哇白豆蔻成熟的果实，唐代才从越南传入中国，而收载于唐代本草学家陈藏器的《本草拾遗》中。唐代文学家段成式的《酉阳杂俎·木篇》曰："白豆蔻，出伽古罗国，呼为多骨。形似芭蕉，叶似杜若，长八九尺，冬夏不凋，花浅黄色，子作朵如蒲萄，其子初出微青，熟则变白，七月采。"伽古罗国，在今天热带岛国斯里兰卡国中。白豆蔻性味辛温，有化湿行气、暖胃消滞、温中止呕的作用，多用于湿阻中焦、胸闷腹胀、胃寒腹痛、宿食不消、呃逆呕吐、饮酒过多、舌苔浊腻等症。从词中的描述季节推论，女词人患的是暑湿困脾症，故用白豆蔻或红豆蔻来煎熟水调养。

南宋词人吴文英也有一首《杏花天·咏汤》的词，可与李清照的词互为印证："蛮姜豆蔻相思味。算却在，春风舌底。江清爱与消残醉。悴憔文园病起。"这首词当中所说的"蛮姜豆蔻"，确指的是红豆蔻。红豆蔻是姜科植物大高良姜的成熟果实，是多年生草本植物，生于山坡、旷野或灌木丛中，分布于广东、海南、广西、云南等地。红豆蔻成熟果实呈长球形，中部略细，表面红棕色或暗红色，其性味辛热，有温中散寒、醒脾解酒之功，常用于治疗脘腹冷痛以及饮酒过多所致的呕吐等症。蛮姜，指的是姜科山姜属植物高

琼浆玉液 熟水生津

良姜，常用的是根状茎，有温胃散寒、行气止痛的功效。高良姜有大小之别，而红豆蔻是大高良姜的果实。草豆蔻与白豆蔻同属姜科植物，性味与归经相同，具有祛寒燥湿、温中行气之功，主要用于治疗寒湿阻滞脾胃或脾胃虚弱所致的胸脘满闷、虚寒吐利、腹泻腹痛等症。肉豆蔻是肉豆蔻科常绿乔木植物的种子，主产于马来西亚、印度尼西亚等热带国家，我国广东、广西、云南亦有少量栽培。树的种仁是著名的香料和药材，冬春两季果实成熟时采收。最早收载于唐末五代药学家李珣的《海药本草》，可治久泻冷痢、脘腹冷痛、食少呕吐等，还可作调味品和食品工业油的原料等。据专家的统计，除沉香、紫苏、麦门冬、豆蔻等常见的熟水外，《全宋词》中吟咏的称作汤或熟水的还有紫芝汤、长松汤、桑椹汤、花粉汤、余甘汤、崖蜜汤等，足见熟水在两宋时的盛行。北宋词人晁端礼的《少年游》云："建溪灵草已先尝。欢意尚难忘。未放笙歌，暂留簪佩。犹有紫芝汤。"就是当时先饮茶后饮灵芝熟水的待客习俗记载。

元代学者吴莱的《渊颖吴先生集》中，有一首《岭南宜蒙子解渴水歌》说："广州园官进渴水，天风夏熟子宜蒙。百花酝作甘露浆，南国烹成赤龙髓。棕榈亭高内撤餐，梧桐井压沧江干。柏观金茎擎未湿，蓝桥玉臼捣空寒。小罌封出香覆锦，古鼎贡余声撼寝。酒客心情碎酒兵，茶僧手段侵茶品。阿瞒口酸那得梅，茂陵肺消谁赐杯。液夺胡酥有气味，波凝海椹无尘埃。向来暑殿评汤物，沉木紫苏闻第一。"词中所说的解渴水，指的是果子露之类的饮料，是从波斯语中的"舍儿别"翻译而来的，又名"摄里白"，在元代十分流行。宜蒙子是芸香科木本植物黎檬、洋黎檬的果实，又称宜檬、黎檬子、宜母果，是柠檬的一种。夏天喝柠檬水制成的解渴水，比起百花酝成的甘露浆、沉香煎成的赤龙髓熟水，都毫不逊色。曹操望梅止渴，司马相如患了消渴病都没有这个口福。我听说宋代皇宫里评夏季熟水的优劣，将沉香和紫苏列为上品，这柠檬制成的"舍儿别"，比胡酥气味芬芳，和海椹一样澄净可口！元代佚名所著的《居家必用事类全集》中，有御方渴水方，用官桂、丁香、桂花、白豆蔻仁、砂仁各半两，细曲、麦糵各四两，研为细末。用藤花半斤、蜜十斤炼熟。新汲水六十斤，用藤花一处锅内熬至四十斤。生绢滤净，用小口甏一个。生绢袋盛前项七味末，下入甏，再下新水四十斤，并已炼熟蜜，将甏口封好。夏五日，秋春七日，冬十日熟。林檎渴水用林檎微生者不计多少擂碎，以滚汤就竹器，放定擂碎林檎，冲淋下汁，滓无味为度。以文武火熬常搅勿令煿了，熬至滴入水不散。然后加脑麝少许，檀香末尤佳。杨梅渴水用杨梅不计多少，探搦取自然汁，滤至十分净，入砂石器内慢火熬浓，滴入水不散为度。若熬不到则生白醭。贮以净器。用时每一斤梅汁入熟蜜三斤，脑麝少许，冷热任用。如无蜜，球糖四斤入水熬过亦可。木瓜渴水用木瓜不计多少，去皮穰核，取净肉一斤为率，切作方寸大薄片，先用蜜三斤或四五斤，于砂石银器内慢火熬开滤过，次入木瓜片同前。如滚起泛沫，旋旋掠去，煎两三个时辰尝味如酸入蜜，须要甜酸得中。用匙挑出放冷器内，候冷再挑起，其蜜稠硬如丝不断者为度。若火紧则燋，又有涌溢之患，其味又不加。则燋煿气，但慢火为佳。五味子渴水用北五味子肉一两为率，滚汤浸一宿，取汁同煎。下浓豆汁对当的颜色恰好，同炼熟蜜兑入，酸甜得中，慢火同熬一时许，凉热任用。

到了明代，熟水虽然不像宋代那么兴盛，但剂型却悄然发生了变化，由单方演变成了复方，更多了中医辨证和配伍的内涵。养生学家高濂的《遵生八笺·饮馔服食笺》中，就记载了12种常用的熟水配方。其中豆蔻熟水，就由白豆蔻、甘草、石菖蒲三种中药组成。而砂仁熟水，则用砂仁三五颗，甘草一二钱，碾碎入壶中，加滚汤泡上。书中称"其香可食，甚消壅膈，去胸膈郁滞"。清代的熟水还原了本来的中医药文化内涵，称作"代茶饮"。清代医家赵学敏的民间方剂学著作《串雅内编》中，记有"代茶汤"，有甘露茶、灵芝茶、神曲茶、槐花茶、菊花茶、胖大海茶、荷叶茶、板蓝根茶等单方和银花扁豆代茶饮、安神代茶饮、和胃代茶饮等复方。不仅在民间，代茶饮还流行于宫中。清宫记录慈禧、光绪等人的诊病用药的医案中，还记载了多个"平肝清热理气代茶饮"的处方。以甘菊、霜叶、鲜芦根、橘红、炒枳壳等中药，水煎后频服。这些具有明目、消食、化痰、消暑、滋阴等作用的"代茶饮方"，是一种简、便、廉、效的食疗处方，对各种疾病都有治疗和辅助治疗的功效。当代中西医结合专家陈可冀院士的《慈禧光绪医方选议》中，解析了8种代茶饮方。御医姚宝生给"老佛爷"拟的"清热理气代茶饮方"——甘菊三钱，霜桑叶三钱，橘红一钱五分，鲜芦根二支切碎；建曲二钱炒，炒枳壳一钱五分，羚羊角五分，炒谷芽三钱，水煎，温服。从此方的药物配伍来看，菊花、桑叶清热明目，橘红、枳壳理气和中，鲜芦根清肺胃之热，羚羊角清肝胆之火。全方清热以头目上焦为主，理气则以脾胃为要。对西太后平素患有眼病和脾胃不和之症，颇为对症。慈禧所常用的药茶中，还有三个"清热化湿代茶饮方"，其药物大都由鲜芦根、竹茹、焦山楂、茯苓、桑叶、陈皮等组成。而慈禧太后常饮的仙药茶，由种乌龙茶、六安茶和中药泽泻、紫苏叶、石菖蒲、泽泻、山楂等组成，具有降血脂、减肥的作用。清热代茶饮用

琼浆玉液 熟水生津

20个去核鲜青果，4支切碎的鲜芦根，水煎后代茶饮，有清热利咽、化痰止咳的功效。加味焦三仙饮，用焦三仙各六钱，橘红二片，消食导滞、燥湿化痰，是药简效显的食疗方。

宋代诗人程珌的《鹧鸪天·汤词》云："饮罢天厨碧玉觞。仙韵九奏少停章。何人采得扶桑椹，捣就蓝桥碧绀霜。凡骨变，骤清凉。何须仙露与琼浆。"扶桑又称赤槿、佛桑、红木槿、桑槿等，其花、叶、茎、根都可药用，性味甘，平，无毒，有凉血解毒、利尿消肿、清肺化痰等功效。诗中所说的蓝桥指的是蓝桥驿，传说唐长庆间秀才裴航游鄂渚，梦中得诗云："一饮琼浆百感生，玄霜捣尽见云英。蓝桥便是神仙宫，何必崎岖上玉清。"后路过蓝桥驿，遇见一织麻的老妪，裴航渴甚求饮，老妪呼女子叫云英的捧一瓯水浆饮之，甘如玉液。航见云英姿容绝世，因谓欲娶此女，妪告之曰："昨有神仙与药一刀圭，须玉杵臼捣之。欲娶云英，须以玉杵臼为聘，为捣药百日乃可。"后裴航终于找到月宫中玉兔用的玉杵臼，娶了云英，夫妻双双入玉峰，成仙而去，后人就用蓝田仙窟代指月宫。碧绀霜，指的是熟水呈深青中透红的颜色。饮酒之后喝一杯用扶桑的种子捣碎后煎的饮料，那是件多么风雅而又惬意的事？用我们现代人的眼光来看，养生保健之智慧溶于熟水之中。

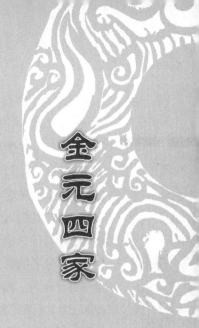

金元四家 养生有道

禁御暄暄以字行，粗工注注笑狂生。

天将借手开金匮，云本无心到玉京。

歌啸动成千日醉，留连翻厌五侯鲭。

祝君莫触曹瞒怒，世上青黏要指名。

——金·李夷《赠国医张子和》

张子和（约公元1151—1231年），名从正，字子和，号戴人，金代著名医家，睢州考城（今河南兰考县）人。张子和从青年时起好读书作诗，嗜饮酒，不拘于小节。先游学于山西浑源，官至监察御史，后被贬任叶县令的当朝名士刘从益门下，后私淑刘完素之学，用药多主寒凉，治病每多取效，以医术名闻天下。金兴定年间，金宣宗完颜珣征召张从正入太医院，不久张便辞职归家。常与其门人麻知几、常仲明等人，游山玩水，过着放诞无羁的诗酒生活。他与其门人谈论医术，讲明奥义，辨析至理，著有《儒门事亲》15卷传世。从其书名的含义可知，是儒者若更好事亲尽孝，必要先洞明医理之意。全书共十五卷，其中《儒门事亲》三卷，其他是《治病百法》二卷；《十形三疗》三卷；《杂记九门》一卷；《撮要图》一卷；《治病杂论》一卷；《三门六法》一卷；《河间先生三消论》一卷；《治法心要》一卷；《世传神效名方》一卷。纵观全书，这是一部杂记式的著作，虽所收繁杂，但总不离用攻法的宗旨，对汗吐下三法的运用，从理论到实践都作了详细的论述，并附有很多验案。本书不仅阐述了攻邪与扶正的辨证关系，同时也丰富了汉代张仲景《伤寒论》的汗、吐、下三法的内容，发展了中医学的治则理论。

李夷这首《赠国医张子和》的诗，使我们从一个侧面了解了张子和在汴京的短暂的御医生活：高技常孤，他创立的惊世骇俗的攻邪学说不被同行们所理解，峻烈的汗吐下三法又不能迎合皇亲权贵们喜补恶攻的习俗，而张子和的性格也不适应太医院循规蹈矩的生活，羞于"官医迎送长史，马前唱诺"。诗中用了魏武帝曹操杀害名医华佗的典故，婉劝子和不要触犯权贵，明哲保身。这可能是张子和辞去太医院御医，归隐避祸的原因。刘从益的儿子刘祁在《归潜志》中，亦有张子和征召入都为御医，"旋告去"这段史事的记载。李夷是金代文学史上"后怪奇诗派"的代表，喜读史书，尤喜武事，习兵法，累举词赋科不中，以武举进身。他为人介特，自守不群，尚气使酒，其性格喜好与张子和相近，故为莫逆之交。这首赠医诗，可补医学史和文献学的阙如，使我们得以窥见这位金代名医的德行风采。

清代学者纪昀在《四库全书总目提要·医家类》中指出："儒之门户分于宋，医之门户分于金元"。在中国医学史上，"金元医学"是一个地标式的里程碑，以金元四大家为代表。其学术理论上承汉唐宋的医学成就，下启明清医学各家的创新思维，形成了流派纷呈、学说互补的学术争鸣氛围，对中医学术的发展起到了极其重要的引领和推动作用。

金元四大家是指金元时期（公元1115—1368年）的刘完素、张从正、李杲、朱震亨四位著名的医学家。在学术理论上，他们各有发挥，代表了四个不同的学术流派，形成了绵绵数百年的中医学术师承和繁荣的文化景观。刘完素主张"火热致病"，善用寒凉药物，故称作"寒凉学派"；张从正主张"病由邪生"，善用汗、吐、下三法攻邪，故称作"攻下学派"；李杲主张"内伤脾胃，百病由生"，善用"益气升阳"法健脾胃，故称作"补土学派"；朱震亨认为"阳有余阴不足"，创立"相火论"，善用养阴降火之方，故称作"养阴学派"。金元四大家从不同地域、不同居民的体质着眼，探讨了自然环境、天行时气、饮食特点与疾病发生变化的病机，开创了中国医学史上百家争鸣的黄金时代。

刘完素（公元1120—1200年），字守真，金河间（河北河间县）人，是中医河间学派的开山，主要著作有《素问玄机原病式》二卷、《宣明论方》十五卷、《素问病机气宜保命集》三卷等。他创造性地发挥了《黄帝内经》病机十九条的理论，认为疾病多因火热而起，首倡"六气皆从火化"说，治疗上多用寒凉药，善用防风通圣散、双解散等方剂祛病，医名盛于大定、明昌年间（1161—1195年）。金世宗完颜雍曾三次征聘，坚辞不就。章宗完颜璟爱其淳素，特赐号为"高尚先生"。

刘完素主张养生重在养气，在东汉思想家王充提出人之寿夭在于"先天禀赋"说的基础上，进一步指出"修短寿夭，皆人自为"的观点。认为人的一生，少年宜养，壮年宜治，老年宜保，耄年宜延的摄生方法。他在《素问病机气宜保命集》中说："人欲抗御早衰，尽终天年，应从小入手，苟能注重摄养，可收防微杜渐之功。"根据少年的生理特点，刘完素提出"其治之之道，节饮食，适寒暑，宜防微杜渐，用养性之药，以全其真"。成年是人一生阳气盛隆的阶段，刘完素认为："其治之之道，辨八邪，分劳佚，宜治病之药，当减其毒，以全其真。"进入老年，人的生理功能开始衰退，"其治之之道，顺神养精，调腑和脏，行内恤外护"，旨在内要养护精、气、神，外要避六淫之邪，保其正气，济其衰弱。对于高龄的耄耋之人，则要"其治之之道，餐精华，处奥庭，燮理阴阳，周流和气，宜延年之药，以全其真"。对于养气的方法，刘完素认为当从调气、守气、交气三方面着手。他在《素问病机气宜保命集·原道论》中说："吹嘘呼吸，吐故纳新，熊经鸟伸，导引按跷，所以调气也；平气定息，握固凝神，神宫内视，五脏昭彻，所以守其气也；法则天地，顺理阴阳，交媾坎离，济用水火，所以交其气也。"《素问病机气宜保命集·摄生论》中则指出："神太用则劳，其藏在心，静以养之。"告诫世人要静神少思，养而不劳；即便用神，也要防止过度耗用，伤及五脏。

张子和私淑刘完素之学，善用攻下法，认为"治病应着重驱邪，邪去则正安，不可畏攻而养病"，发展和丰富了"汗、吐、下"三法的理论和临床技能，是中医"攻下派"的集大成者。元代脱脱等的《金史·本传》评价张子和"精于医，贯穿《素》《难》之学，其法宗刘守真，用药多寒凉，然起疾救死多取效。"张子和在《儒门事亲·汗吐下三法该尽治病诠》说："夫病之一物，非人身素有之也，或自外而入，或由内而生，皆邪气也。"因此，祛邪为主的治疗理念，在于邪去则正安，不可畏攻而养病。攻下法是通过通便、下积、泻实、逐水以攻逐邪实、荡涤肠胃、排除积滞的治法，又称下法。下法广泛应用于燥屎、积滞、实热及水饮等里实证。"陈莝去而肠胃洁，癥瘕尽而营卫昌"，使人体恢复正常的阴阳平衡。张子和的汗、吐、下三法，包括方药、针灸、熏洗、按摩、导引等，从养生学的角度来说，也有重要的意义。晋代养生学家葛洪说："若要长生，肠中常清；若要不死，肠中无屎。"通过攻邪之法，可以调畅人体的气机，疏达气血经络，才能"使上下无碍，气血宣通，并无壅滞"，而这正是今天人们所常说的"排毒法"。张子和认为无病之人滥服补药，往往会以粮资寇，反而会助邪伤正，因此"养生当论食补，治病当论药攻"，攻补兼施，食药并举，正是把握个体健康的关键所在。他的"君子贵流不贵滞"的养生观点和调饮食、施药物、戒房劳、练气功等方法，正是其学术理念在养生领域的体现。

李杲（公元1180—1251年），字明之，宋金时真定（今河北保定市）人，晚年自号东垣老人，从学于易水学派的大家张元素。在其脏腑辨证学说的启示下，创立"内伤脾胃，百病由生"的论点，是中医"补土学派"的宗师。在五行当中，脾胃属于中央之土，是人体元气之本、气机升降之枢。其主要著作有《脾胃论》三卷、《内外伤辨惑论》三卷、《兰室秘藏》三卷及《医学发明》一卷。

中医典籍《黄帝内经》中有"有胃气则生，无胃气则死"的论点。李东垣发挥说，元气耗损是早夭患病的原因之一。土为万物之母，人以胃气为本，脾胃是气血生化之源，五脏六腑皆禀气于胃。他在《脾胃论·脾胃虚实传变论》中说："元气之充足，皆由脾胃之气无所伤，而后能滋养元气。"强调护养脾胃之气，维护后天之本，是防病抗衰、延年益寿的重要法则。他将损害脾胃功能的方法概括为三个方面：一为饮食不节；二为劳逸过度；三为情志内伤。"饮食自倍，则脾胃之气即伤，而元气亦不能充，则诸病之所由生也"。故调护脾胃，一要合理饮食，养生治未病；二要静心寡欲、不妄作劳，以养元气之本，"形体劳役则脾病"；三是调摄情志保护脾胃，"凡愤怒、悲思、恐惧，皆伤元气"，指出情志变化尤其易伤脾胃运化的功能。另外，脾胃在五脏中属土居中，与其他四脏关系密切，不论哪脏受邪或劳损内伤，都会伤及脾胃，将中医脏腑辨证学说阐述一新。李东垣立法遣药，时时顾及脾胃的升降和生化功能。所创制的补中益气汤、升阳益胃汤、调中益气汤等方剂均为杏林经典名方，传用至今，疗效卓著。他首倡的"甘温除热法"，也为中医治疗内伤气虚发热另辟蹊径。明代医家张景岳将补中益气汤化裁，名为举元煎，用于治疗气虚下陷的血崩血脱亡阳等垂危重证。明代太医院御医龚廷贤，用此方去升麻、柴胡，加炒枣仁治汗多伴失眠不寐。

　　李东垣顾护脾胃之气而益寿延年的理论，为后世养生学所推崇。饮食有时、饥饱适中、谨和五味、适温而食、食宜缓细等饮食养生的方法，已经成为中国人身体力行的健康长寿秘诀。

　　朱震亨（公元1282—1358年），字义修，元代义乌（今浙江义乌）人，世居丹溪，人称"丹溪先生"。30岁时因母病弃儒学医，对刘完素、张子和、李东垣各家学说都有研究，著有《格致余论》一卷、《局方发挥》一卷、《本草衍义补遗》一卷等。他创造性地提出了著名的"阳常有余，阴常不足"的体质说，临证治疗上提倡滋阴降火之法，被后世称为"滋阴派"的鼻祖。

　　朱震亨《格致余论》中的《饮食色欲箴》、《养老论》、《慈幼论》、《茹淡论》等篇，围绕着养阴精的观点，揭示了"阴精亏虚，相火妄动"，导致衰老和变生疾病的机理；主张从清心寡欲、节食茹淡、寒凉补肾等方面，颐养个体的"本然之真"，是阐述养阴与健康长寿的中医养生学的经典篇章。

　　七情内伤，情欲妄动，是耗伤阴精，使脏腑功能失和的又一原因。老年人在情志方面，多表现为怒火易炽，焦虑抑郁。朱丹溪在《养老论》中，强调"主静节欲"的养生方法，认为"心动则相火亦动"，只有静心澄志，情欲不妄动，才能乐天知命，颐养天年。因此，用疏导的方法，"听之以义理，晓之以物性"，不使自己的过激情志内伤脏腑，化火生痰，暗耗阴精。

　　药补是老年养生保健的方法之一，历代都有名方传世。唐宋以来，世人多喜服热药，滥用香燥药温补成风，如将"乌附丹"、"黑锡丹"等作为老年人滋补的通剂。朱丹溪根据时人的体质特点，首创"寒凉补肾"学说，专门创制了大补阴丸、虎潜丸、玉泉丸、琼玉膏等滋阴降火、益气生津的方剂，开创了中医养生史上，独用寒凉药补肾的新思路。朱震亨的《饮食色欲箴序》说："传曰：饮食男女，人之大欲存焉。予每思之，男女之欲，所关甚大；饮食之欲，于身尤切。世之沦胥陷溺于其中者，盖不少矣！苟志于道，必先于此究心

金元四家　养生有道

焉。因作饮食、色欲二箴，以示弟侄，并告诸同志云！"其中的《格致余论·饮食箴》云："人身之贵，父母遗体。为口伤身，滔滔皆是。人有此身，饥渴洊兴，乃作饮食，以遂其生。睠彼昧者，因纵口味，五味之过，疾病蜂起。病之生也，其机甚微，馋涎所牵，忽而不思。病之成也，饮食俱废，忧贻父母，医祷百计。山野贫贱，淡薄是谙，动作不衰，此身亦安。均气同体，我独多病，悔悟一萌，尘开镜净，日节饮食。《易》之象辞，养小失大。孟子所讥，口能致病，亦败尔德。守口如瓶，服之无斁。"他在《格致余论·色欲箴》说："唯人之生，与天地参，坤道成女，干道成男。配为夫妇，生育攸寄，血气方刚，惟其时矣。成之以礼，接之以时，父子之亲，其要在兹。睠彼昧者，徇情纵欲，唯恐不及，济以燥毒。气阳血阴，人身之神，阴平阳秘，我体长春。血气几何？而不自惜！我之所生，翻为我贼。女之耽兮，其欲实多。闺房之肃，门庭之和。士之耽兮，其家自废，既丧厥德，此身亦瘁。远彼帷薄，放心乃收，饮食甘美，身安病瘳。"

明代医家方广在所著的《丹溪心法附余·序》中说："求其可以为万世法者，张长沙外感，李东垣内伤，刘河间热证，朱丹溪杂病，数者而已。然而丹溪实又贯通乎诸君子，尤号集医道之大成者也。"金元四大家的学术观点虽标新立异，但都从不同角度阐明了中医的养生之道，殊途同归，汇萃成中华民族养生理论和方法的文化体系，施惠于全人类。

黑白殊种，唯取黑者入药；

大小颗异，须求小粒煎汤。

和桑柴灰汁煮，下水蛊肿胀，

瘀血积胀如神；

同生甘草片煎，解饮馔中毒，

丹石药毒立效。

合饭捣，敷痈疽消肿。

妇人阴户肿，亦可纳之；

煎水饮，杀鬼蛀止疼。

腰膝筋挛疼，勿吝服之。

——明·陈嘉谟《本草蒙筌》

陈嘉谟（约公元1486—1570年），字廷采，号月朋，西乡石墅（今安徽祁门）人，明代医药学家。他博学多才，兼通数科。在诗词歌赋和书法算学等方面均有建树。年少时因体弱多病，遂钻研医药学知识，尤精于本草学，著有《医学指南》和《本草蒙筌》两书传世。

《本草蒙筌》是陈嘉谟晚年用时七年，五易其稿写成的本草学讲稿，是用来教授弟子的，故书名曰"蒙筌"，意思是为启发童蒙而作的工具书。全书共12卷，采用草、谷、菜、果、石、兽、禽、虫、鱼、人十部分类法，正文用"排偶声律"的体例写成，记述了742味中药的产地、性味、采集、贮藏、鉴别、炮制及配伍禁忌、七方十剂和服用方法等，其中447种药材有附图，是一部图文并茂的本草学专著，便于记诵。今天临床常用的消食化积的鸡内金、行气止痛的青木香、止血消瘀的血余炭等，均首见于此书。《本草蒙筌》第一次在理论上提出了炮制的原则："凡药制造贵在适中，不及则功效难求，太过则气味反失。将炮制方法作了概括性的归纳，提出了三类方法："火制四：有煅、有炮、有炙、有炒之不同；水制三：或渍、或泡、或洗之弗等；水火共制造者，若蒸、若煮，而有二焉，余外制虽多端，总不离此二者。"这就是中药炮制方法分类的开始，对后世中药炮制学的发展产生了较大影响，明代医家李时珍的《本草纲目》辑录《本草蒙筌》的炮制理论后，称赞说："名曰蒙筌，诚称其实。"

陈嘉谟在《本草蒙筌·谷部·生大豆》中说："黑白殊种，唯取黑者入药；大小颗异，须求小粒煎汤。和桑柴灰汁煮，下水蛊肿胀，瘀血积胀如神；同生甘草片煎，解饮馔中毒，丹石药毒立效。合饭捣，箍痈疽消肿。妇人阴户肿，亦可纳之；煎水饮，杀鬼蛀止疼；腰膝筋挛疼，勿吝服之。"文中所说的生大豆，指的是豆科植物大豆的黑色种子，又称乌豆、冬豆子、药豆等。性味甘，平，归脾、肾经。明代医药学家李时珍在《本草纲目·谷部·大豆》中说："大豆有黑、白、黄、褐、青、斑数色：黑者名乌豆，可入药及充食作豉；黄者可作腐、榨油、造酱；余者可作腐及炒食也。"黑大豆活血、利水、祛风、解毒，首载于宋代药学家苏颂的《图经本草》，常用于水肿胀满、风毒脚气、黄疸浮肿、风痹筋挛、产后风痉、痈肿疮毒等症。大豆家族的品种虽然众多，有黑、白、黄、褐、青、斑等数种颜色，黄者可制作豆腐、榨取豆油、酿造酱油，但只有乌豆才入药用。陈嘉谟描述说，大豆的黑白品种不同，入药以黑者为上品；大小颗粒有异，最好选小粒的煎汤用。苏颂在《图经本草》中就说："其紧小者为雄豆，入药尤佳。"黑大豆与桑柴灰煮汁后，可用于水蛊肿、瘀血积胀等病症；与生甘草同煎后，为古代常用的解毒剂，用于食物中毒，服食硫黄、砒石等丹石药的中毒，还可解服用巴豆、乌头、甘遂等有毒中药的不良反应。黑大豆还可外用，治疗痈疽之症，与糯米饭同捣，可以箍脓外出。男性阴囊或女性阴户水肿，用丝绵裹用。用黑大豆煎汁饮，可用于风痹筋挛等症，有止痛柔筋的功效。

中医历代方药书中，都记载了黑大豆入药的方剂，大都简便实用。唐代医家许仁则的《子母秘录》载，治疗小儿烫火伤，煮黑大豆汁外涂，愈后无瘢痕。孙思邈的《备急千金要方》载，用黑豆煮汁外用，治疗小儿丹毒，愈后无瘢痕。明代朱橚《普济方》的"救活丸"，黑大豆与天花粉共为丸，治疗肾虚消渴难治者。明代儿科专家寇平在《全幼心鉴》中，治小儿胎热，黑大豆与灯心草、淡竹叶、甘草水煎服。黑大豆还可作植物色素，《备急千金要方》中用醋煮黑大豆，去豆煎浓后染发，是天然的植物染发剂。

黑大豆用清水浸渍生出的芽蘖称大豆黄卷，新鲜时可食用，晒干后又能药用。南宋美食家林洪的《山家清供·鹅黄豆生》载："温陵人前中元数日，以水浸黑豆，曝之及芽，以糠皮置盆内，铺沙植豆，用板压，及长则覆以桶，晓则晒之，欲其齐而不为风日侵也。中元则陈于祖宗之前，越三日出之，洗焯渍以油、盐、苦酒、香料，可为茹，卷以麻饼尤佳。色浅黄，名'鹅黄豆生。'"大豆黄卷性味甘平，归胃经，有清热利湿的功效，多用于暑湿、湿温、湿热内蕴所致的发热汗少、胸痞不舒、骨节烦痛等症；也可用其治疗湿痹筋骨挛痛，常与半夏、茯苓、黄芩等配伍。

中药大家族中还有一味叫淡豆豉的中药，是黑大豆蒸熟后，与桑叶、鲜青蒿等为辅料发酵后制成，性味辛、甘，微苦，寒，有解表除烦的功能，常用于外感风热后发热头痛、咽喉肿痛等症，如晋代医家葛洪的《肘后备急方》中的"葱豉汤"；淡豆豉还可用于热病虚烦，心中懊恼不得眠，常用的方剂有汉代张仲景《伤寒论》中的"栀子豉汤"，治疗伤寒发汗及吐下后，虚烦不得眠等症。陈嘉谟在《本草蒙筌》中说："味淡无盐，入药方验。虽理瘴气，专治伤寒。佐葱白，散寒热头痛；助栀子，除虚烦懊恼。足冷痛甚，浸醇酒可尝；血痢疼多，同薤白煮服。仍安胎孕，女科当知。"书中还载有"豆淋酒"方，是将黑大豆炒至烟起时，乘热投黄酒中，"主瘫痪风痹噤牙，理产后风中抽搐"。

黑大豆自古以来就是食疗药膳的上品，中医有黑入肾之说。明代食疗专家汪颖的《食物本草》中，即有"以黑豆入盐煮，常时食之，云能补肾"的记载。元代文学家陶宗仪在《南村辍耕录》中载："黄山谷〈煮豆帖〉云：'庭坚顿首，失牛儿来，终日罔然，至今头昏眼痛。虽取所喜者为之，亦不能如意也……煮黑豆法，碓豆一升，挼挲极净。用贯众一斤，细剉如骰子，同豆斟酌水多少。慢火煮豆香熟，日干之，翻复令展尽余汁。簸取黑豆，去贯众，空心日啗五七粒，食百草木枝叶皆有味，可饱也。'"黄庭坚是宋代文学家、书法家，苏门四学士之一。他的侄子牛儿夭折后，心情郁郁怅然不知食味，久之头昏眼痛。虽然每日写词临池，仍觉食少纳呆。后用黑豆煮食，自觉有开胃醒脾之功效。这位大学者遂发出"世间不强学力行，自致于古人者，不可不蓄此方"的感叹。

现代药理学和营养学的研究表明，黑大豆富含蛋白质、脂肪、碳水化合物、胡萝卜素、维生素B_1、维生素B_2、烟酸、维生素E及粗纤维和钙、磷、铁、硒、钼、锌等常量和微量元素，还含有异黄酮皂苷、胆碱、叶酸等物质。大豆黄酮及染料木素有雌激素样作用。大豆中富含的钙、磷、铁、锌等常量和微量元素可参与激素的分泌和新陈代谢，可提高人体的免疫力。黑大豆的叶中含叶酸、亚叶酸、核黄素、维生素A及类胡萝卜素等。黑豆衣含果胶、乙酰丙酸和多种糖类，为强壮性的滋养药，有解毒利尿止汗的作用。

黑豆中含有的植物固醇，具有抑制人体吸收胆固醇、降低血液中胆固醇含量的作用。植物固醇是植物中的一种活性成分，对人体健康有很多益处。研究发现，植物固醇有降低血液胆固醇、防治前列腺增生、抑制肿瘤、抑制乳腺增生和调节免疫等作用。国内外研究表明，植物固醇在肠道内可以与胆固醇竞争，减少胆固醇吸收，有效地降低高脂血症患者血液中的"坏"胆固醇（包括总胆固醇和低密度脂蛋白胆固醇）含量，而不影响血液中的"好"胆固醇（高密度脂蛋白胆固醇），对高血脂、高胆固醇的患者有很好的降脂效果。据统计，膳食中植物固醇摄入量越高，人群罹患心脏病和其他慢性病的危险性越低。摄入含植物固醇高的食物，可以减少冠心病等慢性病的发生。豆类中植物固醇含量比谷类高，每100克黄豆中植物固醇含量超过100毫克，黑豆和青豆中植物固醇含量也较高。豆腐是最常见的豆制品，每100克豆腐植物固醇含量平均达30毫克。豆浆虽水分多，但植物固醇含量也达到7毫克。对于老年人而言，植物固醇可起到软化血管、滋润皮肤、延缓老化的功效。特别是对高血压、心脏病、动脉硬化等老年性疾病大有益处，豆类及制品的确是现代人健康长寿的"绿色食品"。卫生部2008年颁布的《中国居民膳食指南（2007）》中一般人群的膳食指南主张：①食物多样，谷类为主，粗细搭配；②多吃蔬菜水果和薯类；③每天吃奶类、大豆或其制品；④常吃适量的鱼、禽、蛋和瘦肉；⑤减少烹调油用量，吃清淡少盐膳食；⑥食不过量，天天运动，保持健康体重；⑦三餐分配要合理，零食要适当；⑧每天足量饮水，合理选择饮料；⑨如饮酒应限量；⑩吃新鲜卫生的食物，其中就强调了豆类膳食在饮食结构中不可忽视的地位。

在日常生活中，早晨喝点黑豆浆，中午吃点煮黑豆；夏天吃一款清炒黑豆芽，冬天煲一瓯黑豆炖狗肉，都是平常却有养生保健之功的食疗药膳。患贫血的病人，用黑糯米与黑豆熬成"二黑粥"服食，有养血扶虚之效。有水肿的病人，用黑豆与黑鱼煲汤，能补肝益肾、利尿消肿。

陈嘉谟在《本草蒙筌》中历数赤小豆的功能说："外科称要剂，脚气为捷方。散痈肿，末调鸡子清敷；下水肿，末入通草汤服。小儿急黄烂疮，取汁洗之，不过三度；大人酒醉燥热，煎汁饮下，只消一瓯。"赤小豆为豆科植物赤小豆或赤豆的种子，又有红豆、红小豆、赤饭豆、金红小豆、杜赤豆等多种称谓。说起红豆，人们熟知的是唐代诗人王维《相思》中的"红豆生南国，春来发几枝？"他吟咏的红豆，为豆科植物相思子的种子，又称相思豆，性味苦、平，有小毒，具有涌吐和杀虫功能，多外用治癣疥、痈疮、湿疹等皮肤科疾病。宋代大文学家苏轼有一首《红豆》诗云："绿畦过骤雨，细束小红霓。锦带千条结，银刀一寸齐。贫家随饭熟，饷客借糕题。五色南山青，几成桃李溪。"诗中用锦带、银刀等优美的语言描述了赤小豆的形态，并称它是穷苦人家煮饭度日或蒸糕馈赠客人的上好食品。在诗人的笔下，即使如赤小豆这样的寻常之物，也会浸润进文化的深厚色素，传递出斑斓的美学体验和幽雅的时空共鸣。

赤小豆还在立秋的节气民俗中，承担着祈福的角色。南宋诗人范成大《立秋二绝》曰："折枝楸叶起园瓜，赤小如珠咽井花。洗濯烦襟酬节物，安排笑口问生涯。"他在诗序中说："戴楸叶，食瓜水，吞赤小豆七粒，皆吴中节物也。"说的是在立秋这天，吴中的百姓们要佩戴楸树叶，食西瓜汁，用井水吞服七粒赤小豆，认为可一秋不患痢疾。楸树又称梓桐、金丝楸，是树姿俊秀的园林观赏树种。它的枝繁叶茂，花形若钟，红斑点缀于白色花冠之上，如雪中缀火，令人赏心悦目。楸树的嫩叶、树皮和种子均可药用，有收敛止血、祛湿止痛之效。佩戴楸树叶，食西瓜汁，用井水吞服赤小豆，这一民俗的仪式中，包含着养生防疫的内容。南宋词人周密在《武林旧事》中，也有记载："立秋日，都人戴楸叶，饮秋水、赤小豆。"

中医药理学认为，赤小豆性味甘、酸，平，归心、小肠经，有利水消肿、解毒排脓的功效，用于水肿腹满、脚气浮肿等症。赤小豆性善下行，能通利水道，使水湿下泄而消肿。水肿病可单用本品煎服，或配伍茯苓皮、桑白皮等利水药同用。明代医家李时珍在《本草纲目》中说："赤小豆，其性下行，通乎小肠，能入阴分，治有形有病。故行津液、利小便，消胀除肿，止吐而治下痢肠澼，解酒病，除寒热痈肿，排脓散血而通乳汁，下胞衣产难。"现代药理学和营养学的研究表明：每100克赤小豆中含蛋白质21.7克，脂肪0.8克，碳水化合物60.7克，钙76毫克，磷386毫克，铁45毫克，烟酸2.1毫克，维生素 B_1 0.45毫克，维生素B_2 0.14毫克，尼克酸1.7毫克，膳食纤维6克，能量1293.7千焦，另含铜、烟酸、皂素等，有利尿、消肿及缓泻的作用。

赤小豆是古代利尿消肿的食材。南北朝梁时名医陶弘景的《补阙肘后百一方》中，治卒大腹水病，用赤小豆与白茅根同煮，利尿而消肿。宋代药学家苏颂的《本草图经》中治脚气水肿，用赤小豆、葫芦、生姜、商陆共煎，可有利尿消肿之功。唐代孟诜的《食疗本草》中记载，用赤小豆与鲤鱼煮烂食之，治脚气及大腹水肿。今人用此食疗方治疗肾炎水肿、肝硬化腹水、癌症腹水及营养不良性水肿等，疗效确凿。

南朝刘宋时期的历史学家范晔的《后汉书·冯异传》载：东汉光武帝刘秀自蓟东南驰，晨夜草舍，至饶阳芜蒌亭。时天寒烈，众皆饥疲，佐命虎臣冯异奉上豆粥。明旦，光武谓诸将曰：昨得公孙豆粥，饥寒俱解。"后人因以"芜蒌粥"指在困乏中及时的济助，就是指用赤小豆做成的粥。明代养生学家高濂的《遵生八笺·粥糜类·芜蒌粥》载："用砂罐，先煮赤豆烂熟，候煮米粥，少沸，倾赤豆同粥再煮食之。"宋代文学家苏东坡有《豆粥》诗曰："江头千顷雪色芦，茅檐出没晨烟孤。地碓春粳光似玉，沙瓶煮豆软如酥。我老此身无着处，卖书来问东家住。卧听鸡鸣粥熟时，蓬头曳履君家去。"在芦花飘落的秋晨，寄居在东家的苏公知道主人用新春的粳米和赤小豆煮豆粥。当鸡叫粥熟时，香味弥漫，这位童心未泯的美食家蓬散着头发，拖曳着布履忙着去喝早粥，这是一种多么令人叹惜的清贫中的乐趣？苏轼在《仇池笔记》中，还记述了"二红饭"的蒸制方法，非常有趣："今年东坡收大麦二十余石，卖之价甚贱。而粳米适尽，故日夜课奴婢春以为饭。嚼之啧啧有声，小儿女相调，云是嚼虱子。然日中腹饥，用浆水淘食之，自然甘酸浮滑，有西北村落气味。今日复令庖人杂小豆作饭，尤有味。老妻大笑曰：'此新样二红饭也'。"

南宋诗人高翥有一首《秋日》诗云："庭草衔秋自短长，悲蛩传响答寒螀。豆花似解通邻好，引蔓殷勤远过墙。"这是一首描写田园风光的诗：参差的庭草、悲鸣的蟋蟀与树上的寒蝉，鸣叫互应着，似乎在诉说着秋日的悲凉。只有院墙上的白扁豆，开着白色或淡紫色的蝶形花瓣，缠绕的枝蔓曲曲弯弯地爬过墙头，好像殷勤地去问候隔壁的邻家。

白扁豆是一年生缠绕草质藤本，最早药用见于南朝齐梁间医药学家陶弘景著的《名医别录》，有藊豆、南扁豆、沿篱豆、蛾眉豆、藤豆、眉豆、扁豆子、茶豆等多种称谓。除白扁豆入药外，它的花、根、叶、种皮都有一定的药用价值。白扁豆性味甘淡，微温，平，归脾、胃经，具有健脾化湿、消暑和中的功效。常用于脾胃虚弱所致的食欲不振、大便溏泄、白带过多、暑湿吐泻、胸闷腹胀等症。白扁豆的种皮性味甘，微温，具有健脾化湿的作用，主治痢疾、腹泻和脚气浮肿等疾病。白扁豆叶性味辛平，有小毒，主治吐泻转筋、疮毒和跌打创伤等症。白扁豆花性味甘淡平，多用于暑湿头痛、夏月泻痢等症。清代医家冯楚瞻在《冯氏锦囊秘录》描述白扁豆的功能说："禀土中冲和之气，味甘气香，性温无毒。入足太阴、阳明经气分。通利三焦，升清降浊，故专治中宫之病。和中下气，消暑解毒，醒脾除湿，霍乱吐痢，解酒、河豚鱼毒。久食补五脏头不白，女人带下血崩并堪治之。叶，气味相同，亦主转筋霍乱。花，焙干为末，米饮调服二钱，治血崩不止；花有紫、白二色，豆有黑白二种，入药惟紫花豆白者为良。白扁豆，辟暑气，清湿热，醒脾元，治霍乱和中，下气止泻，升清降浊，通理三焦解诸毒，治带下。生用则清暑养胃，炒用则健脾止泻。"现代药理学和营养学的研究表明：每百克白扁豆含蛋白质2. 8克，脂肪0.2克，糖5.4克，热量35千卡，粗纤维1.4克，钙116毫克，铁1.5毫克，胡萝卜素0.32毫克，硫胺酸0.05毫克，核黄酸0.07毫克，尼克酸0.7毫克，抗坏血酸13毫克，是一味可食可药的健脾益气佳品。

南宋曾出家为僧的诗人葛天民有一首《收白扁豆因得二首》的诗说："齿发中年态，丘园素隐主。因栽白扁豆，欲当紫团参。筐筥收繁荚，窗扉失茂阴。萧萧檐外竹，抱蔓替予吟。"诗中说自己发白齿脱，出现了衰老的体态。隐居在乡村的家园，为了滋补食疗，就在窗户外面种了蔓长花秀的白扁豆，想把它当做补中益气的"紫团参"来服食。诗中所说的紫团参是党参的一种，因产于山西壶关县东南部和陵川县交界处的紫团山而得名，与产自潞城的"潞党参"、陵川的"五花芯"合称党参中的"三品"，唐、宋、元时曾是向皇宫进贡的物品。我把白扁豆看成是与紫团参一样名贵的滋补良药，竹筐里装满了繁伙的豆荚，连茅檐外的竹子，也在替我吟咏歌颂你的奉献。清代善诗文、工小篆的学者黄树谷也有一首《咏扁豆羹》的诗："负郭无农课，他乡学圃能。短墙堪种豆，枯树惜沿藤。带雨繁花重，垂条翠荚增。烹调滋味美，惭似在家僧。谷雨方携子，梅天已发秧。枝枝盘作盖，叶叶暗遮旁。伏日炎风减，秋晨露气凉。连朝憧仆善，采摘报盈筐。"诗人说自己在靠近城郭的近郊贫居，吟诗临池之余，学学种植园圃。谷雨时在短墙下种，到梅雨时节扁豆秧已枝繁叶茂，抱着枯树而蔓生，伏天里能生阴凉，花朵重重；秋晨时露水晶莹，扁豆藤硕果累累。连日里童仆们都赞许今年的好收成，采摘到满筐的青翠豆荚。不论是烹菜还是煮粥，都味道鲜美，好似在家持斋的僧人。从播种季节说到植物特征，从采摘的喜悦到食疗的体验，在这位学者的笔下，我们读到的是一种恬淡的、心境平和的生活乐趣！

白扁豆新鲜时可炒菜，腌制咸菜，熬成药粥，都清凉可口，健脾祛暑。如凉拌白扁豆，将白扁豆水泡3小时，煮30分钟。放入葱蒜、辣椒、酱油、陈醋、香油、盐、糖即可食用。白扁豆粥用炒白扁豆50克（或鲜扁豆120克），与粳米100克、红糖适量慢火炖成。广州亚运会期间，一道白扁豆红汁猪皮的菜备受各国运动员的推崇，是用猪皮680克，泡发好的白扁豆140克，生姜5克，精盐4克，大蒜3粒，大葱5克，蒜蓉辣酱30毫升，橄榄油10毫升，清水及湿淀粉适量制成，是夏季健脾养胃、清暑利湿的药膳。

白扁豆入药以饱满、色白者为佳。将白扁豆除去杂质，用时捣碎，祛暑清热的效果好。炒白扁豆是将白扁豆炒至微黄色，用时捣碎，健脾止泻的功能强。常用的方剂如宋代《太平惠民和剂局方》中的参苓白术散，用白扁豆增强健脾除湿止泻之效。主治脾虚气弱，湿邪内生，证见脘腹胀满、不思饮食、大便溏泄、四肢乏力、形体消瘦、面色萎黄，舌苔白腻，脉象细缓。《太平惠民和剂局方》中的香薷饮，是用白扁豆与香薷、厚朴配伍，功能解表清暑、健脾利湿。适用于夏季暑湿外感，证见恶寒发热、腹痛吐泄、头重身痛、无汗胸闷，舌苔白腻，脉浮等。宋代医家许叔微《本事方》中的白扁豆散，用白扁豆25克，生姜25克，枇杷叶5克，半夏5克，人参5克，白术5克，白茅根15克，用于久嗽咯血成肺痿，多吐白涎、胸膈满闷不食等证。南宋医家刘昉的《幼幼新书》中的人参白扁豆散，主治小儿脾胃不和，不思饮食、吐泻口渴、虚热烦躁等症。清代医家徐大椿《兰台轨范》中的资生健脾丸，由白扁豆与人参、白术、茯苓、山药、莲子肉等药物组成，炼蜜为丸，米饮送服。用于妊娠妇女脾虚呕吐，或胎滑不固；或男子食欲不振、脘腹胀满等症，有健脾和胃、补中益气之功。看来，不论是内科还是妇科，白扁豆都是健脾益气、消暑化湿的良药。

在中华民族生息繁衍、健康长寿的生命史上，豆类家族功不可没。宋代著名诗僧惠洪精通佛学，长于诗文，以《冷斋夜话》著名。他的一首《豆粥》诗脍炙人口，被历代食客们所称道："出碓新秔明玉粒，落丛小豆枫叶赤。井花洗秔勿去箕，沙瓶煮豆须弥日。五更锅面沤起灭，秋沼隆隆疏雨集。急除烈焰看徐搅，豆才亦趁洄涡入。须臾大久传净瓮，浪寒不兴色如栗。食余偏称地炉眠，白灰红火光蒙密。金谷宾朋怪咄嗟，萎亭君臣相记忆。我今万事不知他，但觉铜瓶蚯蚓泣。"细心品味这首写赤小豆粳米粥的诗，从春米洗豆的准备，到火候搅伴的熬制，再从沙瓶净瓮的食具，食后地炉前的小睡，朦胧中想起石崇在金谷园炫富与冯异赠粥的典故，一碗赤小豆粥所蕴含的文化内涵是多么丰富？！

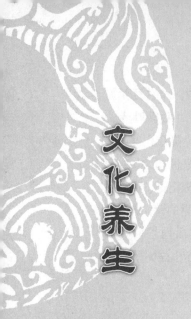

文化养生

警世咸言

惜气存精更养神，少思寡欲勿劳心。

食唯半饱无兼味，酒止三分莫过频。

每把戏言多取笑，常含乐意莫生嗔。

炎凉变诈都休问，任我逍遥过百春。

——明·龚廷贤《摄养诗》

龚廷贤（公元1522—1619年），是明代著名医家、养生学家，曾隐居江西金溪县云林山中，故别号"云林山人"，享年97岁。龚廷贤出身于世医之家，其父龚信，精岐黄之术，曾隶职太医院，撰有《古今医鉴》传世。龚廷贤早年习举子业，因屡试不售，乃转而随父学医，继承祖业。后因治愈山西副总兵鲁钦的张氏妃子的臌胀之疾，被武进士藩王鲁钦荐为太医院吏目，并赠"医林状元"匾额。龚廷贤一生著述极丰，《万病回春》和《寿世保元》两书流传最广，其中有关养生的论述，为后世所传诵。在这首《摄养诗》中，他从节饮食、少欲念、调情志、处世事等方面，阐发了生活化的摄养形神的方法，是中国养生文化诗的箴言。

在传统的养生文化中，从孔子"仁者寿"的伦理养生观，到庄子"清静无为"的恬淡养神法，以及历代医家的不断总结发挥，文化思想的资源向养生技术的转化与众多养生技术的精神升华，使得文化养生浸染于个体生命的每个细节——体现在衣食住行、为人处世的各个层面，成为一种可比照的生存智慧和操作性强的生活艺术。世界卫生组织（WHO）将道德健康也纳入健康的范畴，认为善良的品质、淡泊的心境、助人为乐的行为等，有益于人的心身愉快，也是健康长寿的标志之一。龚廷贤还把养生之道归纳为"薄滋味、省思虑、节嗜欲、戒喜怒、惜元气、简言语、轻得失、破忧沮、除妄想、远好恶、收视听"，言简意赅，可以视作是这首《摄养诗》的自我诠释。

《寿世保元·劝善良方》载有"千金不易丹"，选择了24味良药组成一方，"谨奉四方贤士，慎勿以良药苦口而不服，自甘于疢疾也已。"龚廷贤在方解中说，气失其平谓之疾，气失之偏者亦谓之疾。为人处世之大要，不过孝悌忠信礼义廉耻八者而已，故选用24味良药，运用双关谐音的修辞方法，写成下面这首《劝善良方》启发读者在日常生活中，营造良好的人际关系，养德养生，来平衡人体的气机，以免失常而成为病因：

为父要栀子；为子要香附；为母要莲子；为子要知母；

为兄要地榆；为弟要抚芎；为臣要钟乳；为官要荆芥；

夫妻要合欢；媳妇要慈姑；朋友莫阿胶；妯娌莫辛夷；

为人要君子；待人要枳实；存心要厚朴；贻谋要远志；

乡邻要李仁；贫穷要甘遂；为富莫狼毒；临财莫枸杞；

义理要决明；读书要官桂；往事要苁蓉；遇事要蜀葵。

孝悌忠信礼义廉耻属于伦理道德的范畴，是儒家先哲们构建的协调社会秩序和人际关系的基本规范。从中医的角度来说，不论气机失去平衡还是偏亢，都可能阴阳气血失谐，导致疾病的发生。而父子亲情的疏近，邻里关系的和睦；为官理政清廉的价值取向，直面炎凉世情和对财富多寡的心态等，都会使个体的形神出现变化，这就是中医所说的"七情内伤"。龚廷贤用谐音双关的修辞方法，用中药名来述说伦理养生之理，认为提高一个人的道德境界，和谐的人际关系，就有延年益寿之效——品德情操的修炼成为一种文化养生的方式。道家典籍《太平经》中说："学之以至道善德，其人到老长，乃复大益善良。"也就是说，伦理养生既是养生的方式，又能达到养生的最高境界，互为因果。尽管时代发生了变化，而今我们诵读"千金不易丹"，不能不感叹古人跨跃时空的养生智慧所在。从伦理学的角度来说，一个有悖于社会道德规范、品行不端的贪赃枉法、亲子和人际关系紧张的人，必然处在紧张、恐惧、内疚等种种负性情绪之中。天长日久，其心身健康的状态不佳尽在情理之中，或变生疾病，或催老短命。唐代百岁名医孙思邈曾强调道德养生时说："百行周备，虽绝药饵，足以暇年；德行不克，纵服玉液金丹，未能延寿。"我们今天所倡导的"八荣八耻"社会主义荣辱观，着眼于提高人的素质和促进人的全面发展，从伦理养生的角度来看，也有着心身健康的内涵。

《黄帝内经·灵枢·本神》中云："故智者之养生也，必顺四时而适寒暑，和喜怒而安居处，节阴阳而调刚柔，如是则僻邪不至，长生久视。"在中医治未病的学术理念中，未病先防，已病防变，愈后防复发，自成体系。治未病的根本原则在于道法自然、平衡阴阳，通过预先采取措施，防止疾病的发生与发展。特别是患病后的养生，与药物和针灸等方法结合，能"沉疴顿起，如草木之逢春"。龚廷贤在《万病回春·病家九要歌》中，告诫患病者说：

一择明医，于病有神，不可不慎，生死相随。
二肯服药，诸病可却，有等愚人，自家耽搁。
三宜早治，始则容易，履霜不谨，坚冰即至。
四绝空房，自然无疾，倘若犯之，神医无术。
五戒恼怒，必须省悟，怒则大起，难以救护。
六息妄想，须当静养，虚念一除，精神自爽。
七节饮食，调理有则，过则伤神，太饱难克。
八慎起居，交际当祛，稍若劳役，元气愈虚。
九莫信邪，信之则差，异端诳诱，惑乱人家。

在这首《病家九要歌》中，身为名医的龚廷贤奉劝患者第一要择明医而非名医，很耐人寻味。明医指的是通晓医学的高明医生，而非简单的有名望的医者，强调择医的慎重。有趣的是，清末维新派学者梁启超提出的《变法通议·论科举》中的考试科目中有："明医一科，以能通全体学，识万国药方，知中西病名证治者为及格。"当代著名老中医关幼波教授将"医乃明医，儒乃达儒"作为训徒格言。二是提示病家要肯服药，遵从医嘱，以免耽搁。三是患病后宜早治，以防疾病传变后转为危笃。四要在病中注重房室养生，以涵养精气神。同时，患病后更要注意情志和起居饮食的调摄，戒恼怒、息妄想、节饮食、慎起居，才能有益于康复。而在歌诀的最后，告诉病人莫信邪说，警惕异端诳诱的惑乱，而今读来，都有发人深省的现实意义。《病家九要歌》是一位养生有道的耄耋医者的肺腑之言，从中可窥见古代医家济世救人的崇高的医德境界。

三国时著名的政治家、军事家诸葛亮的《诫子书》云："夫君子之行，静以修身，俭以养德。非淡泊无以明志，非宁静无以致远。"文化养生根植于我们民族源远流长的深厚文化资源，经过去伪存真的选择、与时俱进的整合，都可能转化为可操作的大众化的养生技术，成为现代人构建自身脏腑功能健康和人际关系整个社会文明的生存智慧。龚廷贤在《鲁府禁方》中，收录了《百病歌》和《百药歌》，录之于下：

百病歌

喜怒偏执是一病。败人成功是一病。丑言恶语是一病。忘义取利是一病。
以私乱公是一病。轻慢老少是一病。好色坏德是一病。好自掩私是一病。
恶态丑对是一病。专心系爱是一病。危人自安是一病。了戾自用是一病。
纵欲无理是一病。阴阳嫉妒是一病。好喜嗜笑是一病。纵贪避过是一病。
激励旁悖是一病。当权任性是一病。毁人自誉是一病。多憎少爱是一病。
诡谲谄谀是一病。乘权纵横是一病。坚执争斗是一病。嗜得怀诈是一病。
擅变自可是一病。推负着人是一病。两舌无信是一病。亲口喜言是一病。
文拒勾剔是一病。乘酒凶横是一病。快意逐非是一病。执人长短是一病。
骂詈风雨是一病。以智轻人是一病。假人自信是一病。恶言好杀是一病。
非人自是是一病。无始责人是一病。杀人堕胎是一病。侮易孤寡是一病。
施人望报是一病。干预人事是一病。以力胜人是一病。与人追悔是一病。
钻穴窥人是一病。危势自胁是一病。好自怨憎是一病。不惜怀怨是一病。
语欲胜人是一病。好杀虫畜是一病。负债逃走是一病。贷不念偿是一病。

蛊道厌人是一病。背向异词是一病。曲人自直是一病。毁誉高才是一病。
喜抵捍力是一病。以直伤人是一病。憎人胜己是一病。调戏必固是一病。
与恶人交是一病。毒药鸩饮是一病。故迷误人是一病。喜怒自伐是一病。
心不平等是一病。探巢破卵是一病。愚人自贤是一病。以贤贡犒是一病。
惊胎损形是一病。以功自矜是一病。追念旧恶是一病。水火败形是一病。
诽谤名贤是一病。不受谏谕是一病。笑盲聋哑是一病。以劳自怨是一病。
内疏外亲是一病。乱人嫁娶是一病。以虚为实是一病。投书败人是一病。
教人捶挞是一病。喜说人过是一病。笑愚痴人是一病。教人作恶是一病。
以富骄人是一病。烦苛轻躁是一病。含祸离爱是一病。以贱讪贵是一病。
挝捶无理是一病。唱祸道非是一病。谗人求媚是一病。好自作正是一病。
见货欲得是一病。以德自显是一病。多疑少信是一病。强夺人物是一病。
以贵轻人是一病。笑颠狂人是一病。以贫嫉富是一病。蹲踞无礼是一病。

　　上为百病也。人能一念，除此百病。日逐检点，一病不作，决无灾害痛苦，烦恼凶危。不唯保命延年，孙子百世，永受其福矣。

百药歌

思无邪僻是一药。动静有礼是一药。行宽心和是一药。起居有度是一药。
近德远色是一药。清心寡欲是一药。推分引义是一药。不取非分是一药。
虽憎犹爱是一药。心无嫉妒是一药。教化愚顽是一药。谏正邪乱是一药。
戒救恶仆是一药。开导迷误是一药。抚接老幼是一药。心无狡诈是一药。
拔祸济难是一药。常行方便是一药。怜孤恤寡是一药。矜贫救厄是一药。
位高下士是一药。语言谦逊是一药。不负宿债是一药。悯慰笃信是一药。
敬爱卑微是一药。语言端悫是一药。抵直引曲是一药。不争是非是一药。
逢侵不鄙是一药。受辱能忍是一药。扬善隐恶是一药。推好取丑是一药。
与多取少是一药。称叹贤良是一药。见贤内省是一药。不自夸彰是一药。
推功引善是一药。不自伐善是一药。不掩人功是一药。劳苦不恨是一药。
怀诚报信是一药。覆蔽阴恶是一药。崇尚胜己是一药。安贫自乐是一药。
不自尊大是一药。好人成功是一药。不好阴谋是一药。得失不形是一药。
积德树恩是一药。生不骂詈是一药。不评论人是一药。甜言美语是一药。
灾病自咎是一药。恶不归人是一药。施不忘报是一药。不杀生命是一药。
心平气和是一药。不忌人美是一药。心静气定是一药。不念旧恶是一药。
匡邪弼恶是一药。听教伏善是一药。愤怒能制是一药。不干求人是一药。

无思无虑是一药。尊奉高年是一药。对人恭肃是一药。内修孝悌是一药。
恬静守分是一药。和悦妻孥是一药。以食饮人是一药。勖修善事是一药。
乐天知命是一药。远嫌避疑是一药。宽舒大度是一药。敬信经典是一药。
息心抱道是一药。为善不倦是一药。济度贫穷是一药。舍药救疾是一药。
信礼神佛是一药。知机知足是一药。清闲无欲是一药。仁慈谦让是一药。
好生恶杀是一药。不宝厚藏是一药。不犯禁忌是一药。节俭守中是一药。
谦己下人是一药。随事不慢是一药。善谈人德是一药。不造妄语是一药。
贵能援人是一药。富能救人是一药。不尚争斗是一药。不淫妓箐是一药。
不生姤盗是一药。不怀咒厌是一药。不乐词讼是一药。扶老携幼是一药。

　　古之圣人，其为善也，无小而不崇。其于恶也，天微而不改，改恶崇，是药饵也。录所谓百药以治之。

　　文化养生是对个体生命质量的提升，也是对生命规律的高品位尊重。宋代思想家和文学家王安石在《读史》诗中说："糟粕所传非粹美，丹青难写是精神。"闲暇之余，品读《百病歌》和《百药歌》，在沉思和反省中，推陈出新，心身双修，在复习和警醒中自律，感悟生命的乐趣，营造健康的质量。

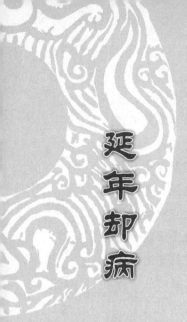

延年却病 养生歌诀

博采三明妙论，津遵生之清修；

备集四时怡养，规遵生之调摄。

起居宜慎，节以安乐之条；

却病有方，导以延年之术。

——明·高濂《遵生八笺·自序》

高濂（公元约1527—1596年）是明代文学家、戏剧家、藏书家，也是一位精于中医养生学的养生学家。他博采众家编纂的《雅尚斋遵生八笺》共20卷，是一部详细论述道德修养、性情陶冶、气功导引、起居饮食、琴棋书画、房室宜忌、药饵方剂等怡乐心身、延年益寿知识和方法的养生学名著。其文笔雅致，涉猎广泛，自明代万历十九年（公元1591年）刊行以来，流行甚广，有十数种版本刊行于世，备受历代学者和读者的推崇。明万历进士、礼部仪制司主事、文学家屠隆在所撰的序言中，称赞高濂"剖析玄机，提拈要诀"，并逐笺评论解析说："恬寂清虚，道乃来舍，故有清修妙论；阴阳寒暑，妙在宣节，故有四时调摄；养形以无劳为本，故有起居安乐；学道以治病为先，故有延年却病；消烦去闷，丹境怡愉，故有燕闲清赏；戒杀除膻，脏腑澄澈，故有饮馔服食；补髓还精，非服药不效，故有灵秘丹药；调神出彀，非脱尘不超，故有尘外遐举。"全书意趣高雅，内容宏富，实用可行，是明代中医养生学的集大成之作。

《遵生八笺》征引博杂，萃集了诸子百家、学者名著中的诸多养生歌诀加以阐述，既便于诵读，又易于操作，是中国养生文化的一大特色。高濂在《延年却病笺·导引却病歌诀》云：

> 水潮除后患，起火得长安。梦失封金匮，形衰守玉关。
> 鼓呵消积聚，兜礼治伤寒。叩齿牙无疾，升观鬓不斑。
> 运睛除眼翳，掩耳去头旋。托踏应轻骨，搓涂自美颜。
> 闭摩通滞气，凝抱固丹田。淡食能多补，无心得大还。

据专家的考证，这首歌诀原出自元末明初学者、气功养生家冷谦的《修龄要旨》，融入了道家导气吐纳炼内丹，平衡人体阴阳水火的精髓。丹道以精气为水火，医家以心肾为水火。因此，火不亢水不寒的保养，精不亏气不损的修炼，是延年益寿的秘诀。

水潮，指的是口中的津液，即唾液。早晨醒后，凝神端坐，舌抵上腭，闭口调息，津液自生，渐至满口时，徐徐咽下，可使五脏之邪火不炎，四肢之气血流畅。起火，是子午二时，用意念使真火从足底的涌泉穴起，上行至脑后玉枕穴，经两眉间的泥丸即印堂穴，降入下丹田即气海穴，左右足各行三遍；然后从尾闾穴即督脉之络穴始，导真火至玉枕穴，经两眉间的泥丸即印堂穴，降入下丹田即气海穴，使人体的真气周流不息，则百脉流通，五脏无滞而调顺。

梦失，实指的是梦中遗精；金匮，指的是下丹田。欲动火炽，神疲梦遗，可采用摩脐和搓两胁的方法，咽气纳于丹田，然后屈足侧卧，可使精气不失即封金匮固丹田之意。形衰，是因为百虑惑中，万事劳形；守玉关，就是要固守丹田，默运神气，才能壮形耐老。道家将两眉间的印堂穴称作上丹田，两乳间的膻中穴称为中丹田，脐下的气海穴称为下丹田。涵养精气，谨守玉关，才能气足神全而寿康。

鼓呵，指的是收腹吸气后，鼓动胸腹缓缓呵出。积聚或因饱食或因气滞，出现腹胀呃逆、嗳腐吞酸等症状。在节饮食、戒嗔怒的同时，鼓呵可使气机通畅，有消胀除满，以助脾胃运化之功。兜礼，指的是按摩睾丸，又称兜外肾。中医病因说认为，伤寒是由于元气亏虚，腠理不密，风寒之邪侵袭所致。患者端坐盘足，闭口缄息，用双手紧兜外肾，用意念使真气从尾闾升过夹脊、透泥丸以逐邪气外出，以汗出为度。

叩齿，一是指的是清晨醒后，叩齿三十六遍；用舌头舔拭牙龈，待津液满口后咽下。二是小便时闭口咬牙，解闭方开，都有固齿防脱的作用。升观，指的是目光上视上丹田泥丸。思虑太过，神耗气虚，则两鬓斑白。每于子午时，握固端坐，两眼上视泥丸，导气从尾闾间上升下降，返还元海，每行九遍。久则可使气血健旺，有乌须黑发之功。

运睛，指的是运转双目除眼疾的养生方法。中医眼科学认为，目有五轮八廓，分属五脏。虚火上炎，肝肾阴虚，都会出现目赤羞明、视物昏花的症状，甚至会生翳内障。每日睡起时，跌坐凝息，将双目轮转十四次后，忽而大睁，久行可有明目益视之效。掩耳，是用双手遮蔽双耳。耳为肾之窍，虚火上攻，肝阳上亢，都会出现眩晕耳鸣、头痛绵绵的症状。静坐闭息，以两手掩耳，折头五七次，运元气于泥丸，可有清利头目、防治眩晕之功。

托踏，指的是两手上托，如举大石状；双脚前踏，如履平地，似熊经鸟伸，并嘘呵二七次。久行之则身轻骨健，精气冲和。搓涂，指的是将两手搓热后拂面，又称"干浴"，然后漱口内的津液涂面。面部的色泽是五脏气血的外华所在。面色无华憔悴，多由劳心过度，气血损亏而致。常用双手浴面，然后用唾液搓涂，有光泽皮肤、美容玉颜之功。

闭摩，指的是闭气按摩。中医病机说认为，营卫不通，气滞则痛，血滞则肿。澄心闭气，用左右手按摩痛肿瘀滞之处七七遍，使经络气血通畅，而无凝滞之虞，是养生家们所称的干浴的一种。凝抱，说的是道家的呼吸吐纳的胎息功，静坐时，默想元神出入于丹田之根。久行之，会有气聚神凝之效。

淡食，说的是饮食结构。清淡并不是弃绝五味，膏粱厚味食之不节，必伤五脏气血。清淡饮食，指的是合理的营养。《黄帝内经》的五谷为养、五果为助、五畜为益、五菜为充即指此。无心，说的是情志养生，恬淡虚无，不被欲望所累，才不至于七情内伤，变生他疾。

通观《延年却病笺·导引却病歌诀》，全篇论说的是通过漱津、导气、摩脐、叩齿、升观、按摩、鼓呵、兜礼、运睛、掩耳、托踏、搓涂、闭摩、凝抱、食养、静神等养生方法，来固守元气、怡养精神，以期延年益寿，尽享天年。

八段锦是一种历史悠久的气功导引功法。简单易学，便于操作，功效确凿，分为文武八段或南北八段两种。文八段用坐式，注重凝神行气。高濂《遵生八笺·延年却病笺》有歌诀云：

> 闭目冥心坐，握固静思神。叩齿三十六，两手抱昆仑。
> 左右鸣天鼓，二十四度闻。微摆撼天柱，赤龙搅生津。
> 漱津三十六，神水满口匀。一口分三咽，龙行虎自奔。
> 闭气搓手热，背摩后精门。尽此一口气，想火烧脐轮。
> 左右辘轳转，两脚放舒伸。叉手双虚托，低头攀足频。
> 以候逆水上，再漱再吞津。如此三度毕，神水九次吞。
> 咽下汩汩响，百脉自调匀。河车搬运讫，发火遍烧身。
> 邪魔不敢近，梦寐不能昏。寒暑不能入，灾病不能屯。
> 子后午前作，造化合乾坤。循环次第转，八卦是良因。

高濂认为，八段锦不必拘于子午二时，"得有身闲心静时，便是下手所在，多寡随行"。为使这一功法更易于操作，他在书中绘有图谱，并有详细的注释，如歌诀中的"抱昆仑"，"龙虎奔"等，更浅显易懂，便于操作。

房室养生是中医养生学的重要内容，历代经史子集中的文献丰富多彩。班固的《汉书·艺文志》中，将房中书籍学与医经、经方及神仙类著作同载于《方技略》中。据汉代的《纬书》载，孔夫子曾著有已佚失的房中学著作《秘房记》。《庄子·达生》说："人之所取畏者，衽席之上，饮食之间，而不知为之戒者，过也。"强调了房室养生和饮食养生的重要性。中医典籍《黄帝内经》亦有"一阴一阳之谓道，偏阴偏阳之谓疾"之论。高濂在《延年却病笺·高子三知延寿论·色欲当知所戒论》中"色欲知戒者，延年之效有十"的歌诀云：

阴阳好合，接御有度，可以延年。入房有术，对景能忘，可以延年。
毋溺少艾，毋困青童，可以延年。妖艳莫贪，市粧莫近，可以延年。
惜精如金，惜身如宝，可以延年。勤服药物，补益下元，可以延年。
外色莫贪，自心莫乱，可以延年。勿作妄想，勿败梦交，可以延年。
少不贪欢，老能知戒，可以延年。避色如仇，对欲知禁，可以延年。

在这首关于性养生的歌诀中，高濂提出戒色欲以延年益寿的十条戒律。他从五行相生的理念诠释说，肾水枯竭，水不涵木则肝病；水不制火而心困，火旺土燥则脾败；脾病无以生金，而肺气伤矣。因此，"养生之方，首先节欲。欲且当节，况欲其欲而不知所以壮吾欲也，宁无损害？"高濂所处的年代，一方面是程朱理学"存天理，灭人欲"的禁欲说盛行；一方面又是春宫画和色情小说泛滥，以及遍布市井的畸形娼妓业，构成了中国古代性文化的奇特景观。难能可贵的是，高濂从性养生角度提出的节欲说，认为阴阳好合、入房有术的性生活，是延年益寿的中庸之道；盲目的禁欲会走向人欲横流的纵欲，对健康和生命是有害的。而远离妖艳和市粧，不贪外色的教诲，少不贪欢、老能知戒的告诫，则将性修养列入道德养生的范畴，至今读来都不失其性心理、性行为科学的内涵。

《孟子·公孙丑》中说："吾养善吾浩然之气。"气，是构成人体和维持人体生命活动的最基本物质。《难经·八难》说："气者，人之根本也。"气有推动、温煦、防御、固摄、气化等功能。导引服气，是养生的要诀之一。高濂在《延年却病笺·胎息秘要歌诀》载六气吐纳歌诀云：

呬法最灵应须秘，外属鼻根内关肺。热寒劳闷及肤疮，以斯吐纳无不济。
呵属心王主其舌，口中干涩身烦热。量疾深浅以呵之，焦腑疾病自消灭。
呼属脾神主其土，烦热气胀腹如鼓。四肢壅闷气难通，呼而理之复如故。
嘘属肝神主其目，赤翳昏昏泪如哭。都缘肝热气上冲，嘘而理病更神速。
吹属肾脏主期耳，腰膝冷多阳道痿。微微纵气以吹之，不用外边求药饵。
嘻属三焦有疾起，三焦所有不和气。不和之气损三焦，但使嘻嘻而自理。

在日常养生中，通过呬、呵、呼、嘘、吹、嘻等呼吸吐纳的方法，来疏通畅达所对应的五脏和三焦的气机，祛除疾病，养五脏之清气。冷谦的《修龄要旨》中，也载有一首《四季却病歌》：

春嘘明目木扶肝，夏至呵心火自闲。秋呬定收金肺润，肾吹唯要坎中安。三焦嘻却除烦热，四季长呼脾化餐。切忌出声闻口耳，其功尤胜保神丹。

与高濂所论述的六气诀不同的是，这首歌诀叙述运用呼吸吐纳炼气的方法，是根据四季与五脏对应的天人合一观创立的养气健身的方法，同样有祛疾延年之效，明清时在士大夫阶层中风靡一时。

高濂在《遵生八笺·起居安乐笺》中，收录了历代学者高士的养生轶事和名言。唐代文学家韩愈在《送李愿归盘谷序》中曰："穷居而闲处，升高而望远，坐茂树以终日，濯清泉以自洁。采于山，美可茹；钓于水，鲜可食。起居无时，唯适所安。与其有誉于前，孰若无毁于后？与其有乐于身，孰若无忧于心？"展读这篇美文，我们不仅感受到字里行间的韵律美，其中描绘的山水园林的情景，表达的返璞归真的意趣，不是养生的一大境界？宋代太医孙景初，自号"四休居士"。文学家黄庭坚问其缘由，四休居士答曰："粗茶淡饭饱即休，补破遮寒暖即休，三平四满过即休，不贪不妒老即休。"山谷曰："此安乐法也。少欲者，不伐之家也；知足者，极乐之国也。其诗曰：'大医诊得人间病，安乐延年万事休'。"

《遵生八笺·起居安乐笺》中，有一篇《高子知足论》，读来亦脍炙人口："高子曰：居庙堂者，当足于功名；处山林者，当足于道德。若赤松之游，五湖之泛，是以功名自足；彭泽琴书，孤山梅鹤，是以道德自足者也。知足者，虽富贵不艳于当时，芳声必振于千古；否则不辱于生前，必灾祸于没世。故足之于人，足则无日而不自足，不足则无时而能足也。又若迫于饥寒，困于利达者，谓人可以胜天，乃营营于饱暖声华。孰知此命也，非人也，命不足于人，人何能足我也？故子房之高蹈遐举，功盖千古；少伯之灭迹潜踪，名铸两间。渊明嗜酒，人未病其沉酗；和靖栽梅，世共称其闲雅。是皆取足于一身，无意于持满，能以功名道德为止足，故芳躅共宇宙周旋，高风同天地终始耳。"

高濂在文中列举了古代高人隐士张良、范蠡、陶渊明、林逋等人的逸事，来论说自己的知足者长乐，长乐者延年的道理。"窃升斗禄，便当谓足于功名；敝裘短褐，粝食菜羹，便当谓足于衣食；竹篱茅舍，荜窦蓬窗，便当谓足于安居；藤杖芒鞋，蹇驴短棹，便当谓足于骑乘；有山可樵，有水可渔，便当谓足于庄田；残卷盈床，图书四壁，便当谓足于珍宝；门无剥啄，心有余闲，便当谓足于荣华；布衾六尺，高枕三竿，便当谓足于安享；看花酌酒，对月高歌，便当足于欢娱；诗书充腹，词赋盈编，便当谓足于丰赡。是谓之知足常足，无意于求足未足者也。足果可以力致幸求哉？我故曰：能自足窃通者，是得浮云富贵之夷犹；能自足于取舍者，是得江风山月之受用；能自足于眼界者，是得天空海阔之襟怀；能自足于贫困者，是得箪瓢陋巷之恬淡；能自足于辞受者，是得茹芝采蕨之清高；能自足于燕闲者，是得衡门泌水之静逸；能自足于行藏者，是得归云倦鸟之舒徐；能自足于唱酬者，是得一咏一觞之旷达；能自足于居处者，是得五柳三径之幽闲；能自足于嬉游者，是得浴沂舞雩之潇洒。若此数者，随在皆安，无日不足，人我无竞，身世两忘，自有无穷妙处，打破多少尘劳。奈何舍心地有余之足，而抱意外无妄之贪，果何得哉？似亦愚矣。观彼进功名于百尺，弃道德于方寸，日汲汲于未足，如金张贵逼，终蹈身灾；石邓财雄，卒罹族灭，君子可不以水月镜花为幻，好谦恶盈为戒哉？又若鄙陋者，原石火顷炎，冰山乍结，即便心思吞象，目无全牛，务快甲第云连，金珠山积，举世莫与之比，欲犹未满，此正所谓不知足者也。吾知棘林之驼，粘壁之蜗，是皆此辈耳。其与留有余不尽以还造化者何如哉？"人们常说知足者常乐，能修炼到人我无竞、身世两忘的境界，那会给生活平添多少乐趣？读这篇文辞典雅的文赋，在知足不知足的议论中，感受养生之理的浅显与深刻！

高濂的《雅尚斋遵生八笺》，是明代中医养生学的代表作。书中的养生歌诀和骈文，浅显通俗，简便易行，可在朗朗上口的诵读之余，品味养生之理和体验养生的乐趣。他阐发了传统的养生学的理论，又扩充拓展了多学科的领域，渲染出中华养生文化的国色天香。在《慎守歌诀》中，高濂还吟道："精气切须坚慎守，益身保命得长久。人多嗜欲丧形躯，谁肯消除全永寿。"

泻补互用　祛邪扶正

人知补之为补，而不知泻之为补；

知泻之为泻，而不知补之为泻。

故补血以养营，非顺气则血凝，

补气以助卫，非活血则气滞。

——明·李梴《医学入门》

　　明代医家李梴（约生于明嘉靖年间，公元1521—1567年）明于经史，医术精湛，常以儒家的理论注释中医医理。他的著作《医学入门》，用歌赋的形式为正文，以注文补充阐述，包括医史、经络、脏腑、诊法、针灸、本草的内容和内科、外科、妇科、儿科等疾病的理、法、方、药，简要实用，流传甚广，在古代中医门径类书籍中影响较大。在这首论述中医补泻之法的歌诀中，李梴论述了中医补法与泻（下）法之间的辨证关系。认为两者之间是互补的，补中寓泻，泻中涵补，反映了古代医家阴阳互根的哲学思维的学术支撑。他还用补血和补气为例，说明补血养营，要注意顺气，否则就有凝血之弊；而补气助卫要配伍活血之品，才能阳生阴长，不会有气滞之虞。

　　清代医家毛对山的《对山医话·卷一·今医》载有一则医案：明代金坛名医王肯堂，年逾六旬患脾泄，群医皆谓其年高体衰，频频投以补剂，久治不愈，后请与之交往甚厚的名医李中梓往诊。李中梓诊毕后对王肯堂说："公体肥多痰，愈补则愈滞，当用迅利剂涤之。"遂投以巴豆霜，下痰涎数升后，疾顿愈。毛对山感慨地说："今之医士，每遇年老之人，辄投温补。而补之一字，又为人所乐闻。不知老人脾气既衰，饮食入胃，输化不清，蒸变为痰，气机阻遏，气有余即是火。故治老人，略同幼稚，当以清通为主，是即经旨六腑传化不藏，以通为用也。"意思是说，清通的治则，才是辨治老人的体质应把握的病机。

　　在中医药理论中，凡是能够补益人体气血阴阳的不足，以治疗各种虚症的药物，叫做补益药；由补益药为主组成的方剂，叫做补益剂。补益法就是运用补益的方药，来治疗人体气血阴阳的不足或某一脏腑虚损的一种治法，即"八法"中的"补法"。

　　补益法具有补益人体气血不足，调整阴阳偏盛偏衰，使之恢复平衡状态的作用。早在中医典籍《黄帝内经·素问·阴阳应象大论》中，就有"形不足者，温之以气；精不足者，补之以味"的论述。"形不足"即代表阳与气的虚衰，"精不足"即代表阴和血的亏耗。"气"指补气与助阳、补阳药，"味"即指养阴、补血药。就是说，对于阳和气的亏损不足者，当以助阳或补阳、益气之药温之；对于阴与血的亏耗者，应用滋阴、养血之品补之。在临床上，常常会出现气虚与阳虚并见的证型、血虚与阴虚互存的患者，其补虚的治法又当相兼而用。而中医认为阴阳互根、气血同源，气与味之用切不可偏执。

　　虚证有气、血、阴、阳之分，补益法相应亦分为补气、补血、补阴、补阳四法。如从脏腑辨证的角度来看，补法又分为补心、补肝、补肺、补脾、补肾等方法。肾为先天之本。脾为后天之本，因此，补脾、补肾在补法中占有重要的地位。根据病情的急缓和体质虚弱的程度，临证时又可分为峻补祛与缓补法。

补气药物性味大多属甘平或甘温，以补益脾肺两脏的虚损为主，适用于脾肺气虚出现的气短声低、神疲懒言、头晕自汗、纳谷不香、脘腹虚胀、大便溏泄，甚至浮肿脱肛，舌淡，脉虚弱等。常用的药物如人参、党参、黄芪、白术、山药等；常用的方剂如四君子汤、补中益气汤、生脉散等。补气的方药又常用于血虚证，在补血的基础上，佐以补气之品，以有助于生血。因为气为血之帅，气盛可以生阴血。若因大量失血而致血虚者，又急当补气以固脱。

补血的药物性味大多甘平，具有补血养血的作用，适用于血虚证。证见面色萎黄、爪甲苍白、心悸耳鸣、头晕目眩，舌淡，脉细弱等，妇女则月经少而色淡或经迟闭经。常用的药物如当归、何首乌、熟地黄、鸡血藤等；常用方剂如四物汤、当归补血汤、鸡血藤片等。血虚而兼气虚者，亦可加入补气药，是取补气以生血之意。

补阴的药物性味多甘寒，具有补阴生津的作用，适用于阴虚证。所谓阴虚证，通常是指肾阴不足而言，亦有肺胃阴伤者。证见潮热颧红、五心烦热、盗汗遗精、失眠不寐、干咳咯血、口渴声嘶，舌红少苔，脉细数等。常用的药物如沙参、麦冬、玉竹、旱莲草等；常用的方剂如六味地黄丸、大补阴丸、左归丸等。

补阳的药物性味多属温性，味甘或咸，具有补肾助阳、强壮筋骨等作用，适用于阳虚证，虽有心阳虚、脾阳虚之分，但主要是指肾阳虚而言。证见畏寒肢冷、阳痿早泄、腰膝酸软、小便频数、虚喘耳鸣、宫冷不孕，舌淡苔白，脉沉迟弱等。常用药物如锁阳、补骨脂、肉苁蓉、淫羊藿等；常用方剂如肾气丸、右归丸、五子衍宗丸等。 补法有扶正祛邪的作用，故在正气虚弱，不能单纯清除病邪的情况下，也可采用补益与祛邪法并用之剂，如人参败毒散等。

应用补益法的注意要点是：当外邪未清时，纵有虚象，应该以祛邪为先，或攻补兼施，不能滥用补剂。对于脾胃虚弱者，要慎用补阴、补血等滋腻之品，以免影响脾胃的运化功能。补气与补阳的药物多为温热之性，易于助火伤阴，对于阴虚阳亢的患者，不宜使用。根据病情的需要，有时补气与补血、补阳与补阴要互相配合使用，才能达到阴平阳秘的目的。

"下法"又称泻下法,是中医治疗疾病的八法之一。具有通导大便,排除肠胃积滞,荡涤实热,攻逐水饮和寒积等作用,用以治疗邪在肠胃,实热内结,大便不通或寒积、停痰留饮等实邪证候。由于里实证病情有寒热的不同,患者体质有虚实的差异,因此在立法上又分为寒下、温下、润下、逐水、攻补兼施等类型。因里实证的病情有轻重缓急之别,又有峻下与缓下的区别,常与疏风解表、和解少阳、祛痰驱虫、活血化瘀等治法配合使用。泻下药有大黄、番泻叶等攻下药,也有火麻仁、郁李仁等润下药和甘遂、大戟等峻下药。常用的攻下方剂有大承气汤、大黄附子汤,润下的方剂有麻子仁丸、五仁丸等;逐水剂有十枣汤、舟车丸等,攻补兼施的方剂则以黄龙汤、增液承气汤等为常用。

临床运用下法时应当注意的是,在表邪未解、里实证不具备的情况下,不宜使用。若表邪未解而里实证已具时,宜先解表后攻里,或表里双解。对于年老体虚、产后血亏和病后伤津等虚证等,不可专事攻邪。若必须使用本法时,应配合益气、养血、养阴等药物并用。另外,泻下法的药物大都峻猛,易损伤人的胃气,应得效即止。使用该法疗疾,不宜食用有碍消化的食物,否则影响疗效。

金元四大家之一的名医张子和,善用攻下法祛邪扶正,认为"治病应着重驱邪,邪去则正安,不可畏攻而养病",从理论和临床两个方面发展和丰富了"汗、吐、下"三法,世称"攻下派"。针对唐宋以来医界推崇补法,好用温补剂和民俗喜补方恶下剂的时弊,张子和在《儒门事亲》中愤然指出:"唯庸工之治病,纯补其虚,不敢治其实,举世皆曰平稳,误人而不见其迹。渠亦不自省其过,虽终老而不悔,且曰:'吾用补药也,何罪焉?'病人亦曰:'彼以补药补我,彼何罪焉?'。"在医学史上,他最先提出了"药邪致病"的病因学观点,可谓是发聋振聩的学术创新。

张子和在《儒门事亲·推原补法利害非轻说》中举例说:"以太宗、宪宗高明之资,犹陷于流俗之蔽,为方士燥药所误;以韩昌黎、元微之(之智),犹死于小溲不通、水肿。有服丹置数妾,而死于暴脱;有服草乌头如圣丸,而死于须疮;有服乳石、硫黄,小溲不通;有习气求嗣,而死于精血;有嗜酒,而死于发狂见鬼,有好茶而为癖。乃知诸药皆不可久服,但可攻邪,邪去则已。"张子和以唐太宗李世民、唐宪宗等,因服用丹药而暴猝的史实,以及韩愈、元稹等名士误用硫黄、秋石等补剂,求长生不得却患水肿而病死的医案,抨击了唐宋以来医界盛行温补法、民间热衷温补剂的流弊,提出"养生当论食补，治病当论药攻"的观点，痛斥只会用温补法是庸医欺世盗名的谋财害命伎俩，而服补药为荣的社会习俗的形成，是医界没有社会责任的推波助澜所致！

清代医家陆以湉在《冷庐医话·慎药》中，记载数个嗜补致疾的医案。其中宋代大文学家苏东坡聪明反被聪明误，患病后却因误用补剂而死的个例，为读者所称道。宋徽宗建中靖国元年（公元1101年），66岁的苏东坡从贬谪地儋州（即今海南省）乘舟北归，一路风餐露宿，加上饮冷过度，患上了泄泻之疾。知医明药的他自制黄芪粥饵服后，腹泻稍减。一日，大书法家米芾设筵席款待久别重逢的画朋书友，苏东坡抱病赴筵后，"俄瘴毒大作，暴下不止"。自此他胸膈作胀，夜不安寝。不仅腹泻不止，而且出现了高热不解、齿龈出血的症状。苏东坡除却饮食，每日"令用人参、茯苓、麦冬三味煮浓汁，渴即少啜之。余药皆罢也。" 一个月后，终因"上燥下寒，气不能支"，一代文化巨匠长逝于常州。陆以湉在按语中感叹说："病暑冷饮暴下，不宜服黄芪。其误服后，胸胀热壅，牙血泛溢，又不宜服人参、麦门冬。噫，此岂非为补药所误耶？"

不仅温补法遗患病家，《冷庐医话·慎药》中，还摘录了《叶天士医验录》中，久服滋阴致疾的医案：黄朗令六月畏寒，身穿重棉皮袍，头戴黑羊皮帽，吃饭则以火炉置床前，饭起锅热极，人不能入口者，彼犹嫌冷，脉浮大迟软，按之细如丝。此真火绝灭，阳气全无之证也。方少年阳旺，不识何以至此，细究其由，乃知其父误信人云：天麦二冬膏，后生常服最妙。遂将此二味熬膏，服之三年。一寒肺，一寒肾，遂令寒性渐渍入脏，而使阳气寝微矣。是年春，渐发潮热，医投发散药，热不退，而汗出不止，渐恶寒，医又投黄连、花粉、丹皮、地骨皮、百合、扁豆、贝母、鳖甲、葳蕤之类，以致现症若此。乃为定方，用人参八钱，附子三钱，肉桂、炮姜各二钱，川椒五分，白术二钱，黄芪三钱，茯苓一钱，当归钱半，川芎七分。服八剂，去棉衣，食物仍畏冷，因以八味加减，另用硫黄为制金液丹，计服百日而后全愈。此则服凉药之害也。一个纯阳之体的孩童，因服用了三年的"二冬膏"，竟然使阳气虚弱，六月畏寒。叶天士用温药治疗百日后才得痊愈，这说明不管是温补还是滋阴药，嗜补滥用，都会使人体的阴阳失衡，变症蜂起。清代医家吴鞠通在《医医病书·通补守补论》中说："时人悉以黄芪、地黄等呆笨之药为补，少涉流动之品，便谓之消导。不知补五脏，补以守；补六腑，补以通；补经络、经筋，亦补以通也。"

清代医家徐大椿在《慎疾刍言·补剂》中抨击当时嗜补的医风时俗说：

泻补互用 祛邪扶正

"医者先以虚脱吓人，而后以补药媚人。浙江则六味、八味汤，所用人参、麦冬等药；江南则理中汤加附桂、熟地、鹿茸等药。于是人人习闻，以为我等不怕病死，只怕虚死。"他在《医学源流论·人参论》中说："天下之害人者，杀其身未必破其家，破其家未必杀其身。先破人之家而后杀其身者，人参也。"人参成了医家们邀功避罪之圣药，到了乾隆年间，价格倍增，往日不过一两银子一钱，称作一换，后其价十倍，"小康之家，服二三两而家已荡然矣"。徐大椿以一个医家的职业操守，奉劝患者断不可以人参为起死回生之药，而必服之。而医者必定要审其病机，实系纯虚，非参不治，服必万全，然后方可投用之。

中医界有谚语云："大黄救人无功，人参杀人无过。"说的就是世人喜进温补而忌攻下的用药心理。其实，温补法与泻下法，在历代医家的医案中，都可找到经典的个案，关键是在辨证准确，配伍合理，用药精当。唐代令狐德棻的《周书·姚僧垣传》中载：梁武帝萧衍曾因发热，欲服大黄。御医姚僧垣说："大黄乃是快药，然至尊年高，不宜轻用。"宋代孔平仲的《续世说》中说，梁元帝萧绎突然腹胀疼痛，御医们都说不可用猛药。姚僧垣却说："皇上的脉象洪而实，表明体内有宿食停积，因此要用大剂大黄通便泻下。"果然用药后下宿便而愈。同是一味大黄，梁武帝不能用而梁元帝却要大剂服用，中医因人因病用药的个性化治疗原则中，蕴含着辨证施治的玄机。

金元四大家之一的朱震亨，是中医滋阴学派的倡导者。他在《丹溪心法》的医案中治膈症，积血夹痰致食入即吐者，就用瓜蒂散探吐而愈。而张子和治寒痰在胸膈而致妇女带下病者，亦以瓜蒂散涌吐取效。一个倡导补阴的医家和一个力主汗吐下祛病的医家，两个不同性别的患者的膈症和带下症，竟用的是同一个催吐的药方，由此可观中医异病同治的博大精深。

清代医家王廷俊在《寿芝医略》中，记载了一则用大黄疗疾的验案：机匠妇赵氏，怀孕弥月时患疫病，日日服药，病转增剧，已经半月有余。患妇面色红黑、口唇干裂、鼻息粗壮，诊脉沉洪而实。王氏急书大承气汤，令家人到药房抓药。患者请的另一位医生说："温疫实证当下，孕妇敢下耶？下不大小俱伤耶？"咋舌而退。而患者的丈夫去抓药时，却被药店拒绝，说此医开的是"送终汤"，卖药必招祸。王廷俊自撮一剂，督令煎服。不一会儿患妇汗如雨下，热乃渐退；退尽后妇手如冰，口无气而人若死矣。其母姨姊妹一齐奔出，大哭大闹大骂，门外观者，目瞪耳语，老妪嫩妇，如观戏剧。王廷俊对患者的丈夫说，病人必大泻如注，才腹馁思食，后果如其言而愈。《黄帝内经》云："有故无殒，亦无殒也。"王廷俊智圆行方，放胆使用大承气汤，泻其热毒，急下患妇积聚，使已神昏乳缩的孕妇起死回生。从这个医案可看出，若无高尚的医德和高超的医术，王氏医家断不敢出此大剂峻下的险策。

张子和在《儒门事亲·吐汗下三法该尽治病诠》中说："人身不过表里，气血不过虚实。……良工之治病，先治其实，后治其虚；粗工之治病，或治其虚，或治其实；谬工之治病，虚虚实实；唯庸工之治病，纯补其虚，不敢治其实。"一个高明的医生，要辨表里虚实，要分寒热气血，谨守病机，各司其属。在养生保健中，也不能盲目进补，要根据自己的体质体征，补泻兼施，才能怡养好精气神！清代医家许豫和在《怡堂散记》中说："肝以散为补，心肾以收为补，脾以燥为补，肺以润为补，肠胃以通为补。古人以大黄为补剂者，肠胃闭结，气不行也。" 如果说张子和论述的是医家技能的高下优劣，有良工、粗工、谬工、庸工的区分，那许豫和则阐发的是根据脏腑特性所致的施补的类型。而用大黄为补剂，则是以通下为补的实例。

清末民初著名诗人、楹联家金武祥的《粟香四笔》中载："仲远夙多疾，究心岐黄，有《病况诗》三十四首。有云：阴阳贵和平，气血相维持，一旦失其性，错乱不可治。木郁蠹贼生，川壅堤防危。万物各自戕，非缘外入灾。厉风何飘扬，壮火何炎熹？当其未形日，皆为生气滋。顺之性命原，逆之盗贼资。方刚安足恃，针石恐已迟。敢告同病人，庶几察其微。"诗中告诫世人，人体的阴阳贵在平和中庸。一旦气血失衡，便错乱而生疾。不论是肝木郁而生蠹贼，还是肾水泛滥而致肿胀，都是人体阴阳失衡的结果。要顺势养生，逆于气血阴阳，就为疾病的产生提供了契机。又云："昔我游京师，鬻伎公卿间。踔门数十辈，奔走日以繁。越人起死人，声誉颇藉然。贱者最易疗，贵人独难痊。命重如嵩互，矜持虑万端。既无知人贤，斯事夙未娴。方药千百种，抉择茫无边。朝秦暮以楚，方温复投寒。求生乃促生，天地亦无权。俞跗不敢与，洁身卿自全。庸众安足责，习俗吁可叹。"读仲远的这两首诗，从中可体会到中医养生学和治疗学的深刻医理。要顺从人体的阴阳来养生，"顺之性命原，逆之盗贼资"，如果辨证不得当，滥用温补会伤及气机。"贱者最易疗，贵人独难痊"，这是因为身份高贵的人习俗喜补剂而恶泄方，用药择方朝秦暮楚，寒温错杂，常常会求生却促生，往往事与愿违，这正是时下养生乱象产生的原因之一，值得今人思考！

泻补互用 祛邪扶正

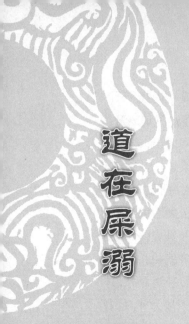

道在屎溺　腹中常清

我年逾八旬，二百余日病；

九死谋一生，求医乃越境。

王君一见笑，道师肯听不？

槟榔莱菔子，重用扫滞留；

背城与一决，毋以衰老忧！

——清·袁枚《慈航集·三元普济方·序》

清代嘉庆元年（公元1796年），被誉为"乾隆三大家"的著名文学家袁枚患病，从新春至孟秋200多天，历经数医久治不愈。这位年逾八旬的老诗翁万般无奈，从江宁的随园来到扬州，求治于新安学派的著名医家王勋。

原来，袁枚患的是老年便秘。由于年高体衰，经治的医家大都慎用攻下导滞法，药轻量小，才使他的病情迁延日久。王勋听了远道而来的袁枚的主诉后，笑着对他说，先生寿至耄耋，又为文坛翘楚，故医者投方用药岂能没有顾虑？《左传》上有"收合余烬，背城借一"之语，腑病以通为补，正可谓用药如用兵是也。他一反年老体弱者慎用通下法的陈见陋识，用大剂量的槟榔和莱菔子组方，治愈了袁枚数月不愈的便秘之疾。在《随园诗话·补遗》中，袁枚记载这一医案说："新安人王勋，字于圣，精于医理"，并在为王勋《慈航集·三元普济方》所撰的序言中，写下了这首《告存诗》。

槟榔性味辛散苦泄，入胃肠经，善行胃肠之气，消积导滞，兼能缓泻通便。常用于治疗食积气滞、腹胀便秘等证。莱菔子性味辛甘平，归肺、脾、胃经，有消食除胀、降气化痰之功。常用于饮食停滞、脘腹胀痛、大便秘结、积滞泻痢、痰壅喘咳等症。对于袁枚的便秘，王勋并未用大黄、番泻叶等苦寒峻下之品，仅用这两味缓下通滞的药，竟收全功，可谓深得中医下法之壶奥。

便秘是大便秘结不通，排便时间延长，三日或三日以上排便一次，或欲大便而艰涩不畅，排便次数减少的一种疾病，又称大便难。本证是多种急慢性疾病中的一个兼症，最常见的是以便秘为主要症状，称作单纯性或习惯性便秘。生活中，不论男女老幼，便秘的发生率都比较高，其中60岁以上的老年人便秘发生率可达30%以上。中医内科将便秘分为热秘、气秘、虚秘、冷秘等寒热虚实的不同证型。金代医学家张元素在《医学启源·六气方治》中，论述便秘的病因病机时说："脏腑之秘，不可一概论治。有虚秘，有实秘，有风秘，有气秘，有冷秘，有热秘；有老人津液干结，妇人分产亡血，及发汗利小便，病后气血未复，皆能作秘。"

中医典籍《黄帝内经·灵枢·本脏》中，有"六腑者，所以化水谷而行津液者也"的论述。中医脏腑学说认为，胆、胃、大肠、小肠、膀胱、三焦等六腑的生理功能虽各有不同，但它们都是化水谷、行津液的器官。饮食物的运化吸收、津液的输布、糟粕的排泄等，就是六腑既分工又合作而共同完成的生理过程。胃、胆、小肠密切协作，共同完成饮食物的运化、吸收，并将糟粕传入大肠，经过大肠的再吸收排出体外。六腑在病理上相互影响，如胃中有实热，津液被煎灼，必致大便燥结，使大肠传导不利；而大肠传导失常，肠燥便秘也可引起胃失和降而胃气上逆，出现嗳气呕恶等症状。

清代文学家梁章钜的《退庵随笔·摄生》中说："欲得长生，腹中长清；欲得不死，腹中无滓。"不论是防治疾病还是养生保健，大便是否通畅已经成为衡量现代人健康质量的一个量化指标。

中医临床将便秘辨证分型为虚实两大类，除主证外，都有不同的兼症。可通过药物、食疗、按摩、艾灸等方法来自疗。实秘包括肠胃积热、气机郁滞、阴寒积滞等证型；虚秘则有气虚、血虚、阴虚、阳虚等证型。

1. 胃肠积热

胃为水谷之海，肠是传导之官。由于平素嗜食辛辣煎煿之品，久而热滞中焦，耗伤津液，则大便燥结、小便短赤，兼有面红身热、口干口臭、心烦不安、腹胀腹痛，舌红苔黄或黄燥，脉象滑数。可用泻热导滞、润畅通便的麻子仁丸治疗。若津液已伤，可取生地、玄参、麦冬等煎汁送服，以滋阴生津润下；若热势较甚，出现腹部痞满燥实坚者，可用大承气汤峻攻泻下。

麻子仁粥　方用麻子仁、绿豆、杏仁、知母各15克，加水煎后滤汁去渣；再用粳米100克煮粥食用。有清热润燥、宽肠通便之功。

决明子茶　炒决明子20克，用开水冲浸20分钟后即可饮用，可反复冲泡2~3次，直到颜色变淡为止。决明子含大黄酚、决明素、芦荟大黄素、决明子内酯、维生素A类物质等，具有降低血压、降血清胆固醇和缓慢的泻下作用。

香蕉汁　用香蕉2个，捣烂或用榨汁机榨成汁后，加蜂蜜一勺，早晨空腹饮用。香蕉性味甘寒，有清热生津、润肠通便之功。与蜂蜜相伍后，功力更显。

散步　唐代医家孙思邈在《备急千金要方》中说："平日点心饭讫，即以热手摩腹。出门庭行，五六十步。"饭后推拿腹部和散步，有益于胃降浊气、脾升清气和肠的泌别传导，可预防和治疗便秘。

2. 气机郁滞

情志失和，肝脾之气郁结，导致大肠的传导功能失常，大便燥结不通，或不甚干结，欲便而不得出；或便而不爽，肠鸣矢气，伴腹中胀痛、胸胁满闷、嗳气频作、食少纳呆，舌苔薄腻，脉弦。方用六磨汤调肝理脾，通便导滞。方中木香调气，乌药顺气，沉香降气；大黄、槟榔、枳实破气行滞。若气郁日久，郁而化火，可加黄芩、栀子、龙胆草等清肝泻火；若情志忧郁寡言者，可加白芍、柴胡、合欢皮等疏解肝郁。

菊佛柏仁粥 菊花15克，佛手10克，柏子仁15g，将菊花、佛手水煎取汁，柏子仁去皮捣烂，粳米100克，加药汁和适量水煮粥。待粥成后，兑入蜂蜜适量，再稍煮一二沸即可。具有理气清肝、润肠通便的功效。

陈皮百合蜜饯 陈皮50克，生百合100克，蜂蜜20克。先将陈皮、生百合用清水洗净后，放入瓷盘内，将蜂蜜倒入浸渍30分钟。然后上蒸锅内蒸熟后，用微波炉烘干。有理气开胃、润肺通便之用。

柚子汁 柚子一个，去皮取瓤，生吃或捣汁或榨汁饮用。柚子性味甘凉，有消食和胃、理气通便之功。柚子含有丰富的果胶，可吸收水分而软化燥屎。

擦两胁 肝在胁下，肝的经络贯膈布胸胁，肝气郁结，导致脾升胃降的功能异常，使大肠的传导失司。将两手摩热后擦两胁，并配以六气歌诀中的"嘘气"吐纳法，来调达肝气，畅达腑气。

3. 阴寒积滞

因寒邪与积滞互结于肠道，传导失职，致使大便艰涩，腹痛拘急、胀满拒按、胁下偏痛，伴手足不温、呃逆呕吐，舌苔白腻，脉弦紧。治宜温里散寒、通便止痛，方用大黄附子汤。方中附子温里散寒，大黄荡除积滞，细辛散寒止痛。可加枳实、厚朴、木香助泻下之力，加干姜、小茴香增散寒之功。

大蒜胡桃粥 紫皮大蒜20克，胡桃肉20克，粳米100克，白糖适量。先将大蒜连皮洗净，用水煎煮，水沸后5分钟捞出；再将粳米入蒜水中煮粥，候粥熟时，将剥皮后的蒜瓣和胡桃仁放入粥中稍煮，调入白糖。有祛寒温中、温阳通便之功。

肉苁蓉酒 肉苁蓉、柏子仁、何首乌、熟地各30克，红糖50克，白酒1000克。将上药洗净入容器中，倒入白酒、红糖浸泡，密封置阴凉处。浸泡2周，即可饮用。有温中补肾、润肠通便之功。

生姜萝卜蜜汁 鲜生姜100克，鲜萝卜50克，蜂蜜50克。将鲜生姜、鲜萝卜洗净捣汁，或用榨汁机榨汁，调入蜂蜜后饮用。有温中和胃、下气宽肠之功。

艾灸 晋代医家、养生学家葛洪在《肘后备急方》中，首创隔物灸法，包括隔盐灸、隔蒜灸、隔川椒灸等方法。对于寒邪积滞所致的便秘，隔蒜或隔姜灸脐中即神阙穴，可有温中散寒、止痛通便之功。

4. 气虚便秘

由于脾肺的功能受损，土不生金，肺又与大肠相表里，肺气虚则大肠传导无力，虽时有便意，但临厕时努挣乏力，便难排出。粪质并不干硬，伴汗出气短、便后乏力、面白神疲，肢倦懒言，舌淡苔白，脉虚弱无力。治应益气补虚、润肠通便。方用黄芪汤。重用黄芪补气升阳，麻子仁与白蜜润肠通便，陈皮理气。若气虚较甚者，可加人参、白术；若气虚下陷脱肛者，用补中益气汤。

黄芪山药粥 炙黄芪30克，山药30克，粳米100克，红糖适量。先将炙黄芪、山药水煎后取浓汁，与粳米一起入锅中，加适量水，武火烧沸后，改用文火熬至粥稠，加入红糖调匀即可。有补气通便之效。

甘薯条 甘薯味甘性平，有补中益气、宽肠通便之功效。不论是蒸食、煮粥还是制脯，对便秘都有益处。将甘薯炸成条，蘸蜂蜜食用，是防治便秘的食疗佳方。亦可榨汁后，加蜂蜜调服。

茯苓夹饼 茯苓粉500克，白面粉1000克，黑芝麻、榛子仁、松子仁、蜂蜜等适量。将前两者和面做成薄饼，饼中可夹黑芝麻、榛子仁、松子仁、蜂蜜为馅。可健脾益气、润肠通便，用于脾胃虚弱所致的少气懒言、大便秘结不通等症。

呼吸吐纳功 明代养生学家冷谦的服气歌诀中，有"四季长呼脾化餐"的健脾之方法。认为经常用"呼"的导引气机的方法，可有益于调理脾胃，改善腹胀、便秘等症状。

5. 血虚便秘

血有营养和滋润的作用。血虚津少，不能下润大肠，大便干结；伴面色无华、心悸气短、失眠多梦、健忘心悸、口唇色淡，舌淡苔白，脉细涩。治宜养血润燥，方用润肠丸。方中当归、生地滋阴养血，火麻仁、桃仁润畅通便；枳壳引气下行。可以加玄参、何首乌、枸杞子养血润肠。若阴血已复，大便仍干燥者，可用五仁丸润滑肠道。

何首乌粥 制何首乌30克，黑芝麻20克，粳米100克，冰糖适量。将何首乌放入沙锅内，加水煎去渣取浓汁；粳米淘洗干净，同黑芝麻同入药汁内，煮至粥熟，调入冰糖即成。补益肝肾、养血润肠，用于血虚便秘，伴须发早白、心悸健忘等症。

麻油菠菜 取鲜嫩菠菜200克，用开水焯3分钟后，捞出切成两段，将香油、精盐、酱油、陈醋和菠菜一起搅拌均匀，即可食用。菠菜性味甘平微凉，有下气调中、润燥滑肠的食疗功效。血虚便秘者可佐餐食用。

当归膏 当归200克，黄芪100克，鸡血藤100克，蜂蜜100毫升。将当归、黄芪、鸡血藤用水浸泡后，水煎取药汁；慢火浓煎，视将成膏时，调入蜂蜜收膏。补气养血、润下通便。适用于血虚便秘、头晕目眩、心悸失眠等症。

漱津咽唾功　漱津古人称之为"胎食"，古代医家认为常行此功有化血养神、助气生精的功能。清代医家沈金鳌的《杂病源流犀烛》说："守静咽数回，大肠自润，行后功效。"漱津下咽，可有润大肠通便的功效。

6. 阴虚便秘

阴虚又称阴虚火旺，由七情内伤、热病伤阴所致。大便干结，如羊屎状，形体消瘦、头晕耳鸣、两颧红赤、心烦少眠、潮热盗汗、腰膝酸软、五心烦热，舌红少苔，脉细数。治宜滋阴通便，方用增液汤治疗。方中玄参、麦冬、生地滋阴生津。可加芍药、玉竹、石斛助养阴之力，加火麻仁、柏子仁等以润肠通下。清代温病学家吴鞠通创立"增水行舟法"，认为热盛伤阴，津液不足，无水舟停，故用"增液汤"以作增液行舟之方。

枸杞生地粥　枸杞子20克，生地25克，粳米100克，白糖适量。将生地煎后取汁，与枸杞子、粳米共入沙锅内，慢火熬成稀粥，调入白糖即可。可滋阴养血、润肠通便。

二至膏　女贞子200克，旱莲草100克，蜂蜜100克。将女贞子蒸熟阴干，研成粉末。将旱莲草适量水煮取汁煎熬浓缩，女贞子粉末拌入。视将成膏时，加蜂蜜搅匀收膏。对老年便秘或产后便秘有较好的滋阴润下的食疗效果。

五汁饮　五汁饮出自清代医家吴鞠通的《温病条辨》，由梨汁、荸荠汁、鲜芦根汁、麦冬汁、藕汁共同组成，有滋阴润肺、润燥通便的功能。取梨100克，荸荠50克，鲜藕50克，麦门冬10克，芦根20克。将梨、荸荠洗净后去皮并切碎；鲜藕去皮节洗净并切碎；麦冬与芦根洗净切碎；然后一同混合后用纱布包好绞取其汁，或用榨汁机取汁亦可。

摩腹　隋代医家巢元方的《诸病源候论》中说："两手相摩令热，然后摩腹，以令气下。"饭后按摩腹部，可促进脾胃的运化，以减少便秘。摩腹大约可分为团摩脐周、掌推上腹、指分阴阳和屈髋运腹等，可在自我按摩中灵活选用。

7. 阳虚便秘

阳虚体弱，阴寒内生，留于肠胃，便阳气不通，津液不行，大肠艰于传送糟粕。大便干或不干，排出困难，伴小便清长、面色㿠白、四肢不温、腹中冷

道在屎溺腹中常清

痛、得热则减；腰膝酸痛，舌淡苔白，脉沉迟。治宜温阳通便，方用济川煎。方中肉苁蓉、牛膝温补肾阳，润肠通便；当归养血润肠；升麻、泽泻升清降浊；枳壳宽肠下气。若高年体衰的虚冷便秘，可用半硫丸；若脾阳不足，阴寒冷积，可用温脾汤；若肾阳不足，可用肾气丸等。

胡桃仁肉苁蓉粥 胡桃仁30克，肉苁蓉20克，粳米100克，白糖适量。将肉苁蓉水煎取药汁，与粳米共煮粥，胡桃仁去皮捣碎；煮至米熟粥稠时，将胡桃仁调入粥中，煮至粥沸，再调入白糖。有补肾温阳、润肠通便之功。

蜜饯五仁煎 柏子仁、松子仁、桃仁、甜杏仁、胡桃仁各200克，白糖100克，蜂蜜500克。将五仁在锅内翻炒，视将熟时，将白糖、蜂蜜倒入拌匀。有益气补肾、润下通便的功能。

杜仲韭菜炒鸡蛋 生杜仲20克，韭菜250克，鸡蛋3个，精盐、料酒各适量。将杜仲炸后研末，放入打碎的鸡蛋中搅拌均匀；韭菜洗净切成段，下锅翻炒，调味即成。此药膳补肾壮阳、温中通便，适用于阳虚便秘者的食疗。

按摩肾俞 肾俞位于第2腰椎棘突下旁开1.5寸。每日临睡前，坐于床边垂足解衣，舌抵上腭，目视头顶，两手摩擦双肾俞穴，每次10～15分钟。用两拇指在两侧肾俞穴上按揉。约按揉1～3分钟；或用两手掌贴于肾俞穴，中指正对命门穴，同时从上而下、从外向里作环形按摩共30次，可有温阳通经之功。

对于习惯性便秘患者来说，除了按照中医的辨证来选择对症的药物、食疗和艾灸按摩的方法外，日常生活中应保持情志舒畅，适宜的体育运动，合理的饮食，特别是注意膳食纤维的摄入，多食薯类等，并养成按时登厕排便的习惯。

除了单纯性的便秘外，一些慢性病如冠心病、糖尿病、慢性呼吸道疾病等，发生便秘者几乎占一半。便秘可以加重冠心病患者的病情，加重心脏负荷。便秘引起的腹胀可使膈肌升高，影响肺的换气功能及心脏的供血与供氧状况。尤其是排便时由于用力，氧耗增加，使心肌的耗氧量增加，心肌缺血状态加重，诱发心绞痛，甚至发生心绞痛性晕厥；或导致更为严重的心肌梗塞，不少生命因此断送在洗手间里。高血糖可减慢正常人和糖尿病患者的胃排空，使胃液分泌减少，肠蠕动缓慢而易致便秘。防治便秘是这些疾病康复中必须关注的健康问题。长期便秘导致细菌在肠道发酵，还可能诱发结肠癌、直肠癌、乳腺癌等。

《庄子·知北游》中有"道在屎溺"之说。在庄子的哲学思想中，形而上学的道是普遍存在的，连屎尿也不例外。其实，"道在屎溺"不仅仅是个古老的哲学命题，在中国传统医学中，人的二便还是一个观察人体健康和疾病的可量化指标，从中可以寻觅到生命和长寿之道。隋代医家巢元方在《诸病源候论·大便病诸候》中说："大便不通者，由三焦、五脏不和，冷热之气不调，热气偏入肠胃，津液竭燥，故令糟粕否结，壅塞不通也。" 道在屎溺，腹中常清，人体才会五脏和谐，气机通畅，才能享受生命的快乐。金元四大家之一的朱丹溪说："五味入口，即入胃，留毒不散，积聚既久，致伤冲和，诸病生焉。"因此，保持二便的通畅，定期清理体内的糟粕，亦是养生之大道。从袁枚的便秘医案，说到庄子的哲理，会给我们温故知新的养生启迪。

楹联对句

养生箴言

海纳百川，有容乃大；

壁立千仞，无欲则刚。

——清·林则徐《自题联》

林则徐（公元1785—1850年）是清代著名的政治家、思想家和诗人，嘉庆进士。为官30余年，历经14省，官至一品。他曾任江苏巡抚、两广总督、湖广总督、陕甘总督和云贵总督，两次受命为钦差大臣，以虎门销烟的伟大壮举，成为中华民族抵御外辱的彪炳千秋的民族英雄。林则徐还是一位工联语的高手，"苟利国家生死以，岂因福祸避趋之"，正是他拳拳爱国情怀和诤诤正直品格的写照。在虎门查禁鸦片时，他曾在自己的府衙悬挂了一幅对联："海纳百川，有容乃大；壁立千仞，无欲则刚。"上联告诫自己，要有浩瀚大海一样的包容胸怀，兼听则明，广泛采纳不同意见，才能集思广益，把事情办好；下联则砥砺自己，要像千仞石壁那样挺立世间，没有贪心杂念，才能无私无畏，成就人生大业。道光十二年（公元1832年），林则徐任江苏巡抚时，夫人郑淑卿患腹泻，慕名请来青浦名医何其伟诊治，数剂既愈，何氏一时名噪吴中。后来，林则徐患了软脚病，经数医不效，又被何其伟用古方治痊，遂结下友谊，尝一同议政。何其伟出身医学世家，因丧父而弃儒习医，也是位诗人，有《斡山草堂诗稿》传世。他曾撰联自勉曰："贫赢倍相怜，贵贱岂异视"，表达了一位儒医普济众生的高尚情怀。何其伟撰有《东南利害策》13道议政，其中的9条被林则徐采纳，曾手书"读史有怀经世略，检方常著活人书"的对联相赠，赞叹何是一位上医医国的儒医。为了帮助烟民戒除鸦片瘾，何氏撰成《救迷良方》，林则徐颇为赏识。任湖广总督时，即将戒烟方上奏朝廷，并广为制备此方，在湖广民间推行，收效甚大。世称"林十八"的戒烟方，主方称"忌酸丸"，即以18味中药递减来戒除烟害。

林则徐是一位清官，这与他自幼受到良好的家教有关。林则徐晚年给三个儿子分家产，每人只分得三千串铜钱，竟无一两白银。他曾经写过一幅对联："子孙若如我，留钱做什么？贤而多财，则损其志；子孙不如我，留钱做什么？愚而多财，则增其过"，表达了这位清廉一生的老人对金钱财富的态度。林则徐50多岁的时候，还写了一篇"十无益"的格言，作为自己人生修养的座右铭："存心不善，风水无益；父母不孝，奉神无益；兄弟不和，交友无益；行止不端，读书无益；作事乖张，聪明无益；心高气傲，博学无益；时运不济，妄求无益；妄取人财，布施无益；不惜元气，医药无益；淫恶肆欲，阴骘无益。"从养生文化的角度来看，林则徐的"十无益"中，包括了修身养性、处世为人等多层面的内涵。其中的重怡养、护元气的道德与情志养生的观点，更是发人深思。

楹联是中华传统文化的瑰宝之一，是汉民族语言文化中特有的文字符

楹联对句 养生箴言

号的佳构，亦称楹贴、对子、对联等，由上、下联组成，是写在纸上、帛上，或刻或挂或贴在木头、竹子、柱子上的对偶语句，已有千余年的历史。清代学者纪晓岚认为，五代后蜀少主孟昶题在桃符板上的"新年纳余庆，嘉节号长春"是其肇始。人们常见的春联只是楹联的一种，结婚时贴的叫婚联，祝寿时贴的叫寿联，哀悼死者的叫挽联，另外还有寺庙联、自勉联、装饰联、行业联、交际联和杂联等多种，其内容丰富、意境高雅、格调清新，读来朗朗上口，寓意深刻。

楹联是由两个工整的对偶语句构成的独立篇章。其基本的特征是言简意深，对仗工整，是一字一音的汉语语言独特的艺术形式。字数相等，平仄相对；词性相近，句法相似；语义相关，语势相当。楹联孕育在"骈语"和"律句"之中，形成和独立于"骈文"和"律诗"之后，或自勉，或赠友，或感事，或抒怀，是与诗词、书法融会贯通的雅俗共赏的文学体裁。

在中华民族的传统文化中，有许多诗词歌赋、佳联妙对涉及颐养心身之理，包括情志、饮食、娱乐、运动等各个方面，对于我们今天的养生保健仍不失其教诲和借鉴的作用。

楹联是中国寺庙文化的重要内容和标志之一。除了描述四季自然风光，叙述宗教的历史沿革外，大多都有劝诫信徒和教化世人的内涵，有着传统养生学的现实意义。很多寺院的弥勒殿都有这样一幅对联："大肚能容，容天下难容之事；笑口常开，笑世间可笑之人。"据专家的考证，笑口常开弥勒佛的塑像，是按照五代后梁的高僧布袋和尚的形象塑造的。"眼前都是有缘人，相见相亲，怎不满腔欢喜；世上尽多难耐事，自作自受，何妨大肚包容。"这位佛界奇僧，用这样的诗偈告诉香客信众，人与人之间要相亲相爱，友善相处，珍视缘份，要以宽容的处世哲学，和谐人际关系。宽容，是一种品行修养，一种无价美德，一种人生境界。在有南方"四大佛教丛林"之誉的四川新都宝光寺，清末四川江津才子钟云舫题的笑佛联云："你眉头着什么焦，但能守分安贫，便收得和气一团，常向众人开笑口；我肚子这般样大，总不愁吃忧穿，只讲个包罗万象，自然百事放宽心。"读来寓意深刻，富涵养生哲理。

"乾坤容我静，名利任人忙。"这是近代作家、诗人、翻译家苏曼殊为浙江舟山普陀寺撰写的对联。这位多才多艺却早逝的情僧、诗僧、画僧、革命僧，留下"一切有情，都无挂碍"的偈语禅联，结束了半僧半俗的一生。清代著名国学大师俞樾题成都浣花祠联云："生财有大道，则拳拳服膺，仁是也？义是也！富哉言乎，至足矣；君子无所争，故源源而来，孰与之？天与之！神之格思，如此夫。"表达了作者对取之有道的财富所持的态度，发人深省。

情志养生是中医养生学的重要内容之一。《黄帝内经》中有"精神内守，病安从来"的格言，认为五志藏五脏，不及和太过均可致病。南北朝齐梁时的养生学家陶弘景在《养性延命录》中说："喜怒无常，过之为害。"清代楹联大家梁章钜的《楹联续话·格言》中载："张仲甫斋中亦有自撰联句云：'贪嗔痴，即君子三戒；戒定慧，通圣经五言。'自注：即定、静、安、虑、得。此以释语为儒书注脚也。"意思是说，佛经上说的贪婪、嗔恨、愚痴，这三者和《论语》上说的"君子三戒"同出一理，务必要戒除；佛家所讲的守戒、禅定、得智慧，和儒家典籍《大学》中所讲的定、静、安、虑、得五个字也是相通的，务必恪守。从养生学的角度来说，孔子论说的不同年龄段的色、斗、得三戒和佛家倡导的戒、定、慧，都有益心性神志的修养。明代学者陈继儒的《见闻录》中载有翟公栾自撰的一副养生联："静亦静，动亦静，五脏克消失欲火；荣也忍，辱也忍，生平不履于危机。"这副对联告诫自己和世人，动静相宜，五脏相生相克的平衡，才不会虚火内生，变生疾病；荣辱不惊，把个人的得失置之度外，这种超绝尘世的人生态度，能在顺境和逆境中保持一颗平常心。

清代末期重臣，洋务运动的主要倡导者之一李鸿章，曾撰有一副言志联："享清福不在为官，只要囊有钱仓有粟腹有诗书，便是山中宰相；祈延年无须服药，但愿身无病心无忧门无债主，可为地上神仙。"李鸿章是中国近代史上最具争议的人物，后人多诟病他如秦桧。但著名学者梁启超在《李鸿章传》中，却将他的洋务运动与王安石的新法相比，指出"谤满天下，未必不为伟人"。李鸿章是位儒臣，精于养生之道，"其起居饮食，皆立一定时刻"。他不论冬夏，五点钟即起，有家藏一宋拓兰亭，每晨必临摹一百字；每日午饭后，必昼寝一点钟，从不失时。每膳要用公母鸡熬的双凤汤，来补益精气。这副对联可透露出李鸿章的一种心态，山中宰相要比弱国忠臣逍遥得多，无病无忧无债主，何尝不是闲逸的神仙生活？

北洋军阀直系首领吴佩孚也是一位毁誉参半的人物。1919年五四运动爆发后，他曾多次通电反对在巴黎和约上签字，支持学生运动。吴佩孚成为北洋军阀的首领后，操纵政局，镇压京汉铁路工人大罢工，酿成著名的"二七惨案"，后所部被北伐军击溃。吴佩孚还曾通电声讨溥仪充当伪满傀儡，拒绝与日伪政权合作。1938年底，日本侵略者采取威胁利诱的手段，企图迫使蛰居北平的吴佩孚出任北京绥靖军事委员会委员长这一汉奸职位，遭到吴佩孚的拒绝。日本大本营特务部长土肥原强迫吴佩孚召开一次记者招待会，公开说明他的态度。

1939年1月30日，在130多名中外记者聚集的吴公馆，吴佩孚首先出示亲笔撰写的一副长联："得意时清白乃心，不怕死，不积金钱，饮酒赋诗，犹是书生本色；失败后倔强到底，不出洋，不入租界，灌园抱瓮，真个解甲归田。" 中国共产党和中华人民共和国的创始人和缔造者之一的董必武曾评价说，吴佩孚有两点和其他的军阀截然不同。第一，他平生崇拜我国历史上的伟大人物是关羽、岳飞；他在失败时，也不出洋，不居租界。第二，吴佩孚做官数十年，统治过几省的地盘，带领过几十万大兵，却没有私蓄，也没置田产，有清廉名，比较与他同时的那些军阀腰缠千百万，总算难能可贵。

吴佩孚擅长楷书与草书，精于绘画，以墨竹、梅花为主。从这则对联来看，秀才出身的他亦工于楹联。尽管后人评价说，上联有溢美之嫌，但饮酒赋诗的书生本色确是事实。而下联表达了自己不与倭寇同流合污，甘愿如庄子所说的那位灌园抱瓮翁一样，安于拙陋的淳朴生活。这种不失民族气节的情操，应该是这位儒将值得肯定之处。

"宠辱不惊，任庭前花开花落；去留无意，看天上云卷云舒。"这是当代著名画家、美术教育家刘海粟在十年动乱期间，根据清代学者张英双溪草堂的一副对联化裁而来。表达了虽然遭受政治迫害，却将荣辱置之度外，以恬淡超然的心态直面生活的态度，从中不难感受到一位艺术大师的精神境界。宋代王安石的《读史》诗中，有"糟粕所传非粹美，丹青难写是精神"的名句，这岂止说的是丹青水墨，何尝不是人格品行的隐喻？1932年，新文化运动的倡导者陈独秀被捕入狱，刘海粟去监狱探望，陈独秀当场书联相赠："行为愧怍心常坦，身处艰难气若虹"，表达了一位革命者兼学者的高风亮节。

"养生莫善寡欲，至乐无如读书。"这是明代民族英雄郑成功手书的一副集句楹联，上联语出《孟子·尽心章句下》："养心莫善于寡欲"，意思是说修身养性的最好方法是少私寡欲，才能不为世事所累；下联语出《史典·愿体集》："至乐无如读书"，认为读书可以宣泄情感，畅快心境。欣赏语言美、情境美、韵律美的锦绣文章，是舒肝理气、解郁忘忧的灵丹妙药。宋代陈直在《寿亲养老新书》中总结了"老年十乐"的养生经，列在篇首的便是"读义理书"。明代医家龚廷贤在《寿世保元·延年良箴》中也有"诗书悦心，山林逸兴，可以延年"的养生名言。近代著名教育家陶行知曾有一副自勉名联传世：行是知之始，学非问不明。陶行知原名文浚，青年时信奉明代哲学家王阳明的"知行合一说"，改名"知行"，后来，生活改变了他的观念，又改名为"行知"，反映了作者世界观的变化。

清代以"诗书画"三绝闻名于世的书画家、文学家，扬州八怪之一的郑板桥，曾撰有一副"青菜萝卜糙米饭，瓦壶天水菊花茶"的对联，来表明自己甘于清苦，却自得其乐的生活态度。郑板桥60岁生日那年，又为自己撰写了一副寿联："常如作客，何问康宁，但使囊有余钱，瓮有余酿，釜有余粮，取数页赏心旧纸，放浪吟哦，兴要阔，皮要顽，五官灵动胜千官，过到六旬犹少；定欲成仙，空生烦恼，只令耳无俗声，眼无俗物，胸无俗事，将几枝随意新花，纵横穿插，睡得迟，起得早。一日清闲似两日，算来百岁已多。"这位乾隆进士，曾任潍县县令的书画家，以"岁饥为民请赈，忤大吏，遂乞病归"。从此官场少一廉吏，世上多一才子，遂恣情山水，与骚人野衲作醉乡游。在这副寿联中，郑板桥告诫世人只要有薄钱、淡饭、清酒可吃可喝，有古书典籍可读，心身放松无拘束，五官灵动没灾病，比当什么官都宝贵。一个人只要心胸无烦恼，身边没令人讨厌的俗声俗物俗事的拖累，养花植草，早睡早起，清闲的隐逸生涯，一日似两日，虽然才60岁，已经是百余岁的人瑞了。

在中国的楹联文化中，祝寿联和寿星们自己撰的寿联，内容丰富多彩，是养生对联中的精品。新文化运动学者胡适曾为自己家乡的教师程本海的老祖父，写了一副寿联"五百里内人尊老大，九十岁了心犹少年。"用的是白话，说的是实情，一位童心毫耄的老者形象呼之欲出。寿至93岁的著名教育家、古典文献学家、书画家、文物鉴定家、诗人启功有一首自题联云："若能杯水如名淡，应信村茶比酒香。"描述出国学大师淡于名利、虚怀若谷的赤子本色，读来发人深思，余味无穷。

被称作我国晚清最后一个秀才的110岁的寿星诗人苏局仙，是上海市第一长寿老人，全国健康老人。长期从事教育工作，工诗及书法，曾任上海市文史馆馆员。当上海市文史馆为其庆祝百岁寿辰时，他自己撰联道："既喜须眉古，还欣腰脚轻。艺林诸老将，挥手出奇兵。"1982年，他应民革上海市委的邀请，为国际老人年题词："举世老人同心祝愿，和平共处尽享遐龄。"据考证，苏局仙的家谱中，祖上没有寿过百岁的；而苏局仙年逾百十，与他精于养生之道关系极大。度过10个马年，历经2个世纪的苏先生一生中屡遭苦难和坎坷，但从不悲观。每当遇到不愉快的事，他的化解方法是丢开不管，去找小孩玩，或是照照镜子，来忘记情绪的不快，保持乐观的心境。苏老有一副题"蓼莪居"的长联："竹木四围，田畴满望，下临小溪一角，春朝秋夕，恒与农夫、野老、樵子、牧童，话些桑麻故事；六朝典籍，三代文章，旁及大藏真经，酒后茶余，且同鸬眼、鼠须、鸟丝、龙剂，结那翰墨因缘。"在这首长联中，我们不难体会一位开朗乐天的老者，与乡亲们交往的生活情趣。而自己沉湎于经史子集与佛学道理中，又与砚、笔、纸、墨文房四宝结下终身姻缘。至此，百岁寿星的养生之道尽现联中。更可贵的是，他在接受遗体捐赠志愿者荣誉证书后，赋诗咏吟道："皮囊原似春蚕脱，亘古谁能永保存。气尽即交医士手，千刀万割便超生！"

国民党元老、著名教育家、书法家于右任先生也是位长寿老人，寓所客厅的墙上悬有一联："不思八九，常想一二。"意思是说人生不如意事常八九，倘若常常想着这失意的"八九"，势必会使自己的心境郁郁不乐，被悲观绝望的情绪所左右；常想"一二"，即用心去庆幸不幸中的大幸，珍惜人生中如意的十之一二，以豁达的心态去化解和超脱苦难逆境。晚年他将自己早年所写的一副墨宝悬挂于厅堂："种柳观生意，栽松养太和。"言简意赅地道出了人与自然相通，和松柳同气相应的养生之理。在四川峨眉山报国寺，存有一副于右任于1935年夏天，书赠报国寺方丈果玲和尚的对联："立身苦被浮名累，涉世无为本色难。"不论是对出家人还是世间众生，都有着修身养性的深刻内涵。现代著名诗人、作家、翻译家、儿童文学家冰心寿至99岁，一生崇尚"爱的哲学"，母爱和童真，是其作品的主题。这位文坛母亲94岁时给《祝你健康》杂志题写了一副养生联："事因知足心常乐；人到无求品自高。"可谓道尽养生之真谛，也是她一生拳拳母爱和真挚童心的必然结果。

"滋阴玉女煎熟地，补益参君煮麦冬。"这是北京同仁堂药店悬挂的对联，是一则以方剂名入联的楹联。医药养生联是楹联中的重要内容，很多都出自名人名医之手。"几人妙术传俞跗，有子英才比郑虔。"这是林则徐挽清代医家曹仁伯的挽联。曹存心（公元1767—1834年），字仁伯，号乐山，江苏常熟福山人，是清代吴门医派的杰出代表。他因家贫遂弃科举，师从金阊薛性天习医，尽得师传。其学术融古贯今，又独自成家。悬壶行医后，先寓居苏州窦妃园，后卜居长春巷，为人治病，辄奏奇效，求诊者日以百计。曾在道光五年治愈两为帝师的军机大臣兼总理各国事务大臣翁同和之母的呕血之疾，一剂即愈，医名大振，被誉为清代名医叶桂、薛雪之后的第一人。当时门人云集，弟子以百数计，医名盛于当时，乃至远扬于域外。道光四年（1824年），当时的琉球国慕其盛名，特遣御医吕凤仪来苏，师从曹存心学医，执弟子之礼。三年后学成归国，凡遇疑难病症诸事，一一赍书求教，曹存心为之逐条剖析，精心作答。这些信札，经整理后编成《琉球百问》和《琉球问答奇病录》刊印。《琉球百问》不但是中医学流播海外的历史性文献资料，也是清代中医学函授教学的滥觞。全书共列101问，内容非常广泛，涉及内科、外科、妇产科、儿科、眼科、针灸、本草等门类。书末附"道光甲申年原问"一篇及往来信函各一件。问答内容涉及内科29问、外科12问、妇产科15问、儿科16问、针灸经穴19问、本草药性8问、眼科2问。《琉球问答奇病论》系《琉球百问》的续篇，全书共列师徒问答30则，内容涉及内科15问，妇科6问，儿科的9种病症。曹仁伯仙逝后，林则徐写了这副挽联，用黄帝时相传擅长外科手术的名家俞跗为喻，纪念这位名噪海内外的一代名医。并希望他的弟子们，也和唐代《胡本草》的作者郑虔一样，文医并茂。

在中国医学史上，诸多的医家养德养生，也以对联来表达自己普济众生的情怀。近代浙江名医范文甫，为人性情豪爽，自号"古狂生"，民间则称其"范大糊"。范文甫诊室的门柱上，年年贴着他撰写的春联："但愿人皆健，何妨我独贫"。其医德医风与治病轶事，被世人传为美谈。"儿女性情，英雄肝胆；神仙手眼，菩萨心肠"。这是近代杰出的中医教育学家、临床学家章次公先生赠给自己学生朱良春的图章上的一副对联。告诫自己的学生应有赤子之心，要具备英雄的胆气；还要练就四诊的功夫，培养自己的医德，才能成为苍生大医。

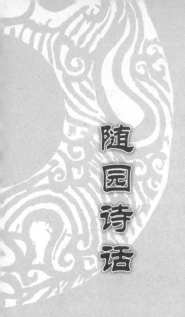

随园诗话

杏林拾遗

故人忽罹二竖灾，

水火欲杀商丘开。

先生笑谓双麻鞋，

为他破例入城来。

十指据床扶我起，

投以木瓜而已矣。

咽下轻瓯梦似云，

觉来两眼清如水。

——清·袁枚《病中谢薛一瓢》

袁枚（公元1716—1797年），清代著名的文学家、诗论家。字子才，号简斋，别号随园老人，晚年自号苍山居士，钱塘（今浙江杭州）人。袁枚是中国文学史上乾嘉时期的代表诗人之一，与赵翼、蒋士铨合称为"乾隆三大家"。袁枚倡导"性灵说"诗论，与乾隆诗坛流行的沈德潜的"格调说"和翁方纲的"考据说"相悖，开一代诗风。《随园诗话》记载诗坛的掌故轶事，议论诗人的风格流派，鉴赏各家的作品风格，不论是写景言情，还是咏史吟物，都从百家诗的角度再现了当时社会生活的不同场景。

在中国医学史上，诸多著名的医学家饱读四书五经，长于诗词歌赋，成为文苑杏林双栖的名士。他们的文学才华，洋溢在其医学著作和文集中，成为中医史上的千古绝唱。不论是南北朝南齐南梁时的道教思想家、医学家陶弘景，写给齐高帝萧道成的《诏问山中何所有赋诗以答》；还是元代昭文馆大学士、针灸学家窦默，以辞赋的形式写成的针灸学专著《标幽赋》，都脍炙人口，为杏林文苑所传诵。清代医家费伯雄，弱冠时即有文名，以医术闻名于大江南北，著《留云山馆诗余》一卷传世。被林则徐誉为"老诗豪"的医家何其伟，著有《七榆堂诗词稿》传世，其中有诗论医曰："治病与作文，其道本一贯。病者文之题，切脉腠理现。"

袁枚与江苏吴县的名医薛雪交游甚厚。薛雪（公元1681—1770年），字生白，号一瓢，晚号牧牛老朽。少习文史，兼擅诗画，是康熙进士、著名学者叶燮的弟子。医术与同郡叶天士齐名，著有温病学专著《湿热条辨》和诗论《一瓢诗话》，乾隆初两征鸿博而不就。《清史稿》记载，薛雪"工画兰，善拳勇，博学多通，于医时有独见"。其声名才学，称誉杏林、武林、诗坛和画苑。

薛雪生性孤傲，公卿达官请他看病，常常推托不愿往诊。而袁枚生疾，则不招自至，诊脉疏方，关怀备至。"一闻良友病，身带白云飞"，便是他闻知好友病后，连夜前去救治的写照。这首《病中谢薛一瓢》的诗，就是袁枚感叹薛雪的医术，"十指据床扶我起，投以木瓜而已矣。咽下轻瓯梦似云，觉来两眼清如水"。他只用木瓜煎成的药茶，就治愈了诗人卧床的病，令这位文坛翘楚感慨不已。

袁枚在《随园诗话·卷五·七》中，记载了薛雪的两则医案，可补医史之阙陋。乙亥春（公元1755年），袁枚的庖人王小余病疫不起，将入棺，被薛雪用石菖蒲汁调和丸药，"命舆夫有力者，用铁箸锲其齿灌之"而苏，再服二剂而病愈。乙酉冬（公元1765年），厨人张庆，"得狂易之疾，认日光为雪"，诸医不效。薛雪诊察后说："此冷痧也，一刮而愈，不必诊脉。"亦霍然而病失。袁枚赞叹其高超的医术,薛雪却说:"我之医,即君之诗,纯以神行。"据《随园诗话·卷三·五九月》载:乾隆辛未(公元1751年),70岁的薛雪召科考耆英叶定湖、虞东、李客山等在扫叶庄的水南园饮酒开诗社,年仅36岁的袁枚,参与了这次文坛寿星们的聚会。次月,薛雪又办诗社,袁枚归白下,李客山病死,薛雪的孙子薛寿鱼曾写诗说:"照眼芙蕖半开落,满堂名士各东西。"十年后,袁枚曾写诗回忆说:"往日耆英会,曾开扫叶庄。于今吴下士,剩有鲁灵光。旧鹤还窥客,新秋又陨霜。与公吹笛坐,愁话小沧桑。"

在袁枚的笔下,我们能读到与他同时代的医家的轶史。《随园诗话·卷十二·五十》载:"余弱冠在都,即闻吴江布衣徐灵胎有权奇倜傥之名,终不得一见。庚寅七月,患臂痛,乃买舟访之,一见欢然。年将八十矣,犹谈论生风,留余小饮,赠以良药。"徐大椿(公元1693—1771年),字灵胎,号洄溪老人,清代博学多才的医学家、戏曲学理论家。行医50余年,经他批阅的书约1000多卷。临床经验老道,曾两次被召入京为皇室治病。平生著述甚丰,代表作有《医学源流论》、《医贯砭》、《兰台轨范》、《慎疾刍言》等,都独具只眼,另树一帜,实为中医史上标新立异的医学评论大家。另有《难经经释》、《神农本草经百种录》、《伤寒类方》、《洄溪医案》等著作传世,并曾对《外科正宗》、《临证指南医案》等名家的医书加以评定。袁枚在诗话中说:"灵胎有《戒赌》、《戒酒》、《劝世道情》,语虽俚,恰有意义。"《清史稿·艺文志》中载,徐灵胎精于度曲和唱曲理论,撰写的《乐府传声》,是清代声乐领域中非常有影响的一部论著,对当时的声乐演唱方法进行了系统总结,为唱论和声乐美学之集大成者。他的《洄溪道情》30余首和郑板桥的《道情十首》,是清代道情文学的代表作。清代医学家陆以湉在《冷庐杂识·道情》中评价说,徐灵胎"好作道情,一切诗文,皆以是代之。自谓构此颇不易,必情、境、音、词处处动人,方有道气"。道情是我国民间说唱艺术中的一种,它与道教有着密切的关系,被称为"黄冠体",其渊源可以远溯至唐高宗时的"道调",是祭祀道家始祖老子的唱词。唐代道教被尊为国家宗教,道教开始渗入国家礼乐文化中,是道曲和道调创作风行的直接原因,属于国家礼乐中的雅乐。

《随园诗话》载徐大椿的《刺时文》云:"读书人,最不齐;烂时文,烂如泥。国家本为求才计,谁知道变做了欺人技。三句承题,两句破题,摆尾摇头,便道是圣门高弟。可知道三通、四史是何等文章?汉祖、唐宗是那一朝皇帝?案头放高头讲章,店里买新科利器。读得来肩背高低,口角嘘唏,甘蔗渣儿嚼了又嚼，有何滋味？孤负光阴，白白昏迷一世。就教他骗得高官，也是百姓朝廷的晦气！"袁枚不仅尊崇徐灵胎的医术，更为钦佩他对八股选士误国弊病的批判态度。《随园诗话补遗·卷八·二三》中，还记载说，清乾隆甲寅八月（公元1734年），徐大椿的儿子徐爔送其子秋试，途经随园，赠道情一首，袁枚又将其收录。乾隆三十六年（公元1771年），徐大椿病逝。袁枚痛悼老友，写了真挚感人的《徐灵胎先生传》，记载了他的家世、生平以及在医学、水利等方面的成就，称赞其"聪强过人，凡星经、地志、九宫、音律，以至舞刀夺槊，勾卒、嬴越之法，靡不宣究，而尤长于医"，是中医史上出自名家手笔的医家传记名篇。

《随园诗话·卷二·二》载："丙子九月，余患暑疟，早饮吕医药，至日昳，忽呕逆，头眩不止。"征友赵藜村来访，诊脉看方后，命速来石膏，加他药投之。"余甫饮一勺，如以千钧之石，将肠胃压下，血气全消。未半盂，沉沉睡去，颡上微汗。"赵藜村又让买西瓜，尽量食之。并对袁枚说："君所患者，阳明经疟也。吕医误认太阳经，以升麻、羌活二味升提之，将君妄血逆流而上，唯白虎汤可治。然亦危矣！"赵藜村诊袁枚之疾为阳明暑疟，吕医误用升药而致危重，进白虎汤一剂而效，复以有"天然白虎汤"的西瓜汁尽量饮之而愈。袁枚写《送行》诗谢赵医云："活我自知缘有旧，离君转恐病难消。"赵藜村也有和诗曰："同试明光人有几？一时公干鬓先斑。"从征友和赵藜村的诗来推测，他与袁枚曾一同参与了科举考试，是先儒而后知医的，清代医家王孟英曾称赞其擅治暑证的医理卓识。

儒医相通是中国文化史上特有的文化景观。在袁枚的笔下，我们既能读到著名医家的轶事，也可浏览到诸多的诗坛轶闻。《随园诗话·卷二十·五四》载有清代文学家曹庭栋的养生诗："废书只觉心无著，少饮多教睡亦清。"袁枚说曹庭栋隐居不仕，"自为寿藏，不下楼者二十年"。曹庭栋乾隆元年（公元1736年）被举孝廉，坚辞不就，于75岁高龄时著《老老恒言》，又名《养生随笔》五卷，主张养生要适应日常生活的习惯，顺其自然，不可勉强求异；个体养生要寓于日常生活等起居琐事之中；重视调摄脾胃，推崇食粥，列粥谱达一百方，强调老年养生要重省心养性，即精神怡养。全书所论，多有独到之处，而又浅近易行，切于实用。《随园诗话·卷五·三六》载苏州秀才袁钺"善医工书"，80余岁犹能生子。其《夏日写怀》云："风过静听松子落，雨余闲数药苗抽"，读来动中有静，满鼻药香。而邛州刺史杨揩自任上归，其弟蓉裳索要蜀中土产。杨赠以蜀椒、雅莲后，附诗云："宦久并无囊，土物置何许。且开药笼看，赠予辛与苦。"《随园诗话补遗·卷十·十八》中载羽士徐景仙的诗，"药炉丹鼎伴闲身，山似屏遮树作邻"，则是道家与医学密切关系的诗述。

在袁枚采撷百家的诗句中，我们还能读到有关清代医学史料的记载。如《随园诗话·卷九·十九》说"痘神之说，不见经传"。袁枚引薛雪的话说："西汉之前，无童子出痘之说。自马伏波征交趾，军人带此病归，号曰'虏疮'，不名痘也。"袁枚还引宋代《文苑英华》中唐代诗人陈黯的诗："玳瑁应难比，斑犀点更加。天怜未端正，满面与妆花"，认为这是诗歌中最早咏痘疹的。《随园诗话·卷七·五九》说，"余家藏古剌水一罐，上镌'永乐六年，古剌国熬造，重一斤十三两。"袁枚所说的"古剌水"，见于清代医家赵学敏的《本草纲目拾遗·水部》，称其为郑和下西洋所得宝物，有"泽肌肤、明目、疗青盲，治热症"的功效。袁枚在引用诸家诗考证后，认为其可饮用，洗浴、熏衣。综而观之，古剌水似乎应是当时风行的西洋药露的一种，待专家教正。

《随园诗话》以诗的形式，展现了清代乾嘉盛世时社会文化及世间百态洋洋大观的生活场景。其中所载录的医药学史料和养生轶事可补中医文献学的阙如，值得探究。

赠医诗词　文医并茂

山路风来草木香。

雨余凉意到胡床。

泉石膏肓吾已甚，

多病。提防风月费篇章。

孤负寻常山简醉，

独自。故应知子草玄忙。

湖海早知身汗漫，

谁伴？只甘松竹共凄凉。

——南宋·辛弃疾《定风波·山路风来草木香，
　　用药名招婺源马荀仲游雨岩，马善医》

这首《定风波·山路风来草木香》的词，是南宋爱国词人辛弃疾因力主抗金被贬后，谪居信州即今天的江西上饶时，邀请居住在婺源的朋友马荀仲同游雨岩的请柬。因马是当地的一位名医，作者遂把药名嵌入词中，留下一首脍炙人口的药名词。

上饶在宋代属江南西道，四季分明，景色秀丽。著名的三清山方圆二百里，雄奇峻秀，素有"江南第一仙峰"的美誉。雨岩，是位于江西广丰县西博山的一处山崖，在博山寺附近。古时岩上有泉飞泻，飘洒如细雨，故名雨岩。辛弃疾在博山有书舍距此不远，词人寄情于雨岩山水石林的秀美风光，写下了数首词作。如《念奴娇·赋雨岩，效朱希真体》、《生查子·独游雨岩》、《蝶恋花·月下醉书雨岩石浪》等，描述了大自然鬼斧神工所创造的非凡景色。

纵览这首定风波的词，每句中都用谐音的方法，前后错综地将药名暗涵于词中，即木香、禹余粮（雨余凉）、石膏、防风、常山、栀子（知子）、海藻（海早）、甘松，8味药名嵌入词句中，却天衣无缝地不露痕迹。表面看来，无非是谈草木、泉石松竹，却通过景物的描写，透露出削职闲居的词人忧国伤时的情绪和怀才不遇的悲愤。

雨后初晴，坐在书舍前的胡床上，草木清香随风徐徐飘来，便想到了在婺源的马姓医生。这是一个游山玩水的好日子，我这只能耽于山水的闲人，如病入膏肓，可真要担心因风月之事耗费时光。梁时的吏部尚书徐勉与门人夜聚，常说今夕止可谈风月，不宜论及公事。可我呢，连谈公事的权利都没有。我虽说不能如西晋时的荆州刺史山简那样随意游醉，更知道你像汉代的杨雄一样，在家闭门撰写《太玄经》。尽管我再无拘无束，可如果连好友你都不来的话，还有谁能伴我出游散心呢？那我也就只能与松竹结伴，过着凄冷的隐逸生活了。读完这首药名词，我们是不是在字里行间，感受到作者在山水情思中，透露的淡淡忧伤和感慨？

辛弃疾21岁就参加耿京领导的抗金起义军，任掌书记。绍兴三十二年（1162年）奉表南归，宋高宗赵构召见，授其承务郎，转江阴签判。他不顾自己的官职低微，进《九议》、《美芹十论》等奏疏，提出要加强实力、适时进兵、恢复中原、统一中国的大计，均未被采纳。后被诬陷落职，先后在信州的上饶和铅山两地闲居近20年。晚年被起用知绍兴府兼浙江安抚使、知镇江府等，但一生抱负未得实现，终因忧愤而病卒。

除了这首用药名词写的邀医家马荀仲共游雨岩的请柬外，辛弃疾还写了另一首《定风波·再和前韵药名》的词："仄月高寒水石乡，倚空青碧对禅床。白发自怜心似铁，风月，使君子细与平章。平昔生涯筇竹杖，来往。却惭沙鸟笑人忙。便好剩留黄绢句。谁赋？银钩小草晚天凉。"词中用同样的手法，将寒水石、空青、莲心（怜心）、使君子、蚕沙（惭沙）、硫黄（留黄）、远志（小草，远志的别名）嵌入词中，读来更使人品味出这位豪放派大词人的细腻情感和艺术表达手法，也感叹这位文坛巨匠的医药学素养。

在中国文化史上，文学家们在与医药学家的交游中，除了作为患者求医治病外，更多的是一代智者们情感的沟通和人生目标的契合——独善其身与兼济天下。像辛弃疾的药名词这种赠医诗词，成为宋代文学家们记叙友谊、表达情感的文字符号，尊崇医学、寄托希冀的心灵诉求。解读这些诗词佳句，可窥知他们儒医相通的国学素养，关注民生的精神生态，对宋代医药学的史况可有梗概的了解，可作为医学史独特体裁的文献来解读。

苏轼，字子瞻，号东坡居士。眉州眉山（今四川眉山县）人。是北宋著名的文学家、书画家，唐宋八大家之一。苏东坡一生热心于济世救人的医药学，与气功师李若之，精于医药的佛印和尚、辩才法师、黎道士等皆为挚友。后人将他的《苏学士方》，与宋代科学家沈括的《良方》合并为《苏沈良方》传世。在他的笔记诗词中，可读到这位大文豪与医药学家们交游和诸多的医论、医方记载。因御史中丞李定污陷的"乌台诗案"被贬谪居黄州时，苏轼结识了"善医而聩"的医学大家庞安时。《东坡志林·记游》中，有苏轼与这位聋人医家结伴同游名胜古迹沙湖清泉寺，留下"谁道人生再少时？君看流水尚能西，休将白发唱黄鸡"的词句。庞安时是宋代中医伤寒学派的著名医家，在所著的《伤寒总病论》卷末，附有《上苏子瞻端明辨伤寒论书》一篇，论述了他编著此六卷医书的概况："所撰伤寒解，实用心三十年。广寻诸家，反复参合，决其可行者，实敢编次。"苏轼在《答安时帖》中盛赞说："惠示伤寒论，真得古贤救人之意。岂独为传世不朽之资？盖已义贯幽明矣。"

苏东坡有一首《赠眼医王生彦若》的200字的五言诗，写了他在"乐全堂"观看眼科医生王彦若施行金针拨障术治疗白内障的情景：

针头如麦芒，气出如车轴。间关络脉中，性命寄毛粟。

而况清净眼，内含景天烛。玻璃贮沆瀣，轻脆不任触。

而子于其间，来往施锋镞。笑谈纷自若，观者颈为缩。

运针如运斤，去翳如拆屋。常疑子善幻，他技杂符祝。

子言吾有道，此理君未瞩。形骸一尘垢，贵贱两草木。

世人方重外，妄见瓦与玉。而我初不知，刺眼如刺肉。

君看目与翳，是翳要非目。目翳苟二物，易分如麦菽。
宁闻老农夫，去草更伤谷。鼻端有余地，肝胆分楚蜀。
吾于五轮间，荡荡见空曲。如行九轨道，并驱无击毂。
空花谁开落，明月自朏朒。请问乐全堂，忘言老尊宿。

金针拨障术，又称针拨白内障术，唐代医学家王焘所撰的《外台秘要》中即有记载。在眼睛这小小的弹丸之地施行手术，医者不仅要胆大心细，还要技艺高超。苏东坡写道"而子于其间，来往施锋镞。笑谈纷自若，观者颈为缩。"他问王姓眼医说，你在眼睛上"运针如运斤，去翳如拆屋"，我还"常疑子善幻，他技杂符祝"，是有什么奇特的方术符咒呢？王彦若对苏东坡说："子言吾有道，此理君未瞩。形骸一尘垢，贵贱两草木。"苏老夫子，不是我这个医生有什么妙术，"目翳苟二物，易分如麦菽。宁闻老农夫，去草更伤谷。"意思是说，人的眼睛和翳膜的区别就如麦菽一样易分清楚。而在我的手下，拨翳障就如除草似的，你看哪个老农除草时会把谷苗铲掉呢？"鼻端有余地，肝胆分楚蜀。吾于五轮间，荡荡见空曲。如行九轨道，并行无击毂。"听了王医生的话后，苏东坡感叹道："空花谁开落，明月自朏朒。请问乐全堂，忘言老尊宿。"在这首描写宋代眼科医家的诗中，苏轼用了中医、儒家、道家、佛家著作中的典故警句，如用《黄帝内经·素问》中的"针头如芒，气出如筐"来说明针刺后的得气感；以《大戴礼·天圆篇》中的"幽者，含气者也，是故内景"，来比喻眼睛可观外象的功能；引《庄子·徐无鬼》中"运斤成风"的寓言，赞叹王医生金针拨障的高超医术；借佛家《楞严经》中的"亦如翳人，见空中花。翳病若除，花于空灭"的格言，说明金针拨障术的确凿疗效。而诗中的"五轮"，指的是中医眼科的肉血气风水五轮学说，见于宋初刊行的《太平圣惠方》中，以"眼通五脏，气贯五轮"强调了眼睛与五脏之间的整体关系。诵读这首五言诗，在作者与眼科医师的对话中，可见宋代这位兼通医学的文宗大师的多学科知识的博闻强记。诗中关于眼睛的生理和目翳症状的描述，医者实施手术时的操作手法和神态等，都写得栩栩如生，令人叹为观止。

王安石，字介甫，号半山，封荆国公。临川（今江西省抚州市）人。北宋杰出的政治家、思想家、文学家，唐宋八大家之一，官至宰相。因主张改革变法，曾两度被罢相。为了培养人才，王安时对教育也进行了改革。"熙宁兴学"是新法的重要内容，一是改革太学，创立"三舍法"；恢复与创立武学、律学、医学等专科学校；编撰《三经新义》作为统一教材，推进了北宋教育事业的创新发展。《王文公文集·谢宣医札子》中，是王安石患"背疮余毒"经仇鼒治愈；后又患"风气冒闷"，医家杜壬施方而瘳后，写给皇帝的奏折。《善救方后序》是他在皇佑元年为石刻药方写的跋，"养生之德通乎四海。至于蛮夷荒忽，不救之病，皆思有以救而存之"。推崇石刻上的医药简方，对偏远地区百姓的疾病治疗颇有帮助。

王安石有两首五律诗，是怀念一位普通的医家杜婴的，读来情深意切，透露出这位"拗宰相"的别样心境和伤感之情：

京兆杜婴大醇能读书，其言近庄，其为人旷达而兼清，自托于医，无贵贱请之辄往。卒之，以诗二首伤之。

其一
萧瑟野衣巾，能忘至老贫。避嚣依市井，蒙垢出埃尘。
接物躬齐物，劳身耻为身。伤心宿昔地，不复见斯人。

其二
叔度医家子，君平卜市翁。萧条昨日事，髣髴古人风。
旧宅雨生菌，新阡寒转蓬。存亡谁一问，嗟我亦穷空。

王安石在诗序中，给我们刻画出一位居住在长安一带的博览群书的医生杜婴的剪影：受庄子思想的影响，他为人旷达而清廉。以医为业，治病不分贵贱，有病人请之则前去施治。他衣着简陋，生活清苦，却安贫乐道，远离喧嚣，隐居在市井。以拯黎元于仁寿、济羸弱以获安为己任。诗中的"齐物"，是春秋战国时老庄学派的哲学思想。认为宇宙间一切事物，如生死寿夭、是非得失、物我有无等，都应当同等看待。这一哲学理念，集中反映在庄子的《齐物论》中。可以想见，王安石旧地重游，住宿在昔日与杜婴交游的故里，不免心生酸楚。接着，诗人用东汉名士黄宪和西汉学者严遵来比喻德高望重的杜婴，表达自己对这位大隐隐于市的医生朋友的敬重。黄宪，字叔度，汝南慎阳人。虽然出身贫贱，但以博大胸怀和深厚学识为时人所钦佩。范晔的《后汉书·黄宪传》曰："宪言论风旨，无所传闻，然士君子见之者，靡不服深远，去玼吝。"严遵，字君平，西汉蜀郡人。好老庄思想，隐居不仕，在成都以卜筮为生。他著有《老子指归》，使道家的学说更条理化。西汉学者、辞赋家杨雄少时以严遵为师，他称赞严遵"不作苟见，不治苟得，久幽而不改其操，虽随和无以加之"。王安石推崇知书达礼的医家朋友，在杜婴的故居新坟前追思，发出"存亡谁一问，嗟我亦穷空"的感慨。两度被罢相的改革家，是否想起范仲淹当年"不为良相，便为良医"的人生志愿？

南宋学者罗大经的《鹤林玉露·乙编·卷五》载：朱文公有足疾，尝有道人为施针熨之术，旋觉轻安。公大喜，厚谢之。且赠以诗云："几载相扶籍瘦筇，一针还觉有奇功。出门放杖儿童笑，不是从前勃窣翁。"道人得诗，径去。未数日，足疾大作，甚于未针时。亟令人寻逐道人，已莫知其所往矣。公叹息曰："某非欲罪之，但欲追索其诗，恐其持此误他人尔。"

朱熹，字元晦，一字仲晦，号晦庵、晦翁、考亭先生、云谷老人、沧洲病叟、逆翁，南宋思想家、哲学家、教育家、文学家。世称朱子，是继孔子、孟子以来，中国文化史上最杰出的弘扬儒学的大师。这则医案非常有趣，从中可窥见这位理学大家的文化良心。清代学者陆以湉的《冷庐医话》中记载，朱熹晚年患脚气病，即罗大经所说的"足疾"。中医认为其病因是由于外感湿邪病毒，或饮食厚味所伤，积湿生热，流注于脚。病人出现腿脚麻木酸痛、软弱无力，或挛急肿胀，有干脚气、湿脚气、脚气冲心等多种证型。现代医学认为，脚气病即维生素B_1缺乏症，患病者可出现食欲不振、周围神经炎、手足麻木感、体质衰弱、四肢运动障碍、膝反射消失和全身水肿等。暴发性的可出现心悸、胸闷喘促、神志恍惚，并伴有膈神经和喉返神经的麻痹而死亡，这就是古人所说的急症"脚气冲心"。知医的道士用针刺温熨的方法，使几年来借助竹手杖行走的"勃窣翁"扔掉了拐杖。朱熹大喜过望，写了一首诗相赠。后来，足疾又发，朱文公派人四处寻找道士索要赠诗，担心自己的诗成了招摇的广告，"恐其持此误他人尔"。想想时下某些名人们，缺乏社会责任感的广告推销，真应该扪心自问而汗颜！

朱熹19岁进士及第，于绍兴二十一年（公元1151年）入都临安参加铨试后，授左迪功郎、泉州同安主簿。归途中经台州，拜访了隐居在黄岩灵石山的药寮居士谢伋，写了《题谢少卿药园二首》。谢伋，字景思，南宋绍兴间任太常寺少卿，是一位通医药的学者。其父参与主战派弹劾秦桧卖国投降国策，促使宋高宗赵构罢相。秦桧复相后，诛锄异己，谢氏父子遂辞官隐居黄岩灵石寺。父卒后，谢伋开辟药园，自号"药寮居士"，后迁居黄岩三童岙，以种药为生。朱熹是一位儒道佛兼修的学者，从这首诗中，就可以看出年轻时的他

对源远流长的道教文化的景仰:

> 谢公种药地,窈窕青山阿。
> 青山固不群,花药亦婆娑。
> 一掇召冲气,三掇散沈疴。
> 先生澹无事,端居味天和。
> 老木百年姿,对立方嵯峨。
> 持此供日夕,不乐复如何。

又:

> 小儒忝师训,迷谬失其方。
> 一为狂瞢病,望道空茫茫。
> 颇闻东山园,芝术缘高冈。
> 瞢聋百不治,效在一探囊。
> 再拜药园翁,何以起膏肓。

道教作为中国的本土宗教,在形成和发展过程中对中医药学的理论发展影响是深远的。中医学在道教哲学思想的影响下,以老子"人法地,地法天,天法道,道法自然"的哲学观,确定了中医学的医学模式和理法方药的思维纲要,从而形成了包括治法、丹药、气功、养生等一系列的临床技能。老子说:"万物负阴而抱阳,冲气以为和。"儒家经典之一的《中庸》,核心的命题是"致中和"的思想。冲气即阴阳冲和之气,是宇宙万物的生长发育之原,而致中和又是疗病和养生的关键。朱熹请求谢伋这位药园翁,像赐予灵芝、白术等灵丹药那样,治愈自己在道学上的"狂瞢病",使自己的学问能疾起膏肓。从这首诗中,可以洞观一位文化大师尊师好学的心理轨迹:正心、修身、齐家、治国、平天下的人生准则。

宋代学者的赠医诗丰富多彩,程门立雪的学者杨时,曾赠诗给医家杨献匡,称他传承长桑君和秦越人的医术,"羡君妙龄踵其学,至理隐赜常精研";并期望他"愿君速已天下疾,为予一洗沉病痊"。表达了一位大学者对拯黎元于仁寿,济羸弱以获安的医家的尊敬。